高职高专"十四五"创新教育系列教材

成人推拿技术

主　编　宋少军　王志磊　闫方杰
副主编　赵　菲　景　政　唐　妮　宋　昕　张令强
编　者　（按姓氏笔画排序）
　　　　丁　放　四川中医药高等专科学校
　　　　王志磊　山东中医药高等专科学校
　　　　尹百顺　曲阜中医药学校
　　　　闫方杰　山东中医药高等专科学校
　　　　李宝岩　辽宁中医药大学
　　　　宋　昕　山东中医药高等专科学校
　　　　宋少军　山东中医药高等专科学校
　　　　张　红　湖北中医药高等专科学校
　　　　张令强　烟台市水上运动学校
　　　　张光宇　重庆三峡医药高等专科学校
　　　　陈春梅　重庆三峡医药高等专科学校
　　　　赵　菲　山东中医药高等专科学校
　　　　徐明霞　山东中医药高等专科学校
　　　　唐　妮　山东中医药高等专科学校
　　　　曹利超　山东中医药高等专科学校
　　　　景　政　山东中医药高等专科学校
　　　　戴美堂　湖北中医药高等专科学校

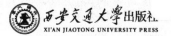 西安交通大学出版社

图书在版编目(CIP)数据

成人推拿技术/宋少军,王志磊,闫方杰主编.—西安:西安交通大学出版社,2023.1(2025.1重印)
ISBN 978-7-5693-2793-9

Ⅰ.①成… Ⅱ.①宋… ②王… ③闫… Ⅲ.①推拿-高等职业教育-教材 Ⅳ.①R244.1

中国版本图书馆CIP数据核字(2022)第176867号

书　　名	成人推拿技术
主　　编	宋少军　王志磊　闫方杰
责任编辑	张永利
责任校对	赵丹青
出版发行	西安交通大学出版社
	(西安市兴庆南路1号　邮政编码710048)
网　　址	http://www.xjtupress.com
电　　话	(029)82668357　82667874(市场营销中心)
	(029)82668315(总编办)
传　　真	(029)82668280
印　　刷	西安日报社印务中心
开　　本	787mm×1092mm　1/16　印张　16　字数　399千字
版次印次	2023年1月第1版　2025年1月第2次印刷
书　　号	ISBN 978-7-5693-2793-9
定　　价	48.00元

如发现印装质量问题,请与本社市场营销中心联系。
订购热线:(029)82665248　(029)82667874
投稿热线:(029)82668803
读者信箱:med_xjup@163.com

版权所有　侵权必究

前 言

党的二十大报告明确指出教育、科技、人才是全面建设社会主义现代化国家的基础性、战略性支撑。为强化教育领域综合改革，加强教材建设，促进中医药传承创新发展，适应高职高专人才培养目标的要求，我们遵循职业教育的理念，以岗位需求为导向，以培养技能型、应用型专业技术人才为目标，修订了《成人推拿技术》教材。本教材注重实用操作技术的介绍，强化操作技能的训练，并注意吸收本学科新成果、新技术，保持教材的继承性、科学性、先进性和实用性，为推拿、保健按摩、足疗、美容等职业岗位奠定了坚实的基础。

本教材分为五个教学模块。模块一为成人推拿技术手法，介绍了推拿技术基本手法、复合手法和踩蹻法等有关知识；模块二为成人推拿技术诊法，介绍了四诊检查及推拿临床常用检查；模块三为成人推拿临床治疗，分别介绍了脊柱骨盆疾病，骨伤科疾病，内、妇、五官科常见疾病和康复科疾病的推拿治疗；模块四为成人推拿保健，结合职业岗位需要，选择性地介绍了全身推拿保健技术、足部反射区推拿保健技术、踩背保健技术等内容；模块五为推拿技术的实验研究。该教材明显有别于本科和中职教材，体现了高职高专教育工学结合的特色，符合高职高专的培养目标；以就业为导向，以能力为本位，以学生为主体，打破了学科意识，强调内容整体优化。教材从人才所需知识、能力、素质出发，以培养职业能力作为主线，根据岗位需要设计内容，力求与临床实践、职业资格鉴定（技能鉴定）无缝对接。

在编写过程中，我们坚持"基础够用，突出技能"的编写原则，尽力做到精简实用，从而更有效地帮助学生、服务于教学。邀请了临床医生、保健康复类企业专家共同参与了教材的整体设计和编写，根据行业岗位要求，适当调整教材的内容，精简理论内容，突出能力培养。

本教材主要供针灸推拿、中医学、中医康复等专业使用，面向推拿工作的全过程和各职业岗位，对学生进行推拿能力的培养，所涉及的基本知识和基本技能在针灸推拿专业领域被广泛应用。

本教材在编写中借鉴了部分优秀教材的成果，在此向相关的专家和学者表示衷心的感谢。由于编者水平有限，书稿虽经多次审修，仍难免存在疏漏之处，恳请广大读者批评指正。

编 者
2022 年 12 月

目 录

概 论 / 1

模块一　成人推拿技术手法 / 26

手法概述 / 26

项目一　摆动类手法 / 29
任务一　一指禅推法 / 29
任务二　㨰法 / 31
任务三　揉法 / 33

项目二　摩擦类手法 / 36
任务一　摩法 / 36
任务二　擦法 / 37
任务三　推法 / 40
任务四　搓法 / 41
任务五　抹法 / 42

项目三　挤压类手法 / 44
任务一　按法 / 44
任务二　点法 / 45
任务三　拿法 / 46
任务四　捏法 / 47
任务五　拨法 / 48
任务六　捻法 / 49

项目四　振颤类手法 / 51
任务一　振法 / 51
任务二　颤法 / 52

任务三　抖　法 / 53

项目五　叩击类手法 / 55
　　任务一　拍　法 / 55
　　任务二　击　法 / 56
　　任务三　叩　法 / 58

项目六　运动关节类手法 / 60
　　任务一　摇　法 / 60
　　任务二　扳　法 / 63
　　任务三　拔伸法 / 71
　　任务四　背　法 / 74

项目七　复合类手法 / 76
　　任务一　按揉法 / 76
　　任务二　拿揉法 / 77
　　任务三　扫散法 / 78
　　任务四　摩振法 / 79
　　任务五　推振法 / 80
　　任务六　推摩法 / 81
　　任务七　掐揉法 / 82
　　任务八　牵抖法 / 83

项目八　踩跷法 / 85
　　任务一　足压法 / 85
　　任务二　足点法 / 87
　　任务三　足揉法 / 88
　　任务四　足推法 / 89
　　任务五　足摩法 / 90
　　任务六　足颤法 / 91
　　任务七　足搓法 / 92
　　任务八　足跟击打法 / 93
　　任务九　蹬腰拉手法 / 94
　　任务十　跪腰晃肩法 / 94
　　任务十一　骨盆调整法 / 95
　　任务十二　调脊法 / 96
　　任务十三　小步走 / 97

踩跷法的注意事项 / 97

模块二　成人推拿技术诊法 / 99

项目一　四诊检查 / 99
　　任务一　望　诊 / 99
　　任务二　闻　诊 / 101
　　任务三　问　诊 / 102
　　任务四　切　诊 / 104

项目二　推拿临床常用检查 / 110
　　任务一　骨伤科特殊检查法 / 110
　　任务二　常用神经功能检查 / 119
　　任务三　影像学检查 / 123
　　任务四　实验室检查 / 127

模块三　成人推拿临床治疗 / 128

项目一　脊柱骨盆疾病 / 128
　　任务一　颈椎病 / 128
　　任务二　颈椎间盘突出症 / 131
　　任务三　胸椎后关节紊乱症 / 133
　　任务四　第三腰椎横突综合征 / 135
　　任务五　腰椎间盘突出症 / 136
　　任务六　退行性脊柱炎 / 138
　　任务七　退行性腰椎滑脱症 / 139

项目二　骨伤科疾病 / 142
　　任务一　落　枕 / 142
　　任务二　急性腰肌损伤 / 143
　　任务三　慢性腰肌劳损 / 145
　　任务四　髂腰韧带损伤 / 147
　　任务五　梨状肌综合征 / 148

任务六　肩周炎 / 149
任务七　肩峰下滑囊炎 / 151
任务八　肱骨外上髁炎 / 152
任务九　腕管综合征 / 154
任务十　损伤性髋关节炎 / 155
任务十一　退行性膝关节炎 / 156
任务十二　膝关节创伤性滑膜炎 / 158
任务十三　踝关节扭伤 / 159

项目三　内、妇、五官科疾病 / 162

任务一　头　痛 / 162
任务二　眩　晕 / 164
任务三　失　眠 / 167
任务四　胃　痛 / 169
任务五　便　秘 / 171
任务六　面　瘫 / 172
任务七　痛　经 / 173
任务八　鼻　渊 / 175
任务九　糖尿病 / 177

项目四　康复科疾病 / 179

任务一　偏　瘫 / 179
任务二　脊髓损伤后遗症 / 181
任务三　骨及关节术后功能障碍 / 183
任务四　肌萎缩 / 184
任务五　截肢术后 / 186

模块四　成人推拿保健 / 188

项目一　全身保健推拿技术 / 188

任务一　头面部推拿 / 188
任务二　胸腹部推拿 / 191
任务三　上肢部推拿 / 193
任务四　下肢前、内、外侧部推拿 / 195

任务五　背腰部推拿 / 197
　　任务六　下肢后侧部推拿 / 199
　　任务七　颈项及肩部推拿 / 201

项目二　足部反射区推拿保健技术 / 204
　　任务一　足部反射区推拿常用手法 / 204
　　任务二　足部反射区 / 208
　　任务三　足部推拿的操作程序 / 220

项目三　踩背保健技术 / 223

项目四　自我保健推拿法 / 228
　　任务一　固肾益精法 / 228
　　任务二　健脾益胃法 / 229
　　任务三　疏肝利胆法 / 230
　　任务四　宣肺通气法 / 231
　　任务五　宁心安神法 / 232
　　任务六　消除疲劳法 / 232
　　任务七　振奋精神法 / 234

模块五　推拿技术的实验研究 / 235

参考文献 / 246

概　论

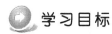 学习目标

概论部分全面介绍了成人推拿技术的相关基本知识和作用原理,系统介绍了成人推拿技术的治疗原则和治疗方法。学习概论部分,可为成人推拿技术的正确运用提供理论基础,为今后的学习奠定基础。

【知识要求】

掌握成人推拿技术的概念和作用原理,以及成人推拿技术知识要点的相关内容和学习方法。熟悉成人推拿技术的治疗原则、特点,以及推拿技术良性反应与异常情况的处理。了解推拿技术的发展源流、推拿技术的辅助要素。

【能力要求】

在成人推拿技术的操作过程中,能够合理安排受术者与施术者的体位;能够合理使用推拿介质,并熟练掌握各种相关工具的使用方法及中药热敷方法;能够进行成人推拿技术的局部固定、牵引等方法的实际操作;能够区分成人推拿技术的良性反应和异常情况,妥善处理操作过程中的各种异常情况;能够掌握异常情况发生的原因,学会如何防止异常情况的出现。能准确运用成人推拿技术解决临床问题;准确把握成人推拿技术的治则与治法;能在辨证施治理论指导下,正确制订常见病的治疗方案。

一、成人推拿技术发展源流

成人推拿技术简称推拿,又称按摩,是指在中医理论指导下,结合现代医学理论知识,施术者用手、其他肢体部位或者相关医疗器械、辅助用品,按照特定的技巧动作,在人体体表相应部位进行有规律的操作,从而达到防治疾病、保健身体等目的的方法。

成人推拿技术发展年代久远,在不同时期、不同地域曾有多种多样的称呼。在汉代以前,称呼相对较多,有按摩、摩挲、案扤、按蹻、乔摩、挢引、折技、扶形等。在汉代以后,随着我国第一部推拿专著《黄帝岐伯按摩十卷》(已佚)的成书并不断推广流传,逐渐将以往诸多名称统一概括为"按摩"。之后,由于明代擅长以此技术作为小儿疾病的治疗方法,在南方习惯称之为小儿推拿,并相继有《小儿推拿秘诀》《小儿推拿方脉活婴秘旨全书》等著作问世,推拿这一名词开始与按摩并称,供人们交流使用。

(一)成人推拿技术的起源

远古时期,生产力极其低下,人类在没有发现并利用火之前,受到寒冷刺激,都会不由自主地用双手互相擦热,双足交替踩踏,以提高局部温度,升阳驱寒;当躯体内外不同部位产生病变、受到损伤时,为了减轻痛苦、恢复健康,人类会主动地用自己的双手以轻重不同的按、揉、拍

成人推拿技术

等方法,施治于某些相关部位,减轻被挫伤或受损躯体部位的疼痛;当感情受挫、心理压抑时,人类也会希望身体上得到抚触,以舒缓压力,获得安慰。除了自身应用外,人类彼此交流,互相操作,这种抚触动作也就成了原始推拿技术的起源。可以说,推拿技术来源于人类的本能反应,属于条件反射的物理性刺激方法,其形成年代早于药物疗法和针灸疗法。

据《素问·异法方宜论》记载:"中央者,其地平以湿,天地所以生万物也众,其民食杂而不劳,故其病多痿厥寒热,其治宜导引按蹻,故导引按蹻者,亦从中央出也。"这里所述的导引按蹻,就是指当时的推拿技术。根据当时的生活环境和疾病特点,中央地区即我国的中部地区,相当于今天的河南安阳一带,最早擅长使用推拿等方法进行疾病治疗,可以说是推拿技术的发源地。

(二)成人推拿技术的发展简史

1. 成人推拿技术的初始时期

商周时期,原始巫术盛行,从殷墟的甲骨卜辞中得到最早有关推拿的文字记载,例如"拊""疒""摩""搔"等文字。其中,"拊"字反复出现,最具代表性。《说文解字》曰:"拊,揗也","揗,摩也。从手盾声",古代写法为𢫕,大体描述了人卧于床上,其腹部在接受手法操作,是最早描述推拿技术的象形文字。1935年在河南安阳发掘的殷王墓中发现陶搓、玉牙头梳等,可以证实推拿保健工具的使用。可见,推拿已作为宫廷及民间的治疗和养生保健手段,有着不可低估的地位。

《史记·扁鹊仓公列传》曰:"上古之时,医有俞跗,治病不以汤液醴酒,镵石挢引,案扤毒熨。"这里的"挢引""案扤"所指的就是推拿疗法,明确记载推拿技术存在的史实。

春秋战国时期,民间医生扁鹊擅长运用推拿、针灸。《周礼疏案》记载:"扁鹊治虢太子暴疾尸厥之病,使子明饮汤,子仪脉神,子术按摩。"记述扁鹊通过推拿、针灸将虢国太子的尸厥病治疗康复,令其起死回生,被后世传为佳话,为推拿技术的形成奠定了基础。

2. 成人推拿技术的形成时期

秦汉时期,大量医学著作较完整地记载了成人推拿技术防治疾病的方法,逐渐形成理论体系。在1973年湖南马王堆汉墓出土的帛书《五十二病方》中,对按、摩、捏、撃、括、操、抚、揗、蚤挈、中指搔等十余种推拿技术进行了介绍,可以治疗癃闭、腹股沟疝、疣、外伤出血、皮肤瘙痒、冻疮、虫咬伤等不同内、外科疾病;提出"婴儿瘛""以匕周抿婴儿广契所"等疾病及方法,强调对于小儿惊风等疾病的治疗;而且推拿治疗过程中可配合使用木椎、筑、钱币、羽毛、药巾等不同辅助工具。同时出土的另一帛画《导引图》,描绘了捶背、抚胸、按压等44种导引姿势,并注明了每一种动作所防治的疾病,是世界上现存最早的医疗体操图谱和自我按摩图谱。

当时,有最早的推拿专著《黄帝岐伯按摩十卷》,随着此书的问世及推广,将推拿以往诸多名称统一,并定名为"按摩",结束了推拿名称混乱的局面,但是此书的遗失也对推拿界造成了巨大损失。同一历史时期成书的《黄帝内经》,为现存最早的中医理论著作,不仅为中医学理论奠定了基础,还对推拿技术进行归纳整理,其中记载的推拿手法有按、推、扪、循、切、抓、揩、弹、挟、卷等十余种,有关推拿技术操作的记载有十余篇,还阐述了推拿技术具有温经散寒、活血补血、舒筋通脉等作用。另外,《灵枢·九针十二原》中,有将"九针"中的"圆针"和"鍉针"作为推拿工具进行使用的描述,表明这一时期的推拿技术已经具有很大的影响力。

这一时期，著名医家有华佗、张仲景、淳于意等。华佗大力推广推拿技术，并创制了"五禽戏"，供人们强身健体，提高体能素质；同时，发现推拿技术实施过程中可以配合外用药，发明了膏摩，用于疾病治疗和术后康复。张仲景积极主张采用导引、膏摩的方法进行养生保健，在其所著的《金匮要略》中首次提到了"膏摩"一词，还详细说明推拿技术用于急救、抢救自缢者的方法，用"此法最善，无不治也"充分肯定了推拿技术的实用性。《史记·扁鹊仓公列传》记载了汉代淳于意采用"寒水拊"的物理方法配合清热药降温，有效治疗热性病、头痛、烦满等病证。

3. 成人推拿技术的学术发展时期

魏、晋、南北朝时期，推拿技术在前人的理论基础上不断发展。推拿已普遍应用于急救，推拿膏摩疗法、推拿养生保健也十分盛行。晋代名医葛洪著有《肘后备急方》，开创了推拿应用于急救的先河。该书介绍用推拿技术治疗急性病，还记载有大量的膏摩方法和膏摩方，其适应证涉及内、外、妇、五官科等病证，介绍了摩、指按、指弹、爪、拍、捏等推拿手法。《刘涓子鬼遗方》中记载的膏摩方主要有白芷膏、生肉膏、麝香膏、丹砂膏、黄芪膏等，操作手法也十分细致，强调摩、擦、拓并用，介绍有"摩四边""摩左右""病上摩""向火摩"等方法。陶弘景积极倡导自我按摩、养生保健，他著的《养生延命录·导引按摩篇》介绍的自我按摩方法有琢齿、熨眼、按目四眦、引发、引耳、摩面、干浴、梳头、搓头顶、伸臂股等。道家养生法的盛行，把自我按摩养生推入一个高潮时期。《太清道林摄生论》主张自我按摩与肢体主动运动相结合，把相关的招式组合成套路，将推拿与导引相结合，形成"自按摩法十八式"，首次记述了"老子按摩法"。

这一时期，推拿已有了国外交流，印度僧人达摩曾来到中原，把当时天竺的按摩手法传到中国，开创了"一指禅"推拿手法，使推拿手法在原有的基础上增加了擦、搓、抖、捻、揉等，丰富了推拿技术的种类。

4. 成人推拿技术的鼎盛时期

隋唐时期是推拿技术发展的鼎盛时期，出现了按摩专科医生。据《隋书·百官志》记载，隋文帝开皇元年开设太医署，成为最早开展医学教育考核的朝代，当时设有四个医学学科，按摩科被列入其中之一，开始了有组织、有规模的按摩教学工作，使推拿技术接受正规传授和发扬，弥补了"得其人乃传，非其人勿言"的缺陷。据《唐六典》记载，当时的按摩科中设有按摩博士、按摩师各120人，并下设按摩生100人。

唐代沿承隋代医疗机构特点，在"太医院"中继续设立按摩科，但是编制上有所削减，仅设按摩博士1人，按摩师4人，按摩生15人，增加按摩工16人。按摩博士在按摩师的辅助下教授按摩生推拿技术，以按摩、导引、正骨为主，由按摩工为宫廷人员提供治疗服务。

这一时期推拿的主要发展有六方面特点：一是推拿治疗骨伤科病证普遍盛行。唐代蔺道人著《仙授理伤续断秘方》，第一次系统地将推拿运用于骨伤病的治疗，提出了"揣摸""拔伸""搏捺""捺正"四大手法用于治疗闭合性骨折；还发明了肩关节脱位的椅背复位法和髋关节脱位的手牵足蹬法。二是推拿治疗范围不断扩大，应用于内、外、妇、儿科等疾病的治疗。孙思邈的《千金要方》《千金翼方》记载用推拿治疗腰痛、下颌关节脱位、子宫脱垂、脱肛、倒产（难产）等疾病，以及用推拿治疗小儿"鼻塞""涕出""夜啼""腹胀满""不能哺乳"等病症。三是膏摩盛行，在《千金要方》《外台秘要》等著作中记载有大量的膏摩方，推拿手法结合膏摩外治十分普遍，并应用到小儿推拿中，如《千金要方》中记载的"小儿虽无病，早起常以膏摩囟门上及手足心，甚辟风寒"。还在《千金翼方》中介绍了膏摩美容的方法。四是推拿国际交往明显增多，学术交流频繁。这一时期,印度的"婆罗门按摩法"传入我国,而我国的推拿也传到朝鲜、日本和阿拉伯地区,日本的"大宝律令"还将推拿作为医学生的必修课程之一。五是养生保健流行,如巢元方的《诸病源候论》共有50卷内容,每卷后面都附有导引按摩的方法;孙思邈的《千金要方》记载有天竺国按摩法、老子按摩法,还记载了摩面、摩眼、摩交耳、挽耳、拔耳、叩齿、挽发等面部按摩法,以及腹部、腰背痛导引法、踏背保健法和食后按摩导引法等自我推拿导引保健方法。释慧琳的《一切经音义》对导引和按摩进行了区分,"凡人自摩自捏,伸缩手足,除劳去烦,名为导引""若使别人握搦身体,或摩或捏,即名按摩也"。六是推拿工具在《五十二病方》和《黄帝内经》的基础上有所发展。沈汾的《续神仙传》记述了唐代杭州县吏马湘以"竹杖打之",治疗"腰""足曲"等病"应手便愈",肯定了推拿器械的显著疗效,是关于器械拍打手法的最早记载。

5. 成人推拿技术的丰富时期

五代至宋金元时期,推拿技术继续发展创新,相关内容不断充实丰富。

尽管宋代将推拿专科从太医院中取消,但是在北宋末年政府组织编写的医学巨著《圣济总录》中,仍把推拿作为重要内容编录,在推拿理论方面有了进一步的阐述,分析和批判了将按摩与导引混为一谈的现象,对推拿治疗作用的认识有了进一步提高,认为推拿具有"疏通凝滞"和"开达""抑遏"的作用。《圣济总录》将宋以前十余家养生学派的保健按摩方法整理成一套完整的养生功法——十四式"神仙导引法"。另外,《宋史》记载宋代医生庞安时介绍了运用按摩法催产。《太平圣惠方》的摩腰膏、摩风膏、摩顶膏等系列膏摩方,集宋以前膏摩之大成,其摩顶膏尤擅长治疗目疾、鼻塞及诸痫证。《宋史·艺文志》记载宋代有《按摩法》和《按摩要法》各一卷(已佚),均从不同侧面反映了宋代推拿技术发展的成就。

金代,张从正《儒门事亲》认为推拿具有汗、吐、下三法的作用,对推拿的治疗作用提出了新的见解;朱丹溪则将摩腰膏的应用推向了一个新的高潮,沿用至清代不衰。

元代是骨伤推拿发展和完善的重要时期,国家医学机构对骨伤非常重视,专门设有正骨科,更有很多医家努力创新推拿治疗骨伤的技术,如危亦林的《世医得效方》首创用受术者自身重量牵引整复来替代拔伸手法;李仲南的《永类钤方》用多人牵拉下肢配合同步按压腰部治疗腰椎骨折;《回回药方》中记载了"脚踏法""擀面椎于脱出骨上"治疗脊柱骨折法等,都是正骨推拿史无前例的创新和发展。

6. 成人推拿技术的兴盛时期

明代尽管处于封建社会的没落时期,但是并没有影响成人推拿技术的发展,成为成人推拿技术发展的兴盛时期。

明代初期继承了隋唐时期的医学体制,在太医院十三科之中设立接骨科,使正骨推拿得以持续发展。朱橚的《普济方》记载正骨手法27种,王肯堂的《证治准绳》记载了15种骨折脱位的整复手法,使正骨手法不断丰富。太医院设立接骨科的同时,又设立了按摩科,与其他学科共同进行正规化教育。

在这一时期,南方小儿推拿颇为盛行,全面完善了小儿推拿理论、手法、特定穴位及常见病推拿等内容,提出小儿推拿的穴位除点状外,更可运用"线"和"面"状穴位施治,并且在小儿疾病治疗方面积累了丰富的经验,形成了小儿推拿的独特理论体系。《小儿按摩经》(原名《保婴神术》)是我国现存最早的推拿专著,也是第一部小儿推拿专著。同一时期,随着龚云林所著的《小儿推拿方脉活婴秘旨全书》(又名《小儿推拿秘旨》)、周于蕃的《小儿推拿秘诀》(又名《推拿仙书》)等一批小儿推拿专著问世,"推拿"一词逐渐取代了沿用千余年的"按摩"名称,标志着其技能的提高与加强,达到兴盛时期。

在成人推拿技术不断提高的同时,更要重视对推拿人员身心素质、推拿手法质量的要求。张景岳在《类经·官能》中指出:"导引者,但欲运行血气而不欲有所伤也,故惟缓节柔筋而心和调者乃胜是任,其义可知。"

由于封建思想的束缚,在明隆庆五年(1571年),按摩科从太医院中取消,推拿技术受到歧视,甚至称推拿技术人员为"摸先生",但是其显著的治疗效果不容否认,因此在民间仍然盛行。

清代,太医院虽不设推拿科,但由于其疗效显著,受到人们的欢迎,在小儿科、骨伤科、内科、五官科推拿和膏摩以及学术流派发展上取得了诸多成就,陆续有知名的推拿专著问世,其中影响力较大的有熊应雄的《小儿推拿广意》、骆如龙的《幼科推拿秘书》、钱怀屯的《小儿推拿直录》、张振鋆重新编辑整理的《厘正按摩要术》、夏云集的《保赤推拿法》。清代医家还对推拿技术治疗伤科疾病做出了系统总结,如吴谦等的《医宗金鉴》,把摸、接、端、提、按、摩、推、拿列为伤科八法。此外,非推拿专著,如吴师机的《理瀹骈文》,作为外治法专著,不仅介绍了推拿、针灸、刮痧等数十种外治法,而且对膏摩疗法的理法方药进行了一次系统总结和提高,使膏摩得到了较大发展。

7. 成人推拿技术的低谷时期

中华人民共和国成立前,民国政府先后提出了"废止旧医,以扫除医事卫生之障碍""国医在科学上无根据",中医一律不许执业。在这种艰难的环境下,推拿也只能以分散的形式存在,各种推拿流派在民间得到发展。如在一指禅推拿的基础上,逐渐发展形成了擦法推拿流派;在练功和武术的基础上,逐渐形成了内功推拿流派。小儿和成人推拿也有所发展,如钱祖荫的《小儿推拿补正》、赵熙的《按摩十法》、彭慎的《保赤推拿秘术》,以及《推拿全书》《推拿指掌》《幼科推拿术》《推拿秘要》等书籍充实了小儿和成人推拿的内容。

在此期间,国外成人推拿技术传入我国,促进了中西推拿的交流,丰富了中医推拿的手法。如日本河合杏平著的《西洋按摩术》,系统介绍了西方按摩术。其后,曹泽普的《按摩术实用指南》、杨华亭的《华氏按摩术》均重视将近代西洋医学知识与中国传统推拿融会贯通。

8. 成人推拿技术的繁荣时期

20世纪50年代末,中华人民共和国成立初期,在中国共产党的正确指引下,成人推拿技术进入了前所未有的发展时期,全国各地不同级别医院相继成立了推拿诊室,设立按摩科,并建立了推拿专科医院。促进推拿教育,既有普及知识性的,又有高层次的,特别是在许多中医药大学(学院)建成推拿系。推拿学术活动日渐频繁,成立了各种研究所、研究会、推拿学会,召开各省市、片区及全国性的学术交流会,推出了一大批高质量的科研论文和综合性推拿专著。

20世纪60年代,上海中医学院附属开设了第一所推拿专科学校,成立了第一所推拿专科门诊部,邀请当时全国著名推拿专家任教,培养推拿专业人才。推拿治疗范围已包括内、外、妇、儿、伤、五官等各科疾病,同时开展了推拿生理作用和治疗原理的初步研究,也开始了对推拿历史文献的整理研究工作。推拿手法的基本要求——有力、柔和、持久、深透,就是在这一时明确提出,并得到公认的。1959年,有人提出用生物力学的方法来研究推拿的设想,并开始做了初步探索。这段时期,我国出版了推拿专著十余种,发表了论文七十余篇。

20世纪70年代,我国初步建立了一支推拿专业队伍,并做了大量的继承、整理工作,出版专著十余本，发表论文二百七十余篇。推拿麻醉就在这个时期获得初步成功。

20世纪70年代末至80年代上半期，推拿事业遭到极大破坏，关闭了当时全国唯一的推拿学校，撤销了上海市推拿门诊部及全国很多医院中的推拿科，专业队伍遭到严重摧残，当时推拿治疗范围缩小到仅治疗三种疾病（扭伤、腰椎间盘突出症、肩周炎），学术活动完全停止。直到1974年，上海中医学院在全国第一个创建了针灸推拿骨伤专业。

1976年10月后，随着国家的稳定和发展，推拿学术活动逐步恢复，卫生部十分重视推拿事业的发展，1979年，上海中医学院成立了针灸、推拿系，为培养推拿专业人才创造了条件。1979年7月，在上海首次召开了全国性的推拿学术经验交流会，推拿事业在全国逐步得到发展。

1982年，北京中医学院也成立了针灸推拿系，全国有条件的中医学院都相继成立针灸推拿系，进一步促进了推拿事业的发展。1985年，卫生部组织编写了《推拿学》统编教材；1986年，上海中医学院推拿系成立并招收推拿专业硕士研究生；1987年，中华全国中医学会推拿学会成立；同年，卫生部组织编写了中等中医学校《推拿学》统编教材。

1991年，国内首家专业推拿研究机构——上海市中医药研究院推拿研究所成立。1992年，湖南科学技术出版社出版了百万字的推拿专著《中国推拿》，分历史、基础、经穴、手法、药膏、功法、治疗、保健、医话歌赋9篇，对中国推拿学进行了全面系统的总结和介绍。1993年7月1日，《中华人民共和国国家标准·学科分类与代码》正式将该学科命名为"按摩推拿学"，代码为"360·1051"。1997年，上海中医药大学首次招收推拿博士研究生。

2001年，人民卫生出版社出版了全国高等中医药院校21世纪课程教材《推拿手法学》《推拿治疗学》。2002年，中国中医药出版社出版了全国中等中医药教育规划教材《推拿学》。2003年，中国中医药出版社出版了新世纪全国高等中医药院校规划教材《推拿学》《推拿手法学》。2004年11月，陕西人民出版社出版了国内第一部推拿整脊专著《中国整脊学》；同月，首届全国整脊学学术交流会在北京召开，开创了脊柱推拿学术研究的新局面。2006年，上海中医药大学又研制了"推拿针刺手法实时测频仪"，为实时监控推拿及针刺手法的频率提供了依据。2012年1月，全国高等中医药院校"十二五"规划教材《推拿学》正式出版使用。

二、推拿技术知要

（一）成人推拿技术的适应证

成人推拿技术的适应证广泛，以治疗筋伤科疾病为主，同时适用于内、外、妇、儿和五官等科疾病，并不断推广应用于养生保健、美容养颜等领域。

（1）各种软组织损伤：包括急、慢性的软组织损伤。成人推拿技术以治疗各种原因引起的脊柱、四肢的骨伤、筋伤疾病为特长，能够调整各软组织结构，恢复关节正常功能活动，纠正错位，如颈项部的颈椎病、落枕、颈部扭挫伤、颈椎关节脱位、颈椎间盘突出症、寰枢椎关节紊乱症等，胸背腰骶部的胸椎后关节紊乱症、第三腰椎横突综合征、腰椎间关节综合征、腰椎间盘突出症、腰椎椎管狭窄症、急性腰扭伤、腰肌劳损、棘上韧带损伤、棘间韧带损伤、髂腰韧带损伤、退行性脊柱炎、强直性脊柱炎、退行性腰椎滑脱症、骶髂关节紊乱症、腰椎骶化及骶椎腰化症、驼背症、小儿功能性脊柱侧弯症、骨盆移位综合征及尾骨挫伤等，四肢部的腕关节扭伤、肘关节脱位、肱骨外上髁炎、桡骨茎突狭窄性腱鞘炎、桡骨小头半脱位、肩关节脱位、肩周炎、肩峰下滑囊炎、梨状肌综合征、退行性膝关节炎、踝关节损伤等。

(2)内科疾病：包括中医心、肺、肝、脾、肾各脏腑适宜推拿的病症，如感冒、头痛、失眠、胸痹（心痛）、风眩、肺咳、肺胀、呃逆、胃脘痛、胃下垂、伤食、便秘、久泄、气腹痛、肠郁、脾约、胆胀、胆石症、癃闭、消渴、肥胖症及阳痿等。

(3)外科病症：如胆囊炎、乳痈初期、乳腺增生症、手术后肠粘连、褥疮、面部黄褐斑等。

(4)妇科疾病：多数女性常见疾病，如乳痈、乳癖、痛经、月经不调、闭经、子宫下垂、盆腔炎、绝经前后诸症及产后身痛、产后耻骨联合分离症等。

(5)五官科疾病：如近视、麻痹性斜视、慢性鼻炎、颞颌关节功能紊乱综合征、眼睑下垂、牙痛、声门闭合不全、耳聋、耳鸣、伤风鼻塞、慢性咽喉炎及喉痹等。

(6)儿科疾病：如厌食、发热、咳嗽、腹泻、呕吐、便秘、腹痛、疳积、夜啼、惊风、遗尿、百日咳、佝偻病、小儿肌性斜颈、小儿脑瘫、小儿麻痹症及斜视等。

(7)康复科疾病：各种疾病的后遗症，如卒中后遗症、偏瘫、脊髓损伤后遗症、骨及关节术后功能障碍、肌萎缩及截肢术后等，可通过推拿技术调整，使病情稳定、减轻症状、减少并发症、缓解痛苦，达到康复目的。

(二)成人推拿技术的禁忌证

(1)各种急性传染病，应按《中华人民共和国传染病防治法》的规定执行，及时到相关医院进行诊治，以免扩散。

(2)各种恶性肿瘤、结核病的局部或体表投影部位，防止肿瘤细胞、结核分枝杆菌的扩散与转移，使病情加重。

(3)烧伤、烫伤、各种溃疡性皮肤病的局部，以及各种感染性、化脓性疾病（如丹毒、骨髓炎、化脓性关节炎、脓毒血症等）。不宜在病损部位及其周围推拿治疗，防止各种感染性化脓产生。

(4)各种血证、血液病或有出血倾向者，如便血、尿血、外伤出血、较重要部位骨折早期、截瘫初期、急性胃及十二指肠穿孔等。出血性中风患者，应在出血停止2周后再行推拿治疗。

(5)严重心、脑、肺、肾等器质性疾病及年老体弱的危重病患者不宜进行推拿治疗，防止脏腑器官功能负担过重，发生意外。

(6)女性在月经期、孕期不宜进行推拿治疗，除非治疗相关月经期、孕期疾病，操作时，对腹部、腰部、骶部等部位应格外注意。

(7)诊断不明确的急性脊柱损伤（尤其伴有脊髓刺激和压迫症状者）、骨折、骨裂和椎体脱位等。若在X线、CT或MRI等技术检查排除骨折和脊髓损伤后，才能考虑行推拿治疗。

(8)急性软组织损伤早期肿胀以及损伤有皮下出血、瘀血者，在伤后24~48小时不可行推拿治疗，以防出血过多；损伤当时应先冷敷止血，之后根据出血量的多少再考虑推拿治疗的时间及手法轻重。

(三)成人推拿技术的注意事项

(1)对人态度和蔼，操作时集中精力、全神贯注，强调"治神"，不做与操作无关的事情，随时观察受术者神态变化和动作反应，尤其是儿童和年老体弱者，适时地调整手法及其刺激量，防止产生明显异常感受和疼痛，正如《医宗金鉴·正骨心法要旨》所说："法之所施，使受术者不知其苦，方称为手法也。"

(2)成人推拿技术在施用前必须先全面收集患者的病变信息,防止漏诊,将信息汇总,准确辨证,认真分析证候具体类型,排除一切容易引起误治的情况,在有把握的前提下,进行有序操作,从根本上祛除病痛,做到"手随心转,法从手出"。

(3)施术者应穿着整齐得体,双手指甲修剪平整,手面保持清洁,操作时要保持手部温暖,不佩戴戒指及其他装饰物,以免给受术者带来不适,甚或损伤受术者皮肤。受术者应保持个人清洁,穿着合适的衣物,以免污损或影响推拿效果。

(4)站立施术时,应含胸拔背,蓄腹收臀,两腿呈丁字步或呈弓步姿势,通过腰、髋部的扭转来调节适合推拿操作的姿势,不宜脚步过多地移动,以免显得杂乱无序;应选择适宜手法操作的体位和空间,便于施术的同时带给受术者易于接受的感觉。

(5)设计技术操作全过程,有序施术。一般顺序为先上后下,从前到后,由浅入深,循序渐进,并可依据病情适当调整。局部治疗时,则按手法的主次进行。手法强度应遵循先轻后重、由重转轻进而结束的原则。当推拿手法更换时,要协调连贯,避免断续停顿,或忽轻忽重,忽快忽慢,使患者难以适应。

(6)对于过度饥饿、过度饱胀、久病体虚、极度疲劳、精神过于兴奋及剧烈运动后的患者,不宜立即施术,应该安排患者适当休息、调整,排空二便,身心处于良好状态后,再进行推拿治疗。

(7)施术过程中要学会揣摩患者的心理,可通过交流沟通,及时了解患者的思想状况,做好心理疏导,帮助患者消除顾虑,树立战胜疾病的信心。

(8)为受术者创造良好的操作环境,以保证治疗室的通风、照明、温度为基础,注意卫生条件,尤其是治疗床、治疗椅要整洁,推拿时使用的治疗巾、床单、枕套、毛巾要干净卫生,避免交叉感染。另外,如有女性患者或特殊部位检查、治疗的需要,还应设置挂帘、屏风等间隔设备。

(四)成人推拿技术的体位

成人推拿技术在操作时,施术者和受术者都要提前选择好合适的体位。良好体位的选择,既能使受术者感到舒适、放松,又能使施术者便于技术的实施。选择体位时,应以受术者感到舒适、安全,被操作的肢体又尽可能得到放松,并且能保持较长时间接受操作;施术者在施行各种手法时以感到发力自如、操作方便,并能持久操作为原则。

1. 受术者的体位

受术者的体位主要包括坐位和卧位,可细分为以下几种。

(1)仰卧位:受术者仰面向上而卧,头下可垫薄枕,背部着床,上肢置于身体两侧,下肢自然伸直,呼吸调匀,全身肌肉放松;可根据操作需要,上肢或下肢采取外展、内收、屈曲等改变。仰卧位供颜面、胸腹及四肢前侧等部位施术时选择使用。

(2)俯卧位:受术者俯伏而卧,胸腹前部着床,面部向下,从设有的圆孔探出,有利于呼吸功能正常进行。如果操作床未设有面部专用圆孔,也可在胸前、颈前衬垫软枕,头转向一侧,或面向下。上肢置于身体两侧或双手置于额前,下肢自然伸直,呼吸调匀,全身肌肉放松。俯卧位供肩背、腰骶、臀及下肢后侧等部位施术时选择使用。

(3)侧卧位:受术者侧向而卧,头下垫枕,躯干单侧着床,着床侧下肢屈曲,另一侧下肢伸直,或双下肢同时屈曲;着床侧上肢屈肘枕于头下或伸直,另一侧上肢自然伸直并置于体侧。侧卧位供单侧腰部、臀部、胁肋部及下肢外侧等部位施术时选择使用。如进行腰椎斜扳法操作时,着床侧下肢应伸直,便于椎体受力和调整。

(4)正坐位：受术者臀部着力，端正坐好，两脚分开，与肩同宽，大腿与地面平行，上肢自然下垂，双手置于两膝上，全身放松，呼吸调匀。正坐位供头面、颈项、肩部、背部等部位施术时选择使用，受术者也可在医生带动下进行腰部摇法、扳法等操作。

(5)俯伏坐位：坐稳后，两肘屈曲，前臂置于前方桌面上，上身前倾，头略低，抵于臂上，全身放松，呼吸调匀。在项后、肩部及上背部操作时常选此体位。当前方无支撑物时，可进行胸椎节段扳法操作。

(6)仰靠坐位：使用有靠背的椅子，在受术者端坐平稳后，背部倚靠于椅背上，利用椅背支持身后。在肩部、头面、上肢及下肢的股前、膝等部位操作时，经常选择此体位。小儿受术者多取仰坐于家长怀中的体位。

2. 施术者的体位

根据受术者的体位和被操作的部位，施术者应选择一个合适的体位、步态和姿势。一般来说，受术者取坐位、俯卧位时，施术者应取双脚分开呈马步或前后呈丁字步站立；受术者取仰卧位、俯卧位时，施术者可取坐位；进行揉法、按法、推法和运动关节类手法操作时多取站位；进行一指禅推法、揉法、拿法操作时可取坐位。此外，施术者的体位与姿势应根据手法操作的需要随时调整变换，做到进退自如，转侧灵活，动作协调；尤其在受术者取坐位时，施术者尽量避免立于其正前方，失于雅观的同时会带来不良感受。

三、推拿辅助要素

(一)成人推拿技术工具

在成人推拿技术实施时，为了提高推拿疗效，产生均匀的刺激量，满足受术者切身需要及舒适度、保暖等的要求，可酌情考虑配合使用某些工具。从殷商的陶搓、头梳等到《灵枢·九针十二原》中曾提及使用的"圆针""鍉针"，以及目前各种各样的声光电设备，历朝历代的推拿医生都在发明、使用相关工具。

成人推拿技术工具根据实际需要可分为两方面：一是施术者操作需要，二是受术者身体需要。

施术者操作需要常用的推拿工具有推拿巾、推拿床、治疗椅以及各种推拿用治疗棒、"T"形锥、拍子、槌子、刮板等和各类按摩器械。此外，日常生活用具，如瓷勺、擀杖等，也可作为推拿工具酌情使用。

受术者身体需要选择治疗床、治疗椅、治疗凳、治疗巾、毛巾等。

(二)成人推拿技术用药

在成人推拿技术实施过程中，为了提高治疗效果、减轻痛苦、减少渗出、保护皮肤，可以配合使用某些药物，发挥药物作用来帮助治疗。常用的药物有推拿介质、中药热敷等。

1. 推拿介质

推拿介质也称推拿递质，是在推拿技术操作时为了保护皮肤，或者为了发挥某些药物的治疗作用，在施术部位的皮肤上涂抹的某些物质。《圣济总录》载："若疗伤寒以白膏摩体，手当千遍，药力乃行，则摩之用药，不可不知也。"就是强调了手法与推拿介质共同发挥治疗作用的重要性。

(1)推拿介质的基本作用:具体如下。

1)发挥和利用药物的作用,提高推拿疗效。

2)保护皮肤,减少对皮肤的损伤。

3)改善施术部位状态,防止干燥或汗液过多,便于手法操作。

(2)推拿介质的种类:推拿介质有不同性状,经常使用的有粉剂、膏剂等。

1)粉剂:包括矿石粉、植物粉、化学合成粉剂等。常用的粉剂为医用滑石粉,其具有润滑皮肤、吸收汗液的作用。如果在推拿技术施术于婴幼儿群体时,由于操作过程中患儿容易哭闹、代谢快、出汗量大、肌肤稚嫩等多方面原因,为了使患儿放松、分散注意力、有利于提高治疗效果,可配制无刺激并略带香气的爽身粉。另外,还可以运用松花粉作为推拿介质,发挥其美容护肤、益气祛风、敛湿止血的功效。

2)膏剂:指用中药浸液或煎液加适量的赋形剂(如凡士林、猪油等)调制而成的膏状推拿介质。经常用到的有冬青膏,其由水杨酸甲酯、薄荷脑、凡士林和少许麝香配制而成,具有温经散寒和润滑作用,用于治疗小儿虚寒性腹泻及软组织损伤;也有直接调配好,具有润滑滋养皮肤作用的按摩乳。由于药物组成不同,因此治疗作用各异。推拿前将膏剂涂抹在施术部位,然后进行手法操作,称为膏摩。

3)水剂:最简单的水剂即为清水、蛋清,两者都有保护皮肤、增强清凉退热的作用,常用于小儿热证。临床也可取新鲜中药的汁液(如葱白、生姜、薄荷等捣碎取汁)作为水剂备用,在推拿时,利用葱、姜汁温经散寒、辛温解表,常用于秋冬季及虚寒证;薄荷水清凉解表、清利头目,常用于风热表证。还可用干药经煎煮后过滤去渣,取其药液的水剂,如木香水,具有行气、活血、止痛的作用,常用于急性扭挫伤以及肝气郁结之两胁疼痛等症。

4)酒(酊)剂:常用的有普通白酒,具有通经活络、活血止痛、祛风散寒之效,可用于急性扭挫伤及发热患者的物理降温;还有将单味药物或不同配比成方的中药在酒中浸泡,使其有效成分充分溶解在酒中,更有利于药物作用发挥,如将薄荷脑浸泡于75%乙醇中制成酒剂,具有较强的辛凉解表、清利头目作用。对于慢性软组织损伤、骨关节退行性病变,还有常用酒剂处方:当归尾、桂枝各30g,乳香、没药、马钱子、川乌、草乌各20g,广木香、血竭、生地黄各10g,冰片1g。将上药浸泡于1.5kg高度白酒中,2周后使用,具有行气活血、化瘀通络的作用。

5)油剂:用药用植物油为主料配制而成,如红花油、传导油、麻油等。红花油、传导油均有消肿止痛的作用,常用于急、慢性软组织损伤,传导油还能祛风散寒,用于痹病;麻油用于滋润皮肤,在擦法操作时涂抹使用,可以增加透热效果。

2. 中药热敷

中药热敷是把具有相关治疗作用的药物进行加热,再敷于人体合适部位,借助中药的有效成分以及热量作用的治疗方法,临床常作为推拿辅助疗法,亦可单独使用,适用于治疗阴证、寒证、扭挫伤和骨关节退行性病变等。根据中药加热过程中是否需要使用水,可将热敷分为干热敷和湿热敷两种。

(1)湿热敷:一般多在手法操作后使用,既可加强手法疗效,也可减轻手法操作产生的不适感。其具体操作方法如下。

1)将中药装入布袋,扎紧袋口,放入锅内,加适量清水煎煮,当药物有效成分充分融入水液后,将大小合适的毛巾浸于其中,蘸取适量热药液,稍加拧干,防止药液流淌,根据治疗部位需要折成合适的形状敷于患部;温度下降后更换热药巾,一般换2次或3次即可,每日敷1次或2次。敷前可在患部先施擦法,热敷中可施行轻拍法,以增强疗效。

2)将中药用水、酒或醋拌湿软,入袋封口,隔水蒸15～20分钟;先在患部施用擦法,然后垫上热毛巾,将蒸热的药袋置毛巾上热敷。为了防止热量散失,延长透热时间,在药袋上可盖塑料布及衣被,温度下降后随时更换,每次敷50分钟左右,每日敷1次或2次。

湿热敷的注意事项:①热敷温度应以患者能够忍受为限,防止烫伤,对皮肤感觉迟钝者更需注意。②热敷时必须暴露患部,但要保持室内温暖无风,以免患者感受风寒。③毛巾必须折叠平整,既可使透热均匀,又不会烫伤皮肤。④热敷后切勿施用手法,以免破皮。

湿热敷的常用配方:①海桐皮15g,透骨草15g,乳香15g,没药10g,当归(酒浸)7g,川椒15g,川芎10g,红花10g,威灵仙10g,白芷10g,甘草5g,防风10g;主治因跌扑损伤而引起的疼痛不止和骨质增生症。②防风5g,荆芥5g,川芎5g,甘草5g,当归5g,黄柏6g,苍术12g,牡丹皮10g,川椒10g,苦参15g;主治跌扑损伤所致的疼痛、风湿疼痛、肢体酸痛等。③香樟木50g,豨莶草30g,桑枝50g,虎杖根50g;主治因扭挫伤而引起的疼痛、肿胀,并治肢体酸楚等。④红花10g,桂枝15g,乳香10g,没药10g,苏木50g,香樟木50g,宣木瓜10g,紫草15g,伸筋草15g,钻地风10g,路路通15g,千年健15g;主治碰撞损伤、瘀血积聚。

(2)干热敷:多用于内科、妇科疾病,推拿前后均可应用。

干热敷的操作方法:将药物炒热装袋或用布包好,置于治疗部位,并可根据病情移动。

干热敷的注意事项:同湿热敷。

干热敷的常用配方:具体如下。

1)理气止痛方:食盐500g。主治胸腹满闷疼痛或胀痛。先热敷胸部,再缓慢由胸部移向腹部,如此数次。

2)祛积滞方:枳壳、莱菔子各30g,大皂角1个,食盐15g,共为末,加白酒炒热,敷于胃脘。主治食积痰滞结于胃脘。

3)暖痰方:生附子1枚,生姜30g,一起捣烂炒热入袋,先敷背部,后敷胸部,至不太热时,取出姜、附做成圆饼,贴于胸口。主治小儿胸有寒痰。

(三)局部固定

当成人推拿技术实施于骨伤科疾病(如四肢关节扭挫伤、常见关节脱位、椎间盘突出症、椎体滑脱症等)时,为了保证骨伤部不会由于意外再次产生损伤,以及在操作中更好发力、针对性更加具体,在损伤局部采取适当的固定尤为重要。

局部固定分内固定和外固定两种。推拿临床常配合使用外固定,即根据病情需要对损伤局部用小夹板、绷带、颈托、腰围等加以固定,固定后可以保护受伤肢体,增强手法的效果,促进组织修复,有利于功能锻炼的早期进行,加快损伤肢体康复,减少并发症与后遗症的发生。

局部固定时要特别注意经常调节固定部位的松紧、力量和时间,防止固定后的异常反应发生。过松则失去固定的意义,过紧则会产生肢体循环障碍和神经受压,时间过长则影响局部血运,容易发生肌力下降甚或肌肉萎缩,时间过短则达不到辅助治疗效果。

(四)牵引

牵引是通过力学的作用力和反作用力的原理,即借助椎间韧带和关节囊以及牵引时的拉力,缓解软组织的紧张和回缩,使椎间隙轻微增宽,错位关节,椎体复位,消除椎间盘变性、骨质增生对神经、血管的纵向压迫和刺激的物理治疗方法。

牵引通过对软组织、关节的牵拉、制动,可促进软组织损伤的修复和骨关节结构位置异常的恢复。

1. 牵引方法

(1)手法牵引:又称拔伸法,是施术者将受术者肢体或关节的一端固定,在关节的另一端做持续牵拉,应用对抗的力量使关节得到伸展,完成不同部位不同程度的舒展;主要施治于颈椎、肩、腕(踝)、指(趾)等关节,详见拔伸法内容。

(2)器械牵引:用一些特制的器械进行牵引,如用于颈椎病、颈椎骨折及脱位的枕颌部托牵引;用于胸腰椎骨折、脱位,以及腰椎间盘突出症等用的腰椎牵引;用于踝部骨折脱位的袜套牵引、踝套牵引;用于骨盆环骨折、耻骨联合分离、骶髂关节分离的骨盆兜牵引等。推拿技术常用的器械牵引有以下两种。

1)颈椎牵引法:又称颌枕带牵引法。受术者取仰卧位或正坐位,用颌枕带固定于下颌及后头部,头部略向前倾,取合适的砝码产生3～6kg牵引力作用于上颈段,隔日或每日1次,每次约30分钟,10～15次为1个疗程。牵引过程中颈部两端对抗用力,可有效减轻椎管内压力,缓解颈部肌肉痉挛,扩大颈椎间隙,通畅气血,减轻神经压迫刺激症状。

根据病变性质不同,还可配合颈部屈伸活动方向的改变,以达到确切疗效。颈部适当前屈进行牵引,主要适用于颈椎病(脊髓型禁用或慎用)、颈椎间盘突出症、寰枢椎半脱位、痉挛性斜颈等疾病治疗。颈部适当后伸进行牵引,主要适用于颈曲变直、后凸和"S"形颈曲。

2)腰椎牵引法:又称骨盆牵引带牵引法。受术者取仰卧位,施术者将一条牵引带固定于其胸部,并与床头或床体连接在一起;再将另一条牵引带固定于骨盆部,并将两侧的牵引绳连接于床尾的滑轮装置上,下面加5～20kg的砝码进行牵引,每日1次或2次,每次约30分钟。本法适用于腰椎间盘突出症、腰椎滑脱错位、腰椎管狭窄症等。

(3)自身重量牵引法:一种保健性的牵引方法,患者可用单杠或者高于自己身高的横杆使身体离开地面,利用体重达到牵引作用。此法可以预防青少年的脊柱侧弯,轻微的腰背部疼痛也可以采用。患者可以根据自身的情况或按照医嘱决定进行的次数,每天几十次到上百次不等。牵引的时候,身体做前后摆动动作,或做引体向上动作。患者在操作时要量力而行,练习的次数不要超过自身所能承受的限度。严重的腰背部疼痛和年老体弱的人不宜采用。

(4)皮肤牵引法:指用长宽适当的胶布粘贴在皮肤上,在其末端加上一定重量的牵引方式。其目的是使胶布牵拉的皮肤、皮下组织的力作用于骨骼及关节,间接地对骨骼起着牵引作用。此种方法多用于骨折的治疗。

2. 注意事项

(1)牵引器械应科学、实用、简便、牢固、安全。

(2)需明确诊断后再进行操作,排除牵引禁忌证,严重的高血压、心脏病及眩晕患者慎用。

(3)颈椎牵引时,牵引力量逐渐加大,在牵引过程中应注意颈部方向调整,否则可能会出现眩晕、恶心、心慌、颈肩臂麻木,甚至定向障碍、识别能力丧失等现象。为了防止意外发生,应该先采取手法牵引进行尝试,若受术者感觉症状减轻或有舒适感,则适合应用该法牵引。

(4)牵引期间应密切观察受术者的反应,随时调整牵引力,及时处理不良反应。

(5)病程长、病情较重的脊髓型颈椎病,脊髓损伤和脊柱骨质增生等牵引后可能会有症状加重,应先推拿一段时间,再酌情牵引。

四、推拿技术的反应与异常情况

推拿技术作为良好的中医防治疾病方法,正常情况下,认真把握各种注意事项,不会产生任何危险和副作用。在实际操作中,如果施术者技术不够娴熟,基本知识掌握得不够扎实,又忽略某些要求细节,就很容易发生异常情况。因此,有必要了解推拿意外中常见的问题。

推拿异常情况发生的原因:①诊断不全面、细致,或误诊。②对疾病的机制和手法作用的原理缺乏认识。③手法力量或者方法选用不当。④未注意推拿治疗的适应证和禁忌证。

为了避免推拿意外的发生,推拿施术者要提高自身的理论基础和医疗技能,应注意以下几方面的情况:①提高诊断的正确率,避免因误诊、误治而发生意外。②提高手法操作的正确性和安全性,特别是一些旋转、扳、牵拉等运动关节类手法。③在治疗时,需注意选择适当的体位。

(一)良性反应

在推拿技术实施过程中,受术者会出现某些特殊的反应,如短暂性昏迷、嗜睡、手脚出汗,以及术后感到精神兴奋、疲劳、饥饿、疼痛由深而浅、疼痛略有加重等,仔细分析具体原因,如果没有明显异常,可能是由于推拿技术使血液循环加快、免疫能力提高所致,这种反应不会对人体造成伤害,也不会产生副作用,往往意味着是病情好转的征兆,可视为良性反应。良性反应多在初次施术时发生,以后逐渐适应,现象将好转,慢慢减弱或消失。

推拿的良性反应一般无须特殊处理,在相对严重时,应减轻手法刺激量,甚至停止操作,让受术者适当休息,饮用温开水,也可任其自然,对其做好解释工作,解除其心理压力,并且继续坚持推拿操作。

(二)异常情况

1. "晕推"现象

"晕推"是指推拿技术实施过程中受术者突然出现胸闷、恶心、呕吐、眩晕甚至产生休克等反应的异常情况,是一种因急性组织灌注量不足而引起的临床综合征,也是临床各科严重疾病中常见的并发症。其共同特征是有效循环血量不足,组织和细胞的血液灌注虽经代偿仍受到严重限制,从而引起全身组织和脏器的血液灌注不良,导致组织缺氧、微循环淤滞、脏器功能障碍和细胞的代谢功能异常等一系列病理生理改变。

(1)原因:受术者因过度饥饿、过度疲劳或剧烈运动后即刻接受推拿治疗,或受术者初次接受推拿,情绪紧张;重手法的长时间刺激,如背法、踩跷法等。

(2)临床表现:血压下降,收缩压降低至 12kPa(90mmHg)以下,脉压差小于 2.67kPa(20mmHg);面色苍白,四肢湿冷和肢端发绀,浅表静脉萎陷,脉搏细弱,全身无力,尿量减少,烦躁不安,反应迟钝,神志模糊,甚至昏迷。

(3)预防及处理:具体如下。

1)预防:注意在受术者空腹、过度疲劳、剧烈运动以后不予推拿治疗;不可粗暴用力,慎用重手法治疗,且在受术者能忍受的范围内进行;如踩跷法,要选择好治疗对象(年纪轻,体格健壮,无明显脊椎骨质病变,无内脏器质病变者),以免造成脊椎损伤和脏器损伤;操作时,要加强对受术者的观察,力度恰到好处。

2)处理:发生"晕推"现象时,应立即终止手法的不良刺激,让受术者取仰卧位,去枕,腿部抬高30°,注意保暖和安静,尽量不要搬动受术者;同时给予开天门、掐人中、揉内关、掐中冲诸穴,保持受术者呼吸道通畅,建立静脉通道,维持水、电解质和酸碱平衡,维护心、肺、肾等脏器的正常功能等。

2. 软组织损伤

人体中除骨、关节外,皮肤、皮下组织、肌肉、肌腱、韧带、筋膜、关节囊、滑液囊等均被称为软组织。在推拿治疗中常因手法使用不当或热敷时动作不熟练而引起软组织损伤。常见的软组织损伤有皮肤损伤、烫伤、皮下出血、椎间盘损伤等。

(1)原因:手法生硬,用力粗暴;擦法操作时间过长,未使用推拿介质;掐法操作时间长,指甲边缘不平整并接触皮肤;没有经过认真询问既往病史,对血小板低下和血管脆性增加等疾病的患者直接用力操作;热敷温度过高、时间过长,或热敷时、热敷后再在局部施用手法,则容易引起皮肤烫伤、损伤;对颈、腰段脊椎使用过度旋转、侧屈、挤压类手法,引起椎间盘等组织损伤,出现颈、腰部疼痛加剧,甚至有明显的骨髓、神经根受压症状。

(2)临床表现:皮肤损伤者,患处常有较明显的灼热感或剧痛,然后出现皮肤表层不同程度的破损;热敷后局部皮肤轻度烫伤者,皮肤出现轻度红肿,无水疱,干燥,常有烧灼感,类似于Ⅰ度烫伤;若烫伤相对较重者,局部出现水疱,去表皮后创面湿润,创底鲜红、水肿,有剧痛和感觉过敏,类似于浅Ⅱ度烫伤;皮下出血可出现局部疼痛、微肿,皮下常有大小不等的瘀斑,出血局部皮肤张力增高,有压痛,关节运动可因疼痛而受限制;椎间盘损伤后,原有病痛加剧,运动障碍明显,出现保护性姿势和体位,局部深压痛、叩击痛,以及受损椎间盘相对应的神经根支配区有疼痛、麻木、乏力、肌力减弱、皮肤知觉减退等症状和体征。

(3)预防及处理:具体如下。

1)加强手法基本功训练,正确掌握各种手法的动作要领,提高手法的熟练程度,采取擦法治疗后局部皮肤不再进行任何操作。根据皮肤病变程度,不过量操作,并配合使用推拿介质。

2)皮肤损伤时,要保持伤口的清洁,局部可涂红药水或紫药水,一般不需包扎,数日后可痊愈。

3)热敷时,要注意对患部肤色的观察以及注意受术者的反应,热敷时或热敷后,局部切忌使用任何手法。对烫伤的患者注意保护;对小水疱,可由其自行吸收;水疱较大者,用消毒针具挑破,放出水液,并在皮肤表面涂抹甲紫(龙胆紫)等抗感染药物,避免接触水。

4)预防皮肤出血,应该注意手法的强度,操作时力量由轻而重,以受术者能耐受为度。如受术者患血友病等出血性疾病,必须放弃推拿治疗。已经产生出血现象,应该立即停止操作,在局部加压包扎或用冰袋冷敷,也可用中药止血剂外敷。

5)椎间盘损伤的预防:注意行脊椎旋转、侧屈、屈伸类被动运动关节的手法一定要在生理范围以内,不可经常或反复使用脊椎的旋转复位法。对已发生椎间盘损伤的处理,应绝对卧床休息,轻者经卧床休息后病痛可缓解;重者可针对性选用镇痛剂、神经营养剂,并加适量镇静剂。经以上处理疼痛症状仍不能缓解者,可选用局部封闭治疗,或用脱水剂、激素静滴治疗。有典型脊髓受压症状,而经以上治疗无效者,应考虑行手术治疗。

3. 骨、关节损伤

骨、关节损伤主要包括骨折和脱位两大类。当组织受到直接、间接或重复暴力等外伤情况时，容易造成骨折和脱位。在临床上，由于存在技术和认识方面的不足，同样也可能造成医源性骨、关节损伤。

（1）原因：推拿手法过于粗暴；对正常关节活动认识不清，治疗手法的掌握欠准确、不规范或超越正常关节活动度的活动关节手法；因误诊，即便是很轻的手法也会造成病理性骨折和医源性骨、关节损伤，如骨结核被误诊时，治疗中易出现骨、关节的损伤。

（2）临床表现：骨折部出现疼痛、肿胀、功能障碍等，大多数受术者有不同程度的移位，引起肢体或躯干外形改变而产生畸形；由于骨折端相互触碰或摩擦而产生骨擦音；如骨干部无嵌插的完全性骨折，则会出现假关节活动。关节脱位后，患部会肿胀、疼痛。因推拿因素而引起的脱位属外伤性脱位，伤后立即出现功能障碍，畸形明显（每一种脱位都可出现特有的畸形，且不能改变）。若畸形可改变，多是近关节骨折或脱位合并严重骨折。

（3）预防及处理：具体如下。

1）仔细检查、确诊疾病，排除某些推拿禁忌证，如骨结核、骨肿瘤等。

2）熟知各个关节的解剖结构以及正常运动幅度，在操作过程中做到心中有数。

3）手法宜柔和，不要用蛮力；运动关节时，幅度应由小而大，循序渐进。

4）发生骨折、脱位时，要立即复位、固定，必要时请骨科会诊；可用中药熏洗等方法，尽早进行功能锻炼。

4. 神经系统损伤

神经系统包括中枢神经系统和周围神经系统。由于在推拿治疗中所治疗的部位和手法的不同，因此造成的伤害也不一样，轻则造成周围神经、内脏神经的损伤；重则造成脑干、脊髓的损伤，甚则造成死亡。在推拿临床上常见的神经系统损伤疾病有膈神经损伤、腋神经及肩胛上神经损伤、蛛网膜下腔出血。

（1）原因：颈部旋转复位法使用不当易造成颈部脊髓和脊神经损伤，从而引起膈神经受损；强行做颈椎侧屈的被动运动，则易引起腋神经及肩胛上神经损伤；具有脊髓血管畸形的患者，在脊柱局部损伤或手法过于粗暴引起畸形血管局部发生血液流变学改变，也可直接引起血栓形成或出血，出现蛛网膜下腔出血现象。

（2）临床表现：膈神经损伤时，可出现膈肌痉挛、呃逆；一侧膈神经麻痹时，该侧膈肌失去活动能力，引起轻度呼吸功能障碍；双侧膈神经麻痹或不完全麻痹时，可出现呼吸困难、咳嗽、咳痰也会发生困难；当膈肌麻痹时，其他呼吸肌与颈肌均被动参与呼吸；膈神经内有感觉神经，所以膈神经受刺激，可产生右侧肩部疼痛（牵涉痛），因而可能被误诊为肩关节病变。腋神经、肩胛上神经损伤时，立即出现单侧肩、臂部阵发性疼痛、麻木，肩关节外展功能受限，肩前、外、后侧的皮肤感觉消失，日久三角肌、冈上肌可出现失用性萎缩。蛛网膜下腔出血会出现突发性原有症状加重，双下肢乏力、麻木、疼痛，继而可出现双下肢瘫痪，当蛛网膜下腔内出血未能及时控制时，还会出现尿潴留和肢体感觉障碍平面上升，甚至呼吸困难等危象。

（3）预防及处理：具体如下。

1）提高手法的技巧和准确性，不要过度地屈伸、旋转侧屈颈椎，以免颈部神经损伤。膈神经损伤时，应避免劳累和运动锻炼，通过增加腹式呼吸来弥补膈肌瘫痪；可口服维生素 B_1 25～

50mg,每日3次。

2)避免颈部侧屈的被动运动,尤其是猛烈而急剧的侧屈运动,侧屈幅度控制在45°。腋神经、肩胛上神经损伤时,嘱受术者应充分休息,便于神经功能的恢复;行局部轻手法推拿受损肌群,被动活动各关节,尽量减少肌肉萎缩并预防关节挛缩;可口服维生素 B_1 25～50mg,每日3次,ATP 20～40mg,每日3次。

3)对于有出血倾向、凝血酶原缺乏或有动脉血管硬化的受术者,要避免对其脊椎部位行重手法治疗。蛛网膜下腔出血时,应减少搬动,避免加剧出血,尽可能就地抢救;用50%葡萄糖40～60mL(内加维生素C 500mg,维生素 B_6 25mg)静注,每日2次,或20%甘露醇/山梨醇250mg快速静滴,每日1次或2次,以降低椎管内压。必要时,可用维生素K抗凝治疗。

5.体内主要脏腑组织的损伤

内脏器官大部分位于胸、腹腔内,推拿治疗不当可造成内脏损伤。常见的内脏损伤疾病有胃溃疡出血及穿孔、闭合性肾挫伤。

(1)原因:消化道溃疡受术者在饱餐后或在溃疡出血期接受了生硬推拿手法治疗,可引起胃壁的挫伤和黏膜裂伤;强大蛮力可间接作用于肾脏,使肾发生挫伤,以及在肾区使用不恰当的叩击、挤压类重手法,致肾脏出现闭合性损伤。

(2)临床表现:溃疡穿孔较小,受伤初期可有全身症状和腹膜刺激症状,如剧烈腹痛、呕吐,呕吐物内可含有血液,易发生休克,体征见腹肌强直(尤以上腹部显著)伴有压痛,肠蠕动消失,肝浊音界也可消失,X线透视检查可发现膈肌下有积气;单纯性闭合性肾挫伤临床症状较轻,仅有腰部疼痛和暂时性血尿,很少触到腰部肿块或血肿;较严重的肾挫伤,表现为休克、血尿、腰部疼痛剧烈、患侧腰肌强直,并有包块触及,大剂量静脉肾盂造影(不加腹压)和B超检查对本病有诊断意义。

(3)预防及处理:具体如下。

1)对于胃溃疡出血及穿孔,不宜在饱餐后做腹部推拿治疗;溃疡病患者近期内有反复出血现象,不宜推拿治疗;溃疡病患者,龛影不规则,溃疡直径大于2.5cm,不宜推拿治疗;出现出血及穿孔时,应根据临床症状和受术者年龄,选择保守疗法或手术治疗。根据病情需要,观察受术者血压、脉搏、体温、小便量,预防脑缺血,可采用平卧位或头低足高位;有剧烈呕吐者,应禁食,并注意保持呼吸道通畅;有烦躁者,可酌情使用异丙嗪、安定等镇静剂,如卡巴克洛10mg,每6小时1次,肌内注射;维生素K 38mg,每日2次,肌内注射;并应积极准备输血、输液。必要时,应考虑手术治疗。

2)肾区禁用重手法和叩击类手法,尤其是棒击法;对腰痛要辨证论治,选择恰当的手法。肾挫伤时,应每日检查尿常规,连续观察对比,观察血尿变化,直至肉眼血尿停止,注意肾区包块增大或缩小;卧床休息,避免过早活动致再度出血;还应注意抗感染治疗和止血;可选用对氨甲苯酸0.3～0.4g加入5%葡萄糖注射液静滴,或用卡巴克洛10mg,每6小时肌内注射1次。

五、推拿技术的基本作用与治疗原则

推拿技术是通过手法作用于体表的一定穴位和部位,调节和改善机体的生理功能和病理状态,达到治病和保健的目的。目前,推拿技术被广泛应用于临床医学、康复医学和运动医学领域,充分了解和掌握推拿技术的作用机制和治疗原则是正确运用推拿技术的前提和基础。

（一）推拿技术的基本作用

1. 疏通经络，行气活血

经络是人体内运行气血的通道。经络在承担运行气血作用的同时，还具有沟通表里内外、协调阴阳平衡、联络全身的作用。《灵枢·海论》指出："夫十二经脉者，内属于脏腑，外络于肢节。"将人体的五脏六腑、四肢百骸、五官九窍联系成为一个有机的整体。人的生命活动和生理功能与经络有直接的关系，所以《灵枢·本脏》指出："经脉者，所以行气血而营阴阳，濡筋骨，利关节也，……是故血和则经脉流行，营复阴阳，筋骨强劲，关节清利矣。"气血是构成人体和维持人体生命活动的基本物质，其对人体的意义是以温煦、濡养的方式为人体生命活动提供必要的动力和能源。

如果经络不通，气血失和，在外的皮、肉、筋、脉、骨就会发生"不通则痛""不荣则痛"，以及肢体痿软无力、肌肉萎缩等病症；在内则五脏不荣、六腑不运、气血不调，百病由之而生。

经络及经络上的腧穴具有接受刺激和定向传递治疗信息的作用。推拿手法作用于体表的经络腧穴上，产生局部经络反应，具有激发和调整经气的功能。在外直接作用于闭阻不通的经脉、病变部位，推动气血运行，行气活血，实现消肿止痛和养血柔筋的治疗目的，治疗因"不通则痛、不荣则痛、不荣而不用"所致的肢体关节病痛；在内通过调节和加强脾胃的功能，健运脾胃，保证气血化生之源充足，通过激发肝气的疏泄、心气的推动、脾气的统摄等功能，保证气血运行通畅，使脏腑能得到阳气温煦、阴精滋养，实现防治疾病的目的。

2. 理筋整复，滑利关节

推拿技术所调整的"筋"，泛指一切皮下软组织，包括肌肉、肌腱、腱鞘、韧带、筋膜、关节囊、滑膜、椎间盘、关节软骨盘等，关节则是指骨与骨之间的连接，二者都是人体运动的基础。正如《灵枢·本藏》所述："是故血和则经脉流利，营复阴阳，筋骨劲强，关节清利也。"筋肉有束利关节的作用，当筋肉慢性劳损或急性损伤之后，影响关节的活动，轻者造成气血阻滞、筋脉挛急，为肿为痛，引起肢体关节肿胀、疼痛及功能障碍；重者产生筋出槽、骨错缝，出现骨关节错缝脱位、关节功能紊乱、脊椎滑脱、椎间盘突出等病理变化，甚至造成肢体痿废不用。

推拿通过在病变局部或远隔部位的经络腧穴施以拔伸、拨、推、按、扳、摇、点、揉等手法，能直接使关节错缝、脱位得到复位，椎间盘突出情况得到矫正或改善，实现理筋整复的治疗目的，并且通过改善相应部位筋肉、关节，以及相关经脉气血运行状态，产生温养经脉、滑利关节的治疗效果，消除或修复筋肉损伤，恢复筋肉、关节的生理功能。

3. 调整脏腑功能，增强抗病能力

脏腑是构成人体并维持人体生命活动的重要器官，人体能否处于"阴平阳秘，精神乃治""正气存内，邪不可干"的状态，与脏腑功能紧密相关。临床方面，根据脏腑的生理功能和病理特点，调节病变脏腑，以及人体的阴阳、气血、虚实、寒热，是中医辨证施治的基本原则与方法。中医学"不治已病治未病"基本理念和扶正祛邪的治疗原则，都可以通过调整脏腑功能得以实现。

推拿技术运用手法刺激相应的体表穴位或病痛部位，通过经络的连属、传导作用和对脏腑投影局部的物理刺激等途径，可以直接调节脏腑气血、阴阳、虚实的功能状态，如按揉脾俞、胃俞可调理脾胃，缓解胃肠痉挛，止腹痛；一指禅推肺俞、肩中俞能调理肺气，止咳喘；擦命门能温补肾阳；点按太冲能平肝潜阳等；在足三里运用按揉或一指禅推法，既能使分泌过多的胃液减少,抑制胃肠的功能,也可使分泌不足的胃液增多,兴奋胃肠的功能;用较强的按法、拿法刺激内关,可使心率加快,用于治疗心动过缓;用较弱的按法、揉法刺激内关,可使心率减慢,用于治疗心动过速;按揉肝俞、胆俞、胆囊穴,可抑制胆囊收缩,减少胆汁排出,使胆绞痛缓解。

推拿调整脏腑功能的作用不仅可以调整阴阳、补虚泻实,而且对脏腑功能具有良好的双向调节作用,最终达到维持人体"阴平阳秘""正气存内"的功能状态,具有提高抗病能力的作用和意义。

(二)推拿技术的治疗原则

治疗原则又称治疗法则,是在整体观念和辨证施治的基本理论指导下,针对临床病症制订的具有普遍指导意义的治疗规律。具体的治疗方法是依据治疗原则所定并从属于相应的治疗原则。例如,扶正祛邪是中医的治疗原则,补肾、健脾就是扶正的具体方法,而发汗、涌吐就是祛邪的具体方法。针对同一病症的治疗技术方法可以有几种,但是治疗原则必须正确、统一。

临床过程中,疾病的症候表现、病理变化、病情的轻重缓急都存在个体差异。只有善于从复杂多变的疾病现象中抓住病变本质,治病求本,采取相应的治疗原则,并针对病变轻重缓急以及病变个体和时间、地点的不同,治有先后,因人、因时、因地制宜,才能获得满意的治疗效果。

推拿技术的治疗原则是以中医基本治疗原则为基础,结合推拿技术与方法的特点所制订的,即整体观念,辨证施术;标本同治,缓急兼顾;以动为主,动静结合。

1. 整体观念,辨证施术

整体观念、辨证论治是中医治病的根本原则。人体是一个有机整体,构成人体的各个组成部分之间在结构上不可分割,在功能上相互协调、相互为用,在病理上相互影响。同时,人体与自然环境也有密切关系,人类在能动地适应自然和改造自然的活动中,维持着机体的正常生命活动。这种机体自身整体性、机体与自然界统一性的思想,贯穿在中医生理、病理、诊法、辨证、治疗等各个方面。

整体观念对推拿技术临床应用的指导意义:分析局部症状时,要注意机体整体对局部的影响;处理局部症状时,重视机体整体的调整。

辨证论治是中医理论的精华所在,具体应用体现在将四诊所收集的资料、症状和体征,通过分析、综合,辨清疾病的原因、性质,以及邪正之间的关系,概括判断为某种性质的证,然后根据这种辨证的结果,确定相应的治疗方法。辨证论治是认识疾病和解决疾病的过程,是理论和实践相结合的体现。

在推拿技术施治时,辨证论治具体表现为辨证施术,即根据辨证的结果确立治疗法则,选择手法的操作方法、穴位和部位,进行具体的操作治疗。

对按照现代医学分类的疾病的推拿治疗,辨证施术也能体现中医学同病异治和异病同治的辨证施治特点。同病异治与异病同治是以病机的异同为依据的治疗原则,即《素问·至真要大论》"谨守病机,各司其属"之意。

同病异治,即对同一疾病采用不同的推拿技术治疗。某些疾病,病变部位和症状虽然相同,但因其具体的病机不同,故在治疗方法上选用的推拿技术及穴位、部位就因之而异。例如,同样是颈椎病,不同类型的治疗手法则有所不同;腰腿痛,可由椎骨错位、腰腿风湿、腰肌劳损等多种原因引起,治疗时就不能简单地采取对症止痛的方法,而应通过全面地综合分析,找出最基本的病理变化,分别用纠正椎骨错位、活血祛风、舒筋通络等方法进行治疗,才能取得满意的疗效。

异病同治,即对不同的疾病采用相同的推拿技术治疗。某些疾病,病变部位和症状虽然不同,但因其主要病机相同,故在治疗方法上可以选用相同的推拿技术及穴位、部位。例如,放松肌肉、解除肌肉痉挛的治疗技术,既可以应用于颈椎病,又可以应用于腰椎间盘突出症。临证时,应依据疾病的定性(病证)准确应用,才能充分发挥推拿技术的特点与优势。

2. 标本同治,缓急兼顾

任何疾病的治疗都要分清标本和缓急,如《素问·阴阳应象大论》曰:"治病必求于本。"某些症状只是疾病的现象,并不都反映疾病的本质,有的甚至是假象。将"标本同治"放于首位,还要灵活把握,做到"急则治其标,缓则治其本"。只有在充分了解疾病的各个方面(包括症状表现在内的全部情况)的前提下,通过综合分析,才能透过现象看到本质,从而确定何者为标,何者为本。

由于推拿技术具有自身的特点,临床应用时,更应该在"治病必求于本"的原则指导下,标本同治、缓急兼顾,既要针对疾病的主要矛盾治疗,又要注重疾病次要矛盾的处理;既要积极治疗疾病的急性发作,又要兼顾疾病慢性症状的处理。例如:某些腰腿痛患者由于病程较长,腰背肌肉发生了痉挛或挛缩,治疗时应先使腰背肌肉放松,在腰背肌肉得到一定程度的放松基础上再治其本。

另外,在推拿技术临床中,正确地应用标本同治、缓急兼顾的治疗原则,不仅要制订具体的推拿技术治疗方法,还应该依据这一原则将其与其他治疗方法合理结合。

3. 以动为主,动静结合

推拿技术治疗是一种运动疗法,形成推拿治疗行为的各种治疗技术都与动有关。不论手法对机体的作用方式,还是指导受术者所进行的功法训练,都在于运动。能否准确运用"动",是决定推拿治疗成功与否的重要因素之一。

"以动为主"是对推拿技术治疗特点和治疗过程中治疗技术操作重点的高度概括,强调了推拿治疗时合理组合与准确应用各种"动"的因素的重要性。施术者进行手法操作或指导受术者进行功法锻炼时,应该根据不同的疾病、不同的病情、不同的病理状况确定其作用力的强弱、节奏的快慢、动作的徐疾和活动幅度的大小,这是取得理想疗效的关键。

"动静结合",一是在手法操作时要求施术者和受术者都应该安静,思想集中,动中有静;二是推拿技术治疗及功法锻炼后,受术者应该注意安静休息,使机体有一个自身调整恢复的过程。施术者在制订治疗方案时,动和静一定要合理结合。

(三)推拿技术的治法

中医学的治法很多,清代程国彭将其归纳为"汗、吐、下、和、温、清、消、补"八种基本治法,即所谓"医门八法"。推拿技术作为一种外治法,必然有其特殊性。《厘正按摩要术》将上述八法中的"消"法改为"泻"法。1960年上海中医学院附属推拿技术学校编写的《推拿手法学》针对推拿技术的特点总结出"温、通、补、泻、汗、和、散、清"八法,是目前推拿技术界公认的推拿技术治法。

1. 补法

补法是补益机体诸多不足的治法,具有焕发或振奋人体各部器官组织,使其功能旺盛的作用特点,适用于虚证。《黄帝内经》所载的"虚则补之""损者益之"是其理论基础。推拿技术补法的机制与中药内服之补法的补气、养血、滋阴、壮阳、益精有所不同。

(1)整体调整脏腑。通过经络的整体调整作用和腧穴的特异性作用,起到益肾、健脾等振奋脏腑功能的作用。典型的推拿技术操作法有摩腹,掌振心俞,按揉肾俞、脾俞、心俞、肺俞、肾俞、中脘、气海、关元等。一指禅推拿技术流派治疗"劳倦内伤",内功推拿技术流派治疗"虚劳""肺痨",都体现了扶正补虚的整体观。

(2)局部流通气血。通过推拿技术的行气活血作用,全身血液得以重新分配,解决了局部血虚症状。《素问·调经论》曰:"神不足者,视其虚络,按而致之……按摩勿释,著针勿斥,移气于不足,神气乃得复。"《素问·举痛论》曰:"寒气客于背俞之脉则脉泣,脉泣则血虚,血虚则痛,其俞注于心,故相引而痛,按之则热气至,热气至则痛止矣。"针对"脉泣则血虚"的病机,推拿"虚络"或特定腧穴以补虚,即通过推拿技术治疗局部气血不足之虚证。清代吴师机《理瀹骈文》更进一步明确提出了"气血流通即是补,非必以参茋为补也"的观点。如颈项部的一指禅推法、拿法、拔伸法可改善脑部的血液供应,治疗椎-基底动脉供血不足之眩晕等。

(3)借助药物外治。借助药物外治,以达到补益的目的是推拿技术的特色之一。选用具有补益作用的药物,炼制成膏,以手法操作助药力渗透,使药物经皮吸收,起到补益作用,最典型的是膏摩法,如《圣济总录》的"大补益摩膏",《韩氏医通》的"外鹿髓丸",《兰台轨范》记载的"有人专用丹溪摩腰方治形体之病,老人虚人极验"等。

实施补法,可以运用一指禅推法、揉法、缠法、摩法、擦法等推拿技术。

至于手法与补法的关系,《按摩十法》指出"按摩诸术,与金针之迎随补泻无二理",即与针灸的"迎随""九六"补泻法基本相同;而摸法、推法、刮法、敲法等均有补泻之分,如推法中的补法就是顺经络方向推之为补,即《内经》"随而济之"之意。清代小儿推拿技术著作多强调"缓摩为补"。《一指禅推拿技术说明书》认为缠法属于补法。

2. 泻法

《灵枢·经脉》的"盛则泻之",也称实则泻之,是广义的泻法,泛指驱邪外出之法。驱邪的途径有多种,发汗、催吐、排痰、通便、利尿均为泻法。《按摩十法》说:"补泻不明,则按摩不灵。"古人认为推拿技术主要有泻的作用。《圣济总录》论述按摩的作用时指出:"大抵按摩法,每以开达抑遏为义。开达则壅蔽者以之发散,抑遏则慓悍者有所归宿。"《景岳全书》记载:"导引可逐客邪于关节,按摩可驱浮淫于肌肉。"

推拿技术之泻法的一些内容已包含在汗法、散法、清法等治法中,这里主要介绍通便法和利尿法。

(1)通便法:一种通过增强肠蠕动,促进大便排出的治法。《素问·阴阳应象大论》曰:"中满者,泻之于内。"通便法针对胃肠实热积滞、燥屎内结所致的便秘不通、腹内结块、腹中疼痛、形体肥胖等里实之证,有通腑导滞、泻热排毒、减肥瘦身等功效。推拿技术通便主要通过两条途径:一是在腹部操作,直接刺激胃肠道,以顺时针方向摩揉腹部为主,重点在乙状结肠部操作,或选用摩腹震荡等手法;二是刺激有通便作用的腧穴,如足三里、支沟、天枢、八髎、大肠俞等,通过增强胃肠道的蠕动功能来实现。

(2)利尿法:一种通过手法刺激,促进排尿的治法。利尿法针对小便不畅、小便不通之证,如小儿癃闭、术后、产后尿潴留等,也可通过促进小便而祛邪排毒。推拿技术利尿主要通过三条途径:一是在下腹部操作,揉摩小腹,按压关元、中极、水道、归来,从上往下推压腹部中线,直接刺激膀胱,以利于膀胱收缩而排尿;二是在骶部操作,按揉腰骶部,按揉八髎、小肠俞、膀胱俞、中髎俞,通过神经-经络反射作用,调节膀胱括约肌与逼尿肌的协同作用来实现排尿;三是按揉股内收肌群和手法刺激三阴交、阴陵泉、昆仑等腧穴,通过经络系统增强泌尿功能。

3. 温法

《素问·至真要大论》提出"寒者热之""劳者温之""损者温之"。温法是指温散寒邪、恢复阳气的治法,前者针对实寒,后者针对虚寒,故温法适用于一切寒证,主要用于虚寒证、里寒证。如为表寒证,当以辛温解表的汗法治之。里寒证又可分为里实寒和里虚寒。里实寒证多因外寒循经络入里,客于脏腑或过食生冷而成,治宜温通、温散之法;里虚寒证每因素体阳虚,或久病伤阳所致,治宜温补、温振阳气。

适用于温法的手法应选用产热效应高的手法,如擦法、摩法、振法以及熨法、热敷法等。具体的治法有以下几种。

(1)温经散寒:是温经通络、发散经脉寒邪的治法,适用于以手足厥冷、肢体麻木、疼痛为主症的经脉虚寒证。《圣济总录》云:"血气得温则宣通,得寒则凝泣。"《素问·举痛论》曰:"按之则热气至,热气至则痛止矣。"王冰注云:"手按之,则寒气散,小络缓,故痛止。"阐明了手法有温经散寒而止痛的作用。常用推拿技术操作法有按压痛点法、擦四肢法等。

(2)温肺化痰:推拿技术操作可运用内功推拿技术流派的平推前胸后背法,以及按揉肺俞、定喘等,《幼幼集成》药物推熨胸背"暖痰法"亦可采用,主治咳嗽不止、痰涎稀白者。

(3)温通心阳:推拿技术操作有按压心俞、掌振心俞、擦上背部等法,主治心律不齐、胸闷气短者。

(4)温补脾胃:是温振脾胃阳气、祛除中焦寒邪的治法,治疗脾胃虚寒、胃寒痉挛、脘腹冷痛、呕吐溏泻、四肢不温等。推拿技术操作法有摩腹,摩中脘,擦脾俞、胃俞等。

(5)温肾补阳:推拿技术有横擦腰骶部、擦八髎、擦命门、按揉肾俞、摩关元、推上三关等,主治子宫下垂、膀胱下垂、宫冷不孕、阳痿遗精、腰膝酸软、畏寒肢冷、耳鸣耳聋诸证。

(6)温阳调经:推拿技术操作法有摩气海、关元,按曲骨、横骨,擦八髎、气海俞,热敷腰骶部等,主治女子痛经、月经不调、闭经、小腹冷痛。

4. 通法

通法是推拿技术的特色治法。《素问·血气形志》曰:"形数惊恐,经络不通,病生于不仁,治之于按摩醪药。"《医宗金鉴·正骨心法要旨》曰:"按摩法:按者,谓以手往下抑之也。摩者,谓徐徐揉摩之也……按其经络,以通郁闭之气;摩其壅聚,以散瘀结之肿,其患可愈。"推拿技术应用通法主要针对的病机是经络之气不通、脏腑之气不通和诸窍闭塞不通。

(1)通血脉。通血脉是针对血脉不通的治法。张志聪注《素问·金匮真言论》曰:"按蹻者,按摩导引阳气之通畅于四肢也。"《石室秘录》在论述摩法的作用时指出:"法当以人手为之按摩,则气血流通,疾病易愈。"脉络瘀滞,血流不畅而致四肢肿胀者,以向心性手法通脉消肿,推而通之;经脉不畅,不能濡养脏腑、四肢,以按压动脉法、擦法、离心性手法,推而通之。

(2)通经筋。通经筋是针对经筋不通的治法。《太素·经筋》曰:"筋自受病,通之为难,寒热自在于筋,病以痛为输,不依余输也。"治之"以痛为腧",以压痛点按压手法和擦法为主,结合拉伸肌肉的拔伸法,可放松肌肉,治疗急、慢性软组织疼痛及其相关征象。

(3)通关节。通关节是针对关节不通的治法。邪侵关节,凝结不通,关节功能障碍,活动不利者,治宜通利关节。推拿技术治疗以摇法、屈伸法等被动运动手法为主,动而通之;或在做擦法的同时配合有规律的关节被动运动;可运用拔伸法,拉伸关节周围的肌肉组织,扩大关节间隙;可结合特殊的关节松动类手法,并指导受术者做主动的关节活动锻炼。

(4)通肺气。通肺气是针对肺气不通的治法。清代李用粹在《证治汇补》中指出:"哮即痰喘之久而常发者,因内有壅塞之气,外有非时之感,膈有胶固之痰,三者相合,闭拒气道,搏击有声,发为哮病。"老年慢性支气管炎等慢性阻塞性呼吸道疾病有一个显著的特点,就是痰阻气道,肺气不畅。推拿技术在化痰、排痰方面有其他疗法所不及的特点,其以胸背部的掌振法、掌拍法为主,借以振荡气道内的分泌物。张锡纯的《医学衷中参西录》有治疗"痰厥"的"点天突穴法"和"捏结喉法"。《幼科铁镜》还有一种指抵气海穴治喉内痰壅的手法。

(5)通腑气。通腑气是针对腑气不通的治法,用于饮食积滞所致的大便秘结、肥胖、口臭、苔黄腻等。腑以通为顺,推拿技术通腑气,宜顺脏腑运动方向予以摩腹、抄腹等法,能消食导滞,运而通之。

(6)通乳汁。通乳汁是针对乳腺不通的治法。产后乳汁不下或乳少,可用手法通络催乳。金代医家张从正已经采用梳法通乳。《儒门事亲》云:"用木梳梳乳,周回百余遍,则乳汁自下也。"通乳手法也适用于乳腺小叶增生、乳房发育不良、乳房松弛下垂。

(7)通喉窍。通喉窍是针对喉窍不通的治法。推拿技术操作法中有一种特殊的喉科擒拿法,它模仿武术擒拿动作,拿捏患者的虎口、腋窝或锁骨上窝等处,并同时用力擎举上肢或做扩胸扳法,以减轻咽喉水肿和疼痛,有利于呼吸、进药与饮食,主治急性乳蛾(腭扁桃体炎、水肿)等喉科急症。

(8)通鼻窍。通鼻窍是针对鼻窍不通的治法。传统推拿技术治疗鼻塞不通,一是局部取穴,按揉鼻和鼻窦附近的腧穴,如迎香、颧髎、睛明、山根、印堂、攒竹、神庭、上星等;二是采取摩顶法,《千金要方》和《外台秘要》均以摩顶、摩囟上治疗鼻塞流涕。《太平圣惠方》也以摩顶膏治疗成人和小儿的鼻塞。

(9)通脑窍。通脑窍是针对清窍不通的治法。汉代张仲景的《金匮要略》就已记载以手法为主抢救自缢死。《肘后方》以掐人中穴取醒抢救卒死尸厥。小儿推拿技术中抢救急惊风往往采用掐老龙、十宣、端正、威灵息风开窍。中医临床救治中风的实践,也证实早期推拿技术干预能醒脑开窍,对脑血管意外患者预后有重要作用。

(10)通毛窍。通毛窍是针对腠理不通的治法。《万寿仙书》指出:"按摩法能疏通毛窍,能运旋荣卫。"皮肤毛窍是人体内外物质交换的途径之一,也是驱邪外出的通道。毛囊、皮脂腺堵塞不通,会引起粉刺、疮疖等皮肤疾病。推法、擦法、摩法、拍法、膏摩等法均有助于宣通腠理。

5. 汗法

汗法是指通过开泄腠理、调和营卫、发汗祛邪以解除表证的治疗方法,亦称解表法。汗法还有退热、透疹、祛风湿等作用。最初的汗法用于外感表证。《厘正按摩要术》认为:"是(汗)法于风寒外感最宜。"随着汗法适用范围不断扩大,凡一切病邪在肌表、腠理闭塞之证,皆可用汗法治之。

《素问》有"其在皮者,汗而发之""体若燔炭,汗出而散"的记载。《素问·热论》曰:"伤寒一日,巨阳受之,故头项痛腰脊强。二日阳明受之,阳明主肉,其脉侠鼻络于目,故身热目疼而鼻干,不得卧也。三日少阳受之,少阳主胆,其脉循胁络于耳,故胸胁痛而耳聋。三阳经络皆受其病,而未入于藏者,故可汗而已。""其未满三日者,可汗而已;其满三日者,可泄而已。"金元四大家之一的张从正力主攻邪,认为汗、吐、下三法可以赅尽治病之法,并将按摩、导引、针刺、灸、蒸、熏等有解表作用的疗法均列为汗法,扩大了汗法的范围。

汗法的适应病证主要是表实证(太阳表证),表现为脉浮紧、无汗、恶寒发热、头项强痛、身疼腰痛,通过发汗,开泄腠理,疏通毛窍,可使病从表解。汗法还可以用于邪郁肌表的痱子、毛囊炎等皮部病证。

推拿技术疗法中的汗法常采用擦法、推法、点法、拿法、熨法等刺激较强的手法直接取汗,一般多在背部足太阳膀胱经、项部等部位操作,也采用膏摩的方法,或配合冬青膏、麻油、葱姜汁等介质推拿。汗法操作后腠理疏松,应注意温覆避风。

6. 和法

和者,调和也。"和"是人体阴阳、气血、营卫、筋骨、脏腑、情志的动态平衡与和谐状态。《素问·生气通天论》云:"是以圣人陈阴阳,筋脉和同,骨髓坚固,气血皆从。如是则内外调和,邪不能害,耳目聪明,气立如故。"《灵枢·本藏》云:"血和则经脉流行,营覆阴阳,筋骨劲强,关节清利矣。卫气和则分肉解利,皮肤调柔,腠理致密矣。志意和则精神专直,魂魄不散,悔怒不起,五藏不受邪矣。寒温和则六府化谷,风痹不作,经脉通利,肢节得安矣。此人之常平也。"

"常平"是生命的理想状态。人一旦脏腑功能失衡,气血阴阳不调,升降出入紊乱,就失去或偏离了"常平"状态,即为病态,其治疗大法就是"和法",使偏离和谐功能状态的矛盾双方复归于"常平"。故《素问·至真要大论》曰:"谨察阴阳所在而调之,以平为期。"《素问·汤液醪醴论》曰:"平治于权衡。"也就是《汉书·艺文志》方技略经方类小序说的"以通闭解结,反之于平"。

广义的"和法"比较抽象,凡平衡阴阳,双向调节,均为和法。因推拿技术八法中已单列"补法""泻法",且有形之邪,可以温、通、汗、清诸法治之,故这里的"和法"适用于既非正气虚损,又非邪气侵害,也无内生的痰浊、瘀血、食积之类,主要针对无形之邪,或单纯性脏腑功能失调性疾病,也可用于调整亚健康状态。和法的推拿技术一般宜柔和、温和、平稳、均匀,先重后轻,由重入轻,轻重有度,徐疾适中,平补平泻。

(1)调和气血。《素问·调经论》曰:"血气不和,百病乃变化而生。"《灵枢·终始》曰:"故泻者迎之,补者随之,知迎知随,气可令和。和气之方,必通阴阳。"《厘正按摩要术》云:"周于蕃曰:'揉以和之。'揉法,以手宛转回环,宜轻宜缓,绕于其上也。是从摩法生出者。可以和气血,可以活筋络,而脏腑无闭塞之虞矣。"常用调和气血的手法有推法、摩法、揉法、动脉按压法、摇法等。

(2)和络舒筋。久病入络,或劳损伤筋,而致筋急筋挛、筋翻筋短、牵掣作痛,甚则进一步引起内、妇科等诸多病证,当以推拿技术舒而缓之,松以和之,恢复经筋的正常弹性和运动功能,达到《素问·生气通天论》所说的"筋脉和同"状态。推拿技术治疗肌肉痉挛疼痛等经筋病证,通常直接刺激病变肌群,有时也采用治疗拮抗肌的办法。常用的缓急舒筋手法有按压法、𰈎法、拔伸法、拿法、弹拨法、叩击法等。

(3)整复骨缝。脊柱、关节因各种原因而偏离常位,其微小者称为骨错缝。其急性者可能由单纯性的外力所致,而慢性者多与椎管外软组织损害关系密切。这种错缝能产生急、慢性疼痛,或刺激周围的神经而产生类似于内脏疾病的征象,而X线或CT检查都无异常改变,临床可见局部的关节失和,更常见多关节、多脊柱节段的失和。推拿技术治疗之法,对于急性者可直接以关节复位手法或松动手法矫正,对于慢性者则往往需要治疗特定部位的软组织,达到筋柔骨正，动态平衡。

（4）和解少阳。病在半表半里，寒热往来，古有和解少阳之法，推拿技术亦有类似小柴胡汤的功用。《理瀹骈文》有"疟用柴胡擦背"法。推拿技术操作可取手、足少阳经以及章门、期门、间使等腧穴，搓胁、擦胁肋，小儿推拿技术复合操作法中的"按弦走搓摩"亦可采用。

（5）调和胃肠。调和胃肠适用于胃肠不和之证。《素问·逆调论》曰："胃不和则卧不安。"推拿技术对于胃肠运动功能的作用可用双向调节来概括，可使因胃肠蠕动亢进而便溏者止泻，亦可使胃肠蠕动抑制而便秘者通便。推拿技术对于消化腺的分泌也有双向调节作用，手法多取揉法、摩腹法、搓法、擦胁肋法。《石室秘录》主张摩腹"不可缓，不可急，不可重，不可轻，最难之事，总以中和为主"。

（6）和气安神。推拿技术有很好的调和情志、宁心安神作用，对失眠疗效颇佳。其治疗方法除了取具有宁心安神作用的腧穴，如神门、心俞等外，更重要的是通过放松全身肌肉来放松情绪，最后集中在头面部或腹部操作；手法宜由重到轻，平稳轻柔。

7. 散法

《素问·至真要大论》有"抑者散之""结者散之"的记载。《素问·阴阳应象大论》曰："其实者，散而泻之。"《景岳全书》论治篇云："散者能驱散风邪暑湿之气，摅阴寒湿浊之毒，发散四肢之壅滞，除剪五脏（之）结伏，开肠和胃，行脉通经，莫过于散也。"散，消散，发散也。散法既针对有形之结，如包块、瘰疬、积聚，即"结者散之"；亦可治疗无形之结，如肝气郁结、忧郁症，所谓"抑者散之"。

（1）散气血凝结。《修昆仑证验》有"揉积"专论，认为病之稍显者（如皮紧、面鼓、项粗），稍重者（如手足麻木、瘫痪、瘰疬、噎膈、耳聋、目糊，以及头尖、背驼、肩耸、手足痿癖等衰老症状），其病根皆在于"气血凝结"之"积"，而消"积"之法，莫过于"揉"。"凡有积滞，无不宜揉"，"通则无积"。揉的部位主要在头面部，尤以颊车为重点，其次有眉心、百会、目眦、耳门、山根、颧髎，另外也很重视会阴部。《医宗金鉴》云"气血郁滞，为肿为痛，宜用按摩法，按其经络，以通郁闭之气，摩其壅聚，以散瘀结之肿，其患可愈"，并提出了用"振梃"拍击治疗"受伤之处，气血凝结，疼痛肿硬"的具体方法。

（2）散经筋之结。筋结主要指肌肉、肌筋膜张力过高之肌紧张、肌痉挛，一般可用手法触摸确诊，可见僵硬、结节、条索、肿胀等，治疗主要在压痛点、反应点行按压、揉、拿、缠、拔伸、弹拨、拍等法。除了严重的肌挛缩无法逆转以外，大多数筋结均可经推拿技术而软坚散结。

（3）散脏腑癥结。《石室秘录》云："脏腑癥结之法，以一人按其小腹揉之，不可缓，不可急，不可重，不可轻，最难之事，总以中和为主。揉之数千下乃止，觉腹中滚热，乃自家心中注定病，口微微嗽津，送下丹田气海，七次乃止。如是七日，癥结可消。"清代《按摩经》记载："脐下气海穴，按之如石，此寒结气聚，积而不散，令人身困肢弱，昼夜不安。用手法按、摩、揉、撮之引腰痛、外肾紧，按切无度，觉气发散，有余热投四肢，病块消矣。"

（4）散肝气郁结。针对无形之结，如肝气郁结、情志抑郁，其推拿技术治疗以散法主之，手法有拍法、搓法、揉法、摩法、擦法、缠法等。

8. 清法

《素问·至真要大论》曰："热者寒之""温者清之"。清者，清其热也。清法是针对热邪，通过清热泻火，以清除外感、内生之热邪的治法。清法适用于外感热邪入里；或风、寒、湿之邪入里化热；或七情过极，气机失调，郁而化火；或痰湿瘀血，饮食积滞，积蓄化热；或阴液不足，阴虚阳亢等所致的里热证。不同的里热证临床表现虽然不尽相同，但都常见有发热、口渴、面红目赤、烦躁不宁、小便短赤、大便干燥、舌红苔黄而干燥、脉数等表现。

推拿之清热无药物苦寒伤及脾胃之忌，手法多以摩擦类、挤压类为主，介质多取凉开水、葱汁、滑石粉等。《幼幼集成》有以手法为主治疗小儿里热的"清里法""一切诸热，皆能退去"。

(1)清营凉血：适用于里热证中属于营血热盛者。推拿技术操作有逆经重推脊柱、退下六腑等。清代《按摩经》有一种特殊的按压动脉法，按压或踩踏股动脉、腋动脉等大动脉搏动处片刻后突然抬起，以引"邪热下行"，患者可感觉"热气下降""邪热下行如风"，以达到"止沸去薪"之目的。

(2)清热祛暑：适用于伤寒、温病及暑病气分炽盛之里热证，以大热、大汗、大渴、脉洪大为临床要点。推拿技术常选用按揉风池、太阳、大椎、肩井，推天柱骨等。

(3)清腑导滞：适用于脏腑及其经脉热盛之里热证，包括心肺热盛、肝胆湿热、胃肠实热等。进行推拿技术操作时，应根据病变脏腑选择性地按揉心俞、肺俞、肝俞、胆俞、胃俞、大肠俞，顺时针方向摩腹，按揉次髎，小儿推拿技术中的"清五经""退下六腑"等操作法均可选用。

(4)滋阴清热：适用于阴虚火旺之虚热证。虚热与劳倦内伤、气血虚弱有关。推拿技术治疗时可借鉴一指禅推拿技术流派治疗劳倦内伤法和内功推拿技术法治疗，以肾经、脾经、任脉为主，取涌泉、太溪、气海、关元、背部五脏俞和膏肓俞等，小儿推拿技术中的"水底捞月""清天河水"亦可选用。

推拿技术治疗八法是推拿技术临床的总治法，每一治法各有其特定的含义，针对特定的病机。但临床的病证是复杂多端的，病机的复杂性决定了绝大多数病证都不可能仅靠一法取效，通过法与法之间的关联配合，可以衍生出适应各种具体证候的治法。因此，应用"推拿技术八法"时必须灵活，而且往往需要组合为用。

目标检测

1. 简述成人推拿技术的特点。
2. 简述推拿的禁忌证。
3. 简述推拿介质的种类及其基本作用。
4. 何谓"晕推"现象？说明其具体表现以及预防、处理方法。
5. 简述成人推拿技术的中医作用原理。
6. 简述成人推拿技术的治疗原则。
7. 简述成人推拿技术治疗八法的主治作用。

模块一　成人推拿技术手法

手法概述

一、手法的定义

手法是指施术者用手或肢体的其他部位按照特定的技巧和规范化的动作，在受术者体表特定部位进行操作，以防治疾病的一种方法。

二、手法的分类

手法的种类繁多，名称各异。手法分类的标准不同，具体的类别也不一样：根据手法的主要作用可分为松解类和整复类；根据手法用力的方向可分为垂直用力类、平面用力类、对称用力类、对抗用力类、复合用力类等；根据手法的应用对象可分为小儿推拿手法和成人推拿手法。

为了便于对推拿手法的学习、运用，本教材以手法的动作形态作为手法的命名分类原则，将推拿基本手法分为摆动类、摩擦类、振动类、挤压类、叩击类和运动关节类。

三、手法的基本技术要求

手法按其基本作用可分为松解类手法和整复类手法。松解类手法具有松解粘连、缓解痉挛的作用，包括摆动类手法、挤压类手法、摩擦类手法、振动类手法、叩击类手法；整复类手法具有矫正关节异常结构、恢复关节功能的作用，包括运动关节类和部分按压类手法。

（一）松解类手法

1. 持久

持久强调手法操作的时间，是指手法能够持续操作足够长的时间而不间断、不乏力、不变形，保证手法对人体的刺激量，从而起到调整内脏功能、改变病理状态的作用。

2. 有力

有力强调手法应用的刺激量，是指手法在操作过程中的刺激量能引起机体的反应。刺激量的大小应根据病情、施术部位、体质、年龄、性别等不同情况来调控。

3. 均匀

均匀强调手法动作的节律性，是指手法操作时的频率、压力、幅度始终保持相对一致，频率不可时快时慢，力度不可时轻时重，幅度不可时大时小，使手法操作平稳而有节奏。

4. 柔和

柔和强调手法的技巧性，是指手法操作时应轻柔缓和，做到轻而不浮、重而不滞，刚中有柔、柔中有刚,刚柔相济;用力不可生硬粗暴,手法的动作变换要自然流畅,使之既能达到治疗效果,又不增加受术者的痛苦,做到《医宗金鉴·正骨心法要旨》要求的那样,"法之所施,使患者不知其苦,方称为手法也"。

5. 深透

深透强调手法的应答效应,要求手法刺激体表而作用力逐渐渗透到脏腑、筋脉、骨肉,发挥其治疗作用,只有真正做到"持久""有力""均匀""柔和",并将它们有机结合起来,方能达到"深透"。

以上为松解类手法的基本要求,但由于手法种类多,动作结构不完全一样,因此对每一种具体手法而言,其动作要领的要求各有侧重。学员不但要从总体上把握好手法技术的基本要求,还必须细心揣摩每种手法各自的技术特点,才可能对手法技术的原理与操作原则全面理解与掌握,并在此基础上通过刻苦训练,逐步掌握,乃至得心应手,运用自如,达到"手随心转,法从手出"(《医宗金鉴》)的高度和境界。

(二)整复类手法

整复类手法主要以关节的错缝、移位为操作对象,而病变骨关节周围的软组织多处于保护性痉挛状态中。为了保证手法的安全、有效,整复类手法以手法持久、有力、均匀、柔和、深透以及稳、准、巧、快为基本技术要求。

1. 稳

稳强调动作要领的稳定性。手法操作要因势利导,所引起的关节活动应平稳自然,幅度不应有大的起伏。

2. 准

准强调动作要领的精确度。操作前必须明确诊断,有针对性地选用手法。手法的效应要集中于病变节段,不得偏离;准确把握病变关节生理许可范围及其病理受限情况,严格控制手法的幅度。手法的发力时机应根据手感准确判断,适时而发,不宜过早或过晚。

3. 巧

巧强调手法用力的技巧性。手法操作中要善于用巧力,应充分利用力学杠杆原理,合理选用力的支点,组合运用多种力的形式,避免使用暴力和蛮力。

4. 快

快强调了手法发力的速度。手法发力要疾发疾收,强调运用术者自身肌肉的等长收缩所产生的"寸劲"。发力的时间不宜过长且力度不宜过大,做到收发自如。

以上四个方面的技术要求应有机地统一于每一个整复动作的全过程。只有这样,才能确保手法的安全性和有效性。

四、手法操作的注意事项

(1)施用手法前,要对病情做充分了解,并要有双重诊断,既要辨证,也要辨病,应严格掌握手法的适应证、禁忌证。

(2)手法操作应按辨证施治的原则,根据病变准确选择手法,并根据三因制宜的原则,因人、因病、因治疗部位来决定手法的刺激量、操作时间等相关要素。

(3)根据病变选择适宜的体位,便于手法操作,提高手法的安全性、准确性和有效性。
(4)手法操作部位的选择应注意"点""线""面"的有机结合。
(5)操作要认真,态度要和蔼,并与受术者适当交流。同时,操作过程中密切观察受术者的反应,以便适时调整手法及刺激量,慎防不良反应或意外发生。

模块一 成人推拿技术手法

项目一 摆动类手法

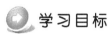
学习目标

本项目详细介绍了摆动类手法中的一指禅推法、㨰法、揉法,内容包括手法的定义、手法的基本技术要求等。

【知识要求】

掌握摆动类各手法的动作要领、操作要求及临床应用。

【能力要求】

能进行摆动类各手法的操作,并可在人体上进行成套练习。

以前臂带动腕关节有节奏地连续摆动的一类手法,称为摆动类手法。本类手法主要包括一指禅推法、㨰法和揉法三种。

任务一 一指禅推法

用拇指指端、螺纹面或偏峰着力,前臂带动腕关节摆动以及拇指关节的屈伸运动,使所产生的力持续不断地作用于治疗部位或穴位上的一种手法,称为一指禅推法。临床可将其分为一指禅指峰推法、一指禅偏峰推法和一指禅屈指推法,应用时可根据不同的部位特点和治疗需要灵活选用。

【动作要领】

1. 一指禅推法

手握空拳,拇指伸直盖住拳眼。以拇指指端或螺纹面着力于体表施术部位或穴位上。沉肩、垂肘、悬腕。前臂主动运动,带动腕关节有节律地左右摆动(图1-1)。

2. 一指禅偏峰推法

以拇指偏峰部着力于体表施术部位或穴位上,拇指伸直并内收,余指掌指部伸直,腕关节微屈,沉肩、垂肘,前臂带动腕关节做轻度摆动,使其功力作用于拇指偏峰。

【操作要求】

(1)一指禅推法在操作时,拇指应吸定治疗部位,不可在体表上滑动或摩擦,循经推动时,应在吸定的基础上缓慢移动。

(2)沉肩:肩关节自然放松,不可耸肩。

(3)垂肘:肘关节自然下垂,不可外翻,也不可上抬。

(4)悬腕:腕关节要自然屈曲、放松,不可用力。

(5)掌虚指实:"掌虚"是指其余四指与手掌放松,形成空拳;"指实"是指拇指的着力部位要吸定,不能滑动,不可摩擦或离开治疗部位。

(6)紧推慢移:保持动作的固有形态并加快摆动频率,缓慢地沿经脉的循行走向或筋肉的形态结构移动,即摆动速度快(手法频率为120~160次/分)移动速度慢。

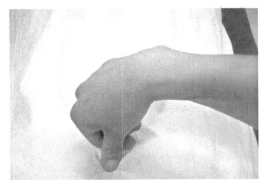
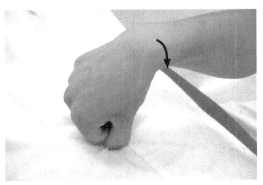
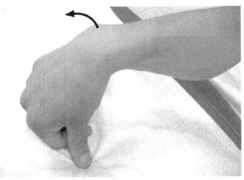

图1-1　一指禅推法

【临床应用】

本手法为一指禅推拿流派的代表手法,其特点是接触面积小、刺激量中等、渗透性好、应用部位广泛,临床以经络、穴位、头面、胸腹部应用较多。在经络穴位施用时,具有该经络穴位的主治作用,在治疗内、外、妇、儿、骨伤、五官等各科常见病症时常选用本法。

(1)作用:平衡阴阳,调和营卫,疏通经络,舒筋活血,通调脏腑,消积导滞。

(2)应用:一指禅推法适用于头痛、失眠、面神经炎、高血压、近视、月经不调及消化系统疾病。

【技能训练】

1. 沙袋训练

(1)学员正坐,将沙袋平放在桌上,上端在上,下端在下,靠桌边,使其中轴线与自身的额状面垂直。

(2)双手同步定点练习:双手拇指着力面分别支撑在沙袋左、右旁中线中点。

(3)双手前后交叉定点练习:双手拇指着力面分别支撑在沙袋中线前、后两点。

(4)双手同步走线练习:双手从沙袋的下端沿左、右旁中线慢慢推向上端,再从上端慢慢推向下端,如此往返,边推边走,紧推慢移。

(5)双手前后交叉走线练习:双手一前一后沿中线做前后交叉练习。

模块一 成人推拿技术手法

2. 人体练习

(1)单手定点练习:可选肺俞、肾俞、足三里、承山、百会、太阳、中脘等穴,做单手定点练习。

(2)单手走线练习:可选择在人体经络体表循行路线上做单手走线练习。

1)受术者取坐位,术者位于其侧后方,取站位,用右手沿风府至大椎一线自上而下做走线练习。

2)受术者取俯卧位,术者取坐位,用右手沿大杼到膈俞一线做单手往返走线练习。

3)受术者取俯卧位,术者用右手沿肝俞到肾俞一线做往返走线练习。

(3)双手同步定点练习(蝴蝶双飞势)。

1)受术者取仰卧位,术者正坐,位于其头端,用双手拇指偏峰按在受术者左、右攒竹穴上,做人体双手同步定点练习。

2)受术者正坐,头略向前倾,术者站立或坐于其后,用双手拇指偏峰按在其左、右风池穴上,做双手同步一指禅偏峰推法定点练习。因本法的操作手法状如蝴蝶振翅,故名蝴蝶双飞势。

任务二 㨰 法

以手背近小指侧部分或小指、环指、中指的掌指关节部分附着于一定部位或穴位上,通过前臂旋转摆动及腕关节屈伸旋转的连续动作,使之产生的力持续地作用于治疗部位上的一种手法,称为㨰法。

【动作要领】

1. 侧㨰法

丁字步站立,上体微前倾;肩臂放松,肘关节微屈120°左右,操作手置于身体侧前方;腕部放松,拇指自然伸直,余指自然屈曲,使掌背形成滚动弧面;以小鱼际掌背侧至中指本节部(约占掌背面积1/2)着力;以肘部为支点,前臂主动做旋转摆动,连同腕部做屈伸外旋的连续往返活动,使手背呈滚动状;以小指掌指关节背侧吸定于治疗部位上,移动时在直线或经络循行路线上做连续不断的滚动慢移(图1-2)。

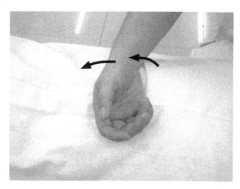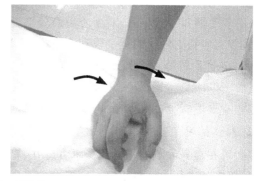

图1-2 侧㨰法

2. 直㨰法

丁字步站立,上身略前倾;手握空拳,以示指、中指、无名指、小指的第一指间关节着力;以肘关节为支点,前臂主动做前后摆动,带动腕关节屈伸活动,使指间关节吸定于施术部位并做来回滚动。

【操作要求】

(1)肩关节放松,并前屈、外展,使上臂中段与胸壁间相隔约一虎口的距离,过近、过远均不利于动作要领。

(2)进行滚法操作时,腕关节要放松,腕关节伸屈的幅度要大,使手背滚动幅度控制120°左右,即腕关节屈约80°、伸约40°。腕关节的伸屈运动可增加滚法的力量,前臂的旋转可增加滚法的柔软度。

(3)进行滚法操作时,小鱼际及手掌背侧或第5掌指关节背侧要吸定于操作部位,不可拖动与跳动。

(4)滚法的压力、摆动的幅度、速度均要相对一致,不可忽快忽慢、时轻时重,使动作协调而有节律性。

(5)手指要自然弯曲,指掌部均应放松,若指掌过于伸直、紧张,使掌背形成平面,会影响手法的滚动;手指过度用力弯曲,则腕关节不能放松,会限制滚动的幅度。

(6)术者上身须前倾约30°。

(7)手法频率为120~160次/分。

【临床应用】

滚法刺激平和、舒适安全、易被接受、应用面广,主要用于颈项、肩背、四肢等部位。

(1)作用:舒筋通络,活血化瘀,解痉止痛,祛风散寒,解除疲劳。

(2)应用:滚法广泛用于伤科、内科、妇科多种疾病的治疗。

【技能训练】

1. 沙袋练习

学员取站位,取丁字步,左手操作时,左脚在前;右手操作时,右脚在前。上身略前倾,并稍侧身。

(1)单手定点练习:双手先后在沙袋中轴线中点做滚法单手定点练习。初练时,3分钟换手一次,渐渐增加至每6分钟交换一次,最后达到每手持续操作15分钟。

(2)双手同步定点练习:双手着力面分别置于沙袋左、右旁中线中点上,也可双手一前一后分别置放在沙袋中轴线的上中段和下中段,做各滚法的同步定点练习。

(3)单手走线练习:沿沙袋中轴线,自下而上,再由上而下,反复往返做各滚法单手走线练习。

(4)双手走线练习:双手分别沿沙袋左、右旁中线反复往返做各滚法双手走线练习。

2. 人体练习

(1)可在自身大腿前下段或受术者肩井、脾俞、胃俞、肾俞、大肠俞、环跳、殷门、承山、伏兔、足三里等穴处进行人体单手定点练习。

(2)人体单手走线练习。

1)沿受术者大腿外侧中线,自大转子经风市穴至膝端股外侧做人体单手往返走线滚法练习。

2)受术者取坐位,术者站于其左侧后方,沿其左侧巨骨、肩井、曲垣、大杼、风门直至膈俞做右手单向擦法练习;在其右侧的上述路线上进行左手单向擦法练习。

3)受术者俯卧,术者位于其左侧,沿其左侧肝俞至大肠俞做反复往返右手擦法单手走线练习;或自上向下时用右手,返回时换用左手,进行双手交替走线练习。

4)术者正坐,双腿分开与肩等宽,双手放在自己大腿下段进行双手同步定点擦法练习。

5)双手在自身大腿内侧或前侧做人体双手同步走线擦法练习。

任务三 揉 法

以手指螺纹面、手掌大鱼际、掌根或全掌着力,吸定于体表施术部位上,做轻柔和缓的环旋转动,并带动吸定部位组织运动的手法,称为揉法。根据着力部位不同,可将其分为指揉、掌揉、前臂揉、肘揉、足揉等。指揉又可分为拇指揉、中指揉和示、中、环三指揉;掌揉可分为大鱼际揉、小鱼际揉、掌根揉、双掌重叠揉;应用时可根据不同部位特点和治疗需要灵活选用。

【动作要领】

1. 指揉法

以拇指、示指或中指末节指腹按压于受术部位,带动皮下组织做环形或上下、左右揉动,称为指揉法,如拇指揉法(图1-3)、中指揉法。有时以示、中二指或示、中、无名三指做揉动,可分别称为二指揉法、三指揉法。

2. 大鱼际揉法

术者可取坐位或站位,五指自然放松,用大鱼际着力于施术部位;以肘关节为支点,前臂主动内旋,带动腕关节及手掌大鱼际在施术部位上进行连续不断的旋转揉动,并带动吸定部位组织一起运动(图1-4)。

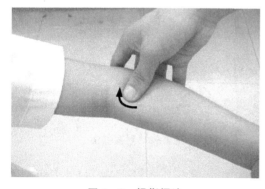

图1-3 拇指揉法

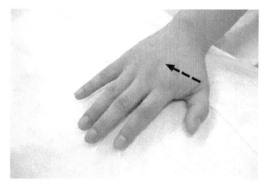

图1-4 大鱼际揉法

3. 掌根揉法

术者取坐位或站位,上身略前倾,以掌根部着力于施术部位;肘关节微屈,通过肩关节、肘关节的协调动作,使掌根部在施术部位上做环形揉动,带动吸定部位组织一起运动(图1-5)。

4. 双掌重叠揉法

术者取站位,上身略前倾,以掌面着力于施术部位,另一手重叠于掌背部以增加压力;以肘关节为支点,前臂做主动运动,带动腕关节及双手掌在施术部位上做连续不断的旋转揉动,并带动吸定部位组织一起运动(图1-6)。

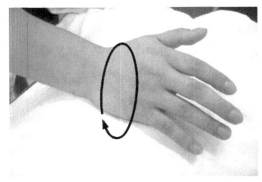

图1-5 掌根揉法

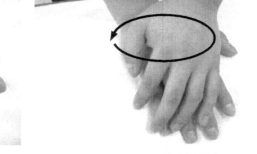

图1-6 双掌重叠揉法

5. 前臂内侧揉法

术者取站位,前弓后箭步或两腿分开,身体前倾,以前臂内侧着力于施术部位;以肩关节为支点,带动肘关节在施术部位上进行连续不断的旋转揉动,并带动吸定部位组织一起运动(图1-7)。

6. 肘尖揉法

术者取站位,前弓后箭步或两腿分开,身体前倾,以尺骨鹰嘴突起部着力于施术部位或穴位;以肩关节为支点,带动肘关节在施术部位上进行连续不断的旋转揉动,并带动吸定部位组织一起运动(图1-8)。

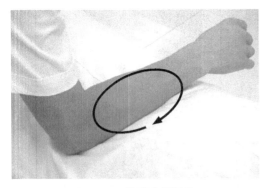

图1-7 前臂内侧揉法

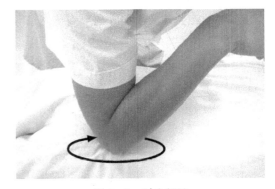

图1-8 肘尖揉法

【操作要求】

(1)揉法在操作时压力要适中,以能带动被操作部位一起回旋转动和受术者感到舒适为度。

(2)揉动时应吸定并带动其皮肤及皮下组织一起回旋转动,在治疗部位移动时,应在吸定的基础上进行。

(3)不可在皮肤表面摩擦或滑动。

(4)动作要协调、连贯、灵活而有节律性,手法频率为120~160次/分。

【临床应用】

揉法轻柔缓和,刺激量小,是临床常用手法之一,也是小儿推拿和保健推拿的常用手法之一,适用于全身各部。

(1)作用:宽胸理气,健脾和胃,活血散瘀,消肿止痛,祛风散寒,温经通络,宁心安神等。

(2)应用:揉法常用于治疗头痛、头晕、失眠、面瘫、脘腹胀满、胸闷胁痛、便秘、泄泻以及腰背、四肢软组织损伤等。

【技能训练】

1. 沙袋练习

(1)单手定点练习:在沙袋中轴线中点做大鱼际揉法单手定点练习,两手交换操作,初练习时3分钟交换一次,以后渐增至7~10分钟交换一次。

(2)单手走线练习:沿沙袋中轴线自下而上,再由上而下,反复往返进行大鱼际揉法单手走线练习,每3~5分钟换手一次。

2. 人体练习

注意体会术手带动受术部位皮肤产生皮下组织内摩擦的内在感觉。

(1)人体单手定点练习。

1)术者正坐,用一手掌贴放在沙袋上,另一手在外劳宫、合谷等穴上练习中指揉、拇指揉等法。

2)术者正坐,选自身的伏兔穴,练习掌根揉、掌揉与肘揉法等。

3)受术者正坐,术者站于其侧前方,取印堂、太阳、风池等穴定点练习中指揉、拇指揉等手法。

4)受术者仰卧,术者坐于其旁侧,在中脘、气海等穴练习定点掌揉法。

5)受术者侧卧,屈膝屈髋,术者站于其身后,于环跳穴练习定点肘揉法。

6)受术者俯卧,术者站于其侧后方,取其胸背部练习定点前臂内侧揉法。

(2)人体单手走线练习。

1)受术者正坐,术者站于其侧前方,沿额中线(即印堂至神庭),上下往返做拇指揉法走线练习,双手交替。

2)受术者仰卧,术者站或坐于其一侧,双手交替沿髀关至梁丘,上下往返做大鱼际揉法走线练习。

目标检测

1. 简述摆动类各手法的动作要领。
2. 简述摆动类各手法的操作要求。
3. 简述摆动类各手法的临床应用。

项目二　摩擦类手法

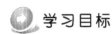学习目标

本项目详细介绍了摆动类手法中的摩法、擦法、推法、搓法、抹法,内容包括手法的定义、手法的基本技术要求等。

【知识要求】

掌握摩擦类各手法的动作要领、操作要求及临床应用。

【能力要求】

能进行摩擦类各手法的操作,并可在人体上进行成套练习。

以指掌面或肘臂部贴附于体表,做直线或环旋摩擦的一类手法,称为摩擦类手法。本类手法包括摩法、擦法、推法、搓法、抹法。

任务一　摩　法

用指面或掌面在体表做环形或直线往返摩动的手法,称为摩法,也是小儿推拿八法之一。摩法可分为指摩法和掌摩法,应用时可根据需要灵活选用。

【动作要领】

1. 指摩法

指掌部自然伸直,示指、中指、无名指和小指并拢,腕关节略屈,以示指、中指、无名指及小指指面着力于施术部位,以肘关节为支点,前臂带动腕关节回旋摆动,使指面在被操作部位做环形或直线往返摩动(图1-9)。

2. 掌摩法

手掌自然伸直,腕关节略背伸,将手掌平置于施术部位,以肘关节为支点,前臂带动腕关节回旋摆动,使掌面在被操作部位做环形或直线往返摩动(图1-10)。

【操作要求】

(1)肩、肘、腕关节放松,肘关节微屈,指面或掌面自然着力,不可用力下压。

(2)摩动的速度不宜过快或过慢,压力不宜过轻或过重,要求平稳均匀、和缓协调。

(3)应注意摩法与揉法的区别:摩法与揉法的运动形式都是环形操作,摩法操作时不带动皮下组织;而揉法要吸定于一定部位,并带动该部位的皮下组织。

(4)根据摩法的操作频率和运动方向,决定手法的补泻作用,如急摩为泻,缓摩为补,顺摩为泻,逆摩为补,可供临床参考。

【临床应用】

摩法轻柔而舒适,刺激量较小,适用于全身各部。

(1)作用:疏肝理气,温中和胃,健脾助运,消积导滞及调节胃肠功能,镇静安神等。

(2)应用:摩法适用于中焦虚寒、脘腹胀满、肠鸣腹痛、胸闷气滞、胁肋胀痛、胸胁屏伤、便秘、泄泻、面瘫、面肌痉挛等病症。

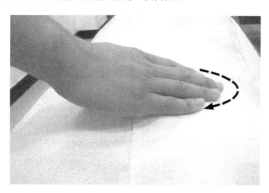

图1-9 指摩法　　　　　图1-10 掌摩法

【技能训练】

1. 沙袋练习

学员正坐,将沙袋平放于桌上。

(1)摩法定位练习:沿中圈圆周线做指摩法与鱼际摩法。

(2)掌摩法定位练习:沿中圈圆周线做掌摩法,双手交替练习。

(3)摩法移动练习:由沙袋的一端向另一端做缓慢环形抚摩移动练习,双手交替进行。

2. 人体练习

根据人体各部位形态特征,进行分部人体练习。

(1)面部练习:受术者取仰卧位,术者在其额部、面颊部做定位练习,或移动单手/双手指摩法练习。

(2)胸胁练习:受术者取仰卧位,术者坐于其一侧,在中府、膻中、期门、大包等穴做指摩法、鱼际摩法定位练习;在胸及胁肋部做掌摩法定位或移动练习。

(3)腹部练习:受术者取仰卧位,术者坐于其右侧,用右手操作,进行腹部练习。

1)术者用掌摩法,以脐为中心,做顺时针或逆时针方向摩腹。

2)术者以指摩法、掌摩法或鱼际摩法,以中脘为中心,做环形摩动。

3)术者以指摩法、掌摩法或鱼际摩法摩神阙、气海、关元等穴。

4)受术者取俯卧位,术者以掌摩法摩其腰骶部。

5)在上述操作中,可涂以推拿介质,进行膏摩法练习。

任务二　擦　法

用手掌掌面、指面、小鱼际或大鱼际紧贴于施术部位,做快速的直线往返运动,使之摩擦生热,称为擦法。根据着力部位的不同,擦法可分为指擦法、掌擦法、大鱼际擦法、小鱼际擦法。

【动作要领】

1. 指擦法

手指自然伸直,以拇指或示指的桡侧缘或以示、中、无名指指面紧贴于施术部位体表,以肘关节或肩关节为支点,上臂或前臂做主动运动,带动手指做快速的直线往返摩擦。

2. 掌擦法

手指自然伸直,以手掌面紧贴于施术部位体表,以肩关节为支点,前臂做主动屈伸运动,带动手掌做快速的直线往返摩擦(图1-11)。

3. 大鱼际擦法

手指自然伸直,以大鱼际紧贴于施术部位体表,以肩关节为支点,前臂做主动屈伸运动,带动大鱼际做快速的直线往返摩擦(图1-12)。

4. 小鱼际擦法

手指自然伸直,以小鱼际紧贴于施术部位体表,前臂做主动屈伸运动,带动小鱼际做快速的直线往返摩擦(图1-13)。

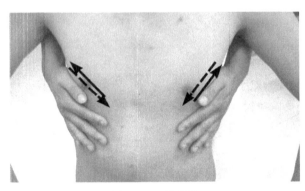

图1-11 掌擦法

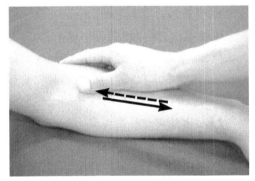

图1-12 大鱼际擦法

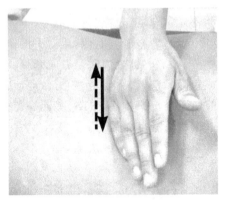

图1-13 小鱼际擦法

【操作要求】

(1)擦法操作时不可耸肩,腕关节保持稳定,手掌相对用力,压力均匀适中。

(2)操作时须暴露施术部位,直接在体表施术,并可在体表涂少许润滑剂,既可防止擦破皮肤,又可使热量渗透入里。

(3)擦法的路线要保持平直,不可偏歪,往返距离尽量拉长。

(4)擦动的速度要快,且均匀一致,动作要连续不断,以局部透热为度。

(5)擦法运用后,皮肤会潮红,不宜在被擦部位再施用其他手法,以免损伤皮肤,故擦法一般作为治疗的结束手法。

【临床应用】

擦法具有温经通络的特点,可用来治疗一切虚寒证,适用于全身各部及保健推拿。掌擦法主要用于肩、胸腹部;大鱼际擦法及指擦法主要用于四肢部;小鱼际擦法主要用于肩部、脊柱两侧及腰骶部。

(1)作用:温经通络,祛风除湿,行气活血,温中散寒,温肾壮阳,消肿止痛,宽胸理气。

(2)应用:擦法适用于咳嗽气喘、胸闷、胸胁疼痛、脘腹胀满、风湿痹痛、四肢伤筋、阳痿、遗精、腹泻、遗尿、带下等病症。

【技能训练】

1. 沙袋练习

学员正坐,或取站立位,将沙袋置于桌上。

(1)指擦法练习:以单手在沙袋上沿中轴线做直线往返擦动,双手交替练习。

(2)大鱼际擦法练习:以大鱼际部位着力,在沙袋上沿中轴线做直线往返擦动,双手交替练习。

(3)小鱼际擦法练习:以尺侧小鱼际部位着力,在沙袋上沿中轴线做直线往返擦动,双手交替练习。

(4)掌擦法练习:以全手掌面着力,在沙袋上沿中轴线做直线往返擦动,双手交替练习。

2. 人体练习

根据部位特征,进行分部位人体练习。

(1)擦鼻、耳部:受术者取仰卧位,术者以双手中指指掌面置于受术者鼻部两侧,进行上下方向指擦法练习,以鼻部发红、发热为度;术者将双手食、中指指掌面分别置于受术者耳前,双手环指置于耳后,指擦耳前耳后,以耳部透热为度。

(2)擦上肢:受术者取站位或正坐位,术者用大鱼际擦法擦其手掌、腕部、前臂、上臂和肩部,以透热为度。

(3)擦肩背、腰骶部:受术者取俯卧位或正坐位,术者用掌擦法横擦受术者背部、腰部、骶部,用小鱼际擦法或掌擦法在背部督脉和脊柱两侧进行纵向擦法练习,用小鱼际擦法横擦腰骶八髎穴,或在八髎穴处做"八"字形分擦,均以透热为度。

(4)擦下肢:受术者取仰卧位和俯卧位,术者用大鱼际擦法或掌擦法擦受术者下肢的前面、外侧、后面及足部,以透热为度。

(5)擦胸部、腹部:受术者取坐位,术者用掌擦法横擦受术者上胸部,由锁骨下缘移至剑突处(若受术者为女性,仅做由天突至膻中的指擦法),用掌擦法自上而下横擦腹部,均以透热为度。

(6)擦胁肋:受术者取坐位,术者坐或站于其后侧,用双手分别在两侧胁肋处沿肋间隙自后上向前下做斜向掌擦法,以透热为度。

任务三 推 法

以指、掌、肘部着力于体表施术部位,做单方向直线推动的手法,称为推法。推法包括拇指推法、掌推法、拳推法、肘推法。

【动作要领】

1. 拇指推法

术者取坐位或站立位,沉肩,垂肘,以拇指指腹或桡侧面着力于施术部位,其余四指并拢附着于其外上方以助力,腕关节略屈曲,拇指及腕部主动施力,做单方向直线推移(图1-14)。

2. 掌推法

术者取站势或弓步,以掌面着力于施术部位,腕关节略背伸,肘关节伸直,以肩关节为支点,上臂部主动发力,通过肘、前臂、腕使全掌做单方向直线推移(图1-15)。

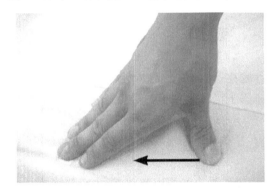
图1-14 拇指推法

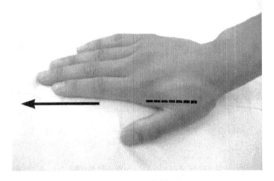
图1-15 掌推法

3. 拳推法

术者取站势,手握实拳,以拳面及四指近端指间关节的突起部着力于施术部位,沉肩,肘关节微曲,前臂旋前,拳心向下,腕部伸直,以肘关节为支点,前臂主动发力,做单方向的直线推动。

4. 肘推法

术者取站势,沉肩,屈肘,以尺骨鹰嘴突起部着力于施术部位,以肩关节为支点,上臂主动施力,做较缓慢的单方向直线推移。

【操作要求】

(1)着力部位要紧贴体表,压力平稳适中,不可过轻或过重。
(2)应单方向直线推动,线路要平直,不可偏斜。
(3)推动的速度要缓慢均匀,不可过快。
(4)施术时可借用介质,以润滑和保护皮肤,防止推破皮肤。

【临床应用】

推法平稳着实,指推法接触面较小,刺激缓,适用于头面、颈项和四肢部位;掌推法接触面较大,刺激缓和,适用于胸、腹、背、腰和四肢部位;拳推法刺激较强,适用于脊柱两侧背、腰、四肢部位;肘推法刺激性最强,适用于脊柱两侧及背、腰、臀和下肢肌肉丰厚部位。

模块一 成人推拿技术手法

【技能训练】

1. 沙袋训练

学员端坐或取站立位,将沙袋置于桌面上。

(1)双手同步或交替练习(指推法):学员以拇指指端或螺纹面着力,在沙袋上沿中轴线做短距离的单方向直线推动。

(2)双手交替练习(掌推法):学员以全掌着力,在沙袋上做单方向直线移动。

(3)双手交替练习(拳推法):学员手握实拳,用示、中、无名和小指的近侧指间关节突部位着力,在沙袋上做单方向的直线移动。

(4)双手交替练习(肘推法):学员用肘关节的尺骨鹰嘴突起处着力,在沙袋上做单方向的直线推动。

2. 人体练习

(1)推桥弓:受术者取坐位或仰卧位,头略偏向一侧,术者用拇指推法在该侧桥弓穴做由上至下的推法,两侧桥弓穴交替平推,各推5~10次。

(2)掌推胸腹、胁肋部:受术者取仰卧位,术者用掌推法在胸腹部任脉的天突至关元或两侧胁肋做由上至下的推法,双手交替练习。

(3)掌推脊柱、背腰部:受术者取俯卧位,术者用掌推法在背部督脉的大椎至长强做由上至下的推法。

(4)掌推背腰部:受术者取俯卧位,术者用掌推法在背腰两侧的足太阳膀胱经做由上至下的推法。

任务四 搓　法

用双手掌面夹住肢体一定部位相对用力,做快速往返搓动的手法,称为搓法。

【动作要领】

术者取马步,双腿下蹲,上身略向前倾,双手向前伸出,用双手掌根部对称用力夹住肢体一定部位,松紧适当,以肩为中心,上臂活动为主,带动肘关节屈伸,两掌沿肢体做自上而下或往返的快速搓动(图1-16)。

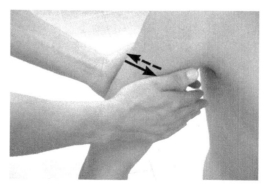

图1-16　搓法

【操作要求】

(1) 令受术者肢体放松。
(2) 应两手掌对称用力,夹持肢体不宜太重,以能搓动肢体为度。
(3) 搓动的速度要快,上下移动的速度宜稍慢,要求做到"快搓慢移";动作柔和均匀,连续不断。
(4) 进行搓法操作时,始终保持呼吸自然,不可屏气。

【临床应用】

搓法轻快、柔和舒适,是推拿常用的辅助手法之一,主要适用于四肢、胁肋、背腰部。
(1) 作用:疏通经络,调和气血,理顺组织,放松肌肉,消除疲劳。
(2) 应用:搓法适用于肢体酸痛、关节活动不利及胸胁迸伤等病症,临床常与抖法联合使用,作为治疗的结束手法。

【技能训练】

1. 沙袋练习

平时可将沙袋竖立,在沙袋上进行搓法练习。

2. 人体练习

在人体上肢、胸胁部进行搓法练习。

任务五 抹 法

用双手或单手指面或掌面着力,紧贴于体表一定部位,做上下、左右或弧形曲线的往返抹动的手法,称为抹法。

【动作要领】

术者取站位或正坐位,沉肩,肘关节屈曲,腕部放松,以单手或双手指面或掌面着力,紧贴于施术部位,以前臂或上臂的活动为主,带动掌面或指面做往返移动(图1-17)。

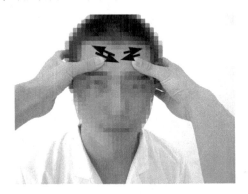

图1-17 抹法

【操作要求】

(1) 操作时,指面或掌面应紧贴施术部位的皮肤。

(2)动作要灵活,用力适中均匀,过轻则手法太漂浮,过重则动作滞涩,要做到"轻而不浮,重而不滞"。

(3)注意抹法与推法的区别:推法的运动轨迹是单方向、直线,有去无回,去实来虚;而抹法则是或上或下,或左或右,或直线往来,或弧线或环形,根据不同的部位灵活变化运用。

【临床应用】

抹法轻柔、缓和舒适,适用于头面、颈项、胸腹、四肢等部位,也是保健推拿常用手法之一。

(1)作用:清脑明目,安神止痛,宽胸理气,和胃降逆,舒筋通络,行气活血。

(2)应用:抹法适用于感冒、头痛、失眠、面瘫、颈椎病、落枕、胸闷、哮喘、脘腹胀满、呃逆、肢体肿痛、麻木等病症。

【技能训练】

1. 沙袋练习

学员正坐或取站立位,将沙袋置于桌面上。

(1)指抹法练习:学员以单手或双手拇指螺纹面着力,在沙袋上沿前后或左右方向做直线或弧形往返移动,单手交替或双手同步练习。

(2)掌抹法练习:学员以单手或双手掌面着力,在沙袋上向前后或左右方向做直线或弧形往返移动,单手交替或双手同步练习。

2. 人体练习

主要结合人体各部位进行练习。

(1)抹头面部:受术者取坐位或仰卧位,术者双手轻扶其头侧,以两拇指(仰卧位时亦可用中指)螺纹面着力,由印堂交替向上抹至神庭,反复数次;再由额正中线分别向两侧抹至太阳(或经太阳至率谷),反复数次;然后依次分抹眉弓(攒竹—鱼腰—丝竹空)、眶上(由内向外沿眶上缘)、双睛(受术者闭眼,从上眼睑抹过)、鼻旁(睛明经鼻旁至迎香)、双颊(承泣—颧髎—下关—耳前)、人中—地仓—颊车、承浆—大迎—颊车。

(2)抹后项部:受术者取坐位,术者与其对面而立,以双手大鱼际或掌根着力,分别由两侧风池至肩井做抹法。

(3)抹胸腹部:受术者取仰卧位,术者用双手拇指螺纹面或手掌面着力,沿胸腹做自上而下的双手交替抹法;或由胸腹正中线自上而下同时向两侧做分抹法。

(4)抹手部:受术者取坐位或仰卧位,术者用双手握其手掌两侧,以双手拇指螺纹面(也可用大鱼际)着力,分别在其手背或手掌部做上下、左右方向的往返抹法。

目标检测

1. 简述摩擦类各手法的动作要领。
2. 简述摩擦类各手法的操作要求。
3. 简述摩擦类各手法的临床应用。

项目三　挤压类手法

学习目标

本项目详细介绍了挤压类手法中的按法、点法、拿法、捏法、拨法、捻法,内容包括手法的定义、手法的基本技术要求等。

【知识要求】

掌握挤压类各手法的动作要领、操作要求及临床应用。

【能力要求】

能进行挤压类各手法的操作,并可在人体上进行成套练习。

以指、掌在施术部位按压或对称挤压,使之产生挤压感觉的一类手法,称为挤压类手法。挤压类手法主要包括按法、点法、捏法、拿法、拨法、捻法等。

任务一　按　法

以指或掌按压在体表一定部位或穴位上,逐渐用力,按而留之的手法,称为按法。

【动作要领】

1. 指按法

术者取坐位或站位,以拇指指端或螺纹面着力于施术部位,余四指张开作为支撑,腕关节悬屈,以腕关节为支点,掌指部主动施力,垂直向下,逐渐按压,当按压力增加到一定程度后,稍停片刻,即所谓"按而留之",再缓慢松开撤力(图 1-18)。

2. 掌按法

术者取站位,以单手或双手掌面重叠置于施术部位,以肩关节为支点,身体前倾,利用身体上半身的重量通过上臂、前臂及腕关节传至手掌部,垂直向下按压,当按压力增加到一定程度后稍停片刻,即所谓的"按而留之",再缓慢松动撤力,如此反复操作(图 1-19)。

【操作要求】

(1)选取部位或穴位要准确,按压时用力方向应尽可能垂直于体表。

(2)按压时用力应由轻到重,持续而平稳,以局部有酸胀感为度,然后停留片刻,时间为 1~3 分钟,再由重到轻,缓慢松开。

(3)不可突施暴力,禁止突发突收、暴起暴落。

(4)操作时要求持续平稳,不可歪斜、移动。

(5)手法的刺激量和时间应根据受术者体质、部位、病情、耐受力等情况灵活应用。

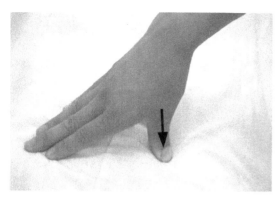
图 1-18 指按法

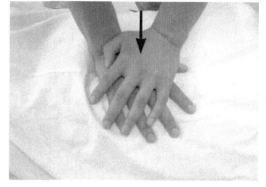
图 1-19 掌按法

【临床应用】

按法是最常用的推拿治疗手法之一,也是小儿推拿八法和自我保健推拿的常用手法之一。按法的刺激量较强,常作为重点治疗手法用于全身各部,应用时可与揉法一起使用,组成按揉复合手法。指按法接触面小,适用于全身各部位的经络穴位;掌按法接触面较大,常用于腰背部和腹部;肘按法适用于肌肉丰厚而坚实的部位,常用于腰臀部。

(1)作用:疏通经络,活血化瘀,解痉止痛,开通闭塞,理筋整骨,矫正畸形。

(2)应用:按法适用于胃痛、腹痛、头痛、痛经、胸痹、肢体酸痛麻木、软组织损伤、肌痉挛、脊柱侧弯及后突畸形等病症。

【技能训练】

(1)指按法练习:在百会、颊车、肩井、曲池、合谷、肾俞、环跳、殷门、足三里等穴练习。

(2)掌按法练习:在中脘、神阙、关元等穴练习。

(3)叠掌按法练习:在脊柱、腰骶部练习。

(4)指按冲门穴,进行掌按、肘按腰、臀、大腿后侧练习。

任务二 点 法

用指峰或屈指背后的指间关节突起部着力于一定部位或穴位持续用力点压的手法,称为点法。

【动作要领】

1. 拇指点法

手握空拳,拇指伸直并紧靠示指中节,以拇指指端着力于施术部位或穴位上,前臂与拇指主动静止性发力,逐渐下压(图 1-20)。

2. 肘点法

屈曲肘关节,以肘尖着力于施术部位或穴位上,上臂静止性发力,进行持续点压(图 1-21)。

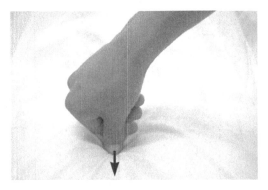
图1-20 拇指点法

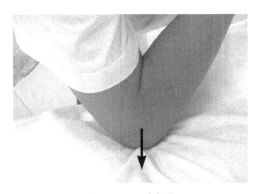
图1-21 肘点法

【操作要求】

(1)点法所取部位和穴位要准确,点压方向宜与受力部位尽可能垂直。

(2)用力要由轻到重、持续而平稳,发力、撤力都应缓慢进行,不可突施暴力,也不可突然收力。

(3)刺激量的大小以局部酸胀为度,要在患者能耐受的范围内进行。

(4)手法的刺激量和时间应根据受术者的体质、部位、病情、耐受力等情况灵活掌握。

(5)点法与按法的动作要领相似,区别在于点法作用面积小,刺激量大,感应强烈。

【临床应用】

点法具有着力点小、刺激性强的特点,适用于全身各部位的经络穴位或痛点。

(1)作用:开通闭塞,解痉止痛,调整脏腑。

(2)应用:点法适用于头痛、胸痛、胃脘痛、腹痛、牙痛、扭挫伤等病症。

【技能训练】

1. 基本功法

由于点法要有一定的指力,因此要经常进行指力练习。

(1)可采用现代指力练习方法。

(2)在传统练功方法中重点练习卧虎扑食势。

2. 人体练习

(1)用拇指点或屈指点练习:用拇指点或屈指点太阳、阳白、曲鬓、下关、颊车等穴位;用拇指点风池、风府、肩井、肩中俞、肩外俞、风门、肺俞等穴。

(2)肘点练习:肘点大肠俞、环中、居髎、环跳等穴。

(3)中指勾点练习:受术者取仰卧位,术者用中指勾点廉泉、天突、风池、委中、承山等穴。

(4)足拇指点练习:受术者取俯卧位,术者用足拇指点背、腰、骶、臀、下肢后侧的常用穴。

任务三 拿 法

用拇指和其余四指的螺纹面相对用力,夹持提拿治疗部位或穴位的手法,称为拿法。根据所用手指的不同,拿法可分为二指拿法、三指拿法和五指拿法。

【动作要领】

以拇指与示指(或与示指、中指,或与其余四指)指面对称着力,以前臂发力,带动腕关节,做对称挤捏或提拿(图1-22)。

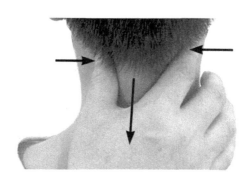

图1-22 拿法

【操作要求】

(1)拿取部位、穴位要准确。

(2)操作时,拇指与其余手指应对称用力,指间关节不宜弯曲。

(3)操作动作要协调,缓慢柔和而有节律。

【临床应用】

拿法是成人和小儿推拿常用手法之一,主要用于颈项、肩背和四肢等部位和穴位。二指拿多用于面积较小的部位和穴位,以及小儿推拿颈项、肩部。五指拿多用于面积较大的部位,如肩背部、小腿等。

(1)作用:疏经通络,解痉止痛,祛风散寒,行气活血。

(2)应用:拿法适用于颈椎病、落枕、肩周炎、头痛、四肢关节疼痛、筋肉挛急等病症。

【技能训练】

学员可在自己或受术者身上练习。

(1)拿法定点练习:拿肩井,即拿该穴处的斜方肌肌束。

1)单手练习:拿肱二头肌或肱三头肌肌束;拿腋前筋,即拿腋前壁之胸大肌、胸小肌。

2)双手拿法练习:拿小腿腓肠肌肌束或跟腱。

(2)拿法的走线练习:拿背筋,即拿位于肩胛骨下角内侧缘的竖脊肌肌束或提拿脊背部皮肉。

任务四 捏 法

用拇指和其他手指在施术部位做对称性挤压的手法,称为捏法。捏法可分为三指捏、五指捏及拇示指捏等。捏与揉相合而用,称为揉捏法。

【动作要领】

拇指与其余四指指面着力,或以拇指指面与示指第二节的桡侧面着力,或以拇指与示指、

成人推拿技术

中指的指面相对用力,以掌指关节活动为主,夹持治疗部位的皮肉,相对用力,进行一捏一松、反复而有节奏的操作,并循序移动(图1-23)。

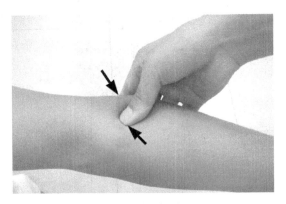

图1-23 捏法

【操作要求】

(1)以指面着力,不能用指端抠掐。
(2)夹持的力量要松紧适宜,不宜太大,以能捏起皮肉为度。
(3)拇指与其余手指的力量要对称,用力要均匀、柔和。
(4)动作要连贯而有节律,不可生硬死板。

【临床应用】

捏法自然舒适,轻快柔和,适用于四肢、肩背、脊柱、颈项和头部等部位和穴位。捏法也是小儿推拿常用手法之一,尤其是用于脊柱部位的"捏脊法",广泛用于小儿脾胃病症的治疗及小儿保健。

(1)作用:舒筋通络,行气活血。
(2)应用:捏法常用于治疗头痛、口眼㖞斜、风湿痹痛、肢体麻木、软组织损伤等病症。

【技能训练】

学员可在自己或受术者身上练习。
(1)三指捏法练习:在颈项部练习。
(2)捏脊法练习:在脊背部练习。
(3)五指拿捏法练习:在四肢部练习。

任务五 拨 法

用拇指深按于治疗部位,进行单方向拨动的手法,称为拨法。

【动作要领】

拇指伸直,以指端着力于治疗部位,其余四指自然附贴,前臂用力,拇指下压至一定深度,有酸胀感时,再做与相应软组织垂直单方向的拨动或往返拨动(图1-24)。

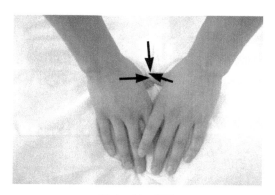

图 1-24 拨法

【操作要求】

(1)施术部位要准确,按压的力度要适中,既不可太重,也不可太轻,以患者感觉舒适为度。
(2)拨动的方向应与按压的方向垂直。
(3)在拨动中,前臂发力,带动腕关节;腕关节一定要放松,使拨动有力而不失柔和。
(4)拨动时不要与受术部位发生摩擦。

【临床应用】

拨法刺激量较大,是治疗筋伤的常用手法,主要用于颈、肩、背、腰、臀、四肢等部位的肌肉、肌腱、韧带以及痛性筋索等生理病理条索状组织,分别选择拇指拨法、双手拇指拨法和双手拇指重叠拨法,既可定点弹拨,也可沿条索状组织长轴方向边弹拨边移动。

(1)作用:舒筋通络,活血化瘀,解痉止痛,消散结聚,剥离粘连,调理筋膜。
(2)应用:拨法常用于治疗颈椎病、落枕、肩周炎、冈上肌肌腱炎、肩峰下滑囊炎、肱二头肌长头肌腱炎、腰背肌筋膜炎、肥大性脊柱炎、腰椎间盘突出症、腰三横突综合征、梨状肌综合征、中风偏瘫,亦可用于治疗风寒湿痹之证。

【技能训练】

(1)单手单指、二指或三指拨法与双手拇指叠指拨法:可选择肱二头肌长头肌腱、竖脊肌、第三腰椎横突、股二头肌肌腹等部位。
(2)分别练习点拨手三里、肩前、肩贞等穴。
(3)点拨颈项、肩背、腰臀等部位的痛点及软组织增生物。

任务六 捻 法

用拇指和示指捏住治疗部位,进行捏揉捻动的手法,称为捻法。

【动作要领】

受术者取坐位,术者在其前方取坐位或站位,一手握其腕部,一手夹持住受术者指(趾)根部或指(趾)间关节,以拇指与示、中指的指面或与示指的第一节指骨桡侧面相对用力,捏住被操作的手指或脚趾,拇指与示指相向主动活动,稍用力,做快速捏揉捻动,如捻线状(图 1-25)。

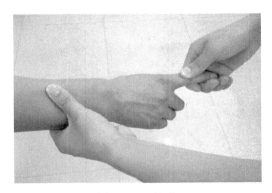

图1-25 捻法

【操作要求】

(1)手指对称着力,松紧适中,并带动受术部位旋转。
(2)操作时动作要灵活,柔和有力。
(3)捻动速度宜稍快,移动的速度宜慢。
(4)动作不能呆板僵硬。

【临床应用】

捻法轻快柔和,多用于四肢小关节。捻法常与搓法、抖法等手法配合,作为治疗的结束手法。

(1)作用:理筋通络,滑利关节,消肿止痛,活血祛风。
(2)应用:捻法常用于指间关节疼痛、肿胀、屈伸不利,也可作为辅助手法治疗颈椎病、瘫痪、类风湿关节炎、屈指肌腱腱鞘炎等病症。

【技能训练】

本法应着重练习着力指的相对搓捻动作,使搓捻幅度由大而小,速度由慢而快,同时配合拔伸、摇转、捋勒之法。

目标检测

1. 简述挤压类各手法的动作要领。
2. 简述挤压类各手法的操作要求。
3. 简述挤压类各手法的临床应用。

模块一　成人推拿技术手法

项目四　振颤类手法

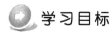学习目标

本项目详细介绍了振颤类手法中的振法、颤法、抖法,内容包括手法的定义、手法的基本技术要求等。

【知识要求】

掌握振颤类各手法的动作要领、操作要求及临床应用。

【能力要求】

能进行振颤类各手法的操作,并可在人体上进行成套练习。

以较高频率进行节律性的轻重交替刺激,持续作用于人体,使施术部位产生振、颤或抖动感觉的一类手法,称为振颤类手法。本类手法主要包括振法、颤法、抖法。

任务一　振　法

用指或掌在一定的部位或穴位上做高频率小幅度振动的手法,称为振法。

【动作要领】

以指端部或掌面着力于施术部位或穴位,前臂和掌指部做静止性发力,使指掌在着力部位产生高频率小幅度的振动,使受术部位有振动感或温热感(图1-26)。

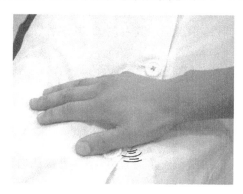

图 1-26　振法

【操作要求】

(1)指掌着力自然,不可强力下压。

(2)前臂静止性发力,不要主动摆动或颤动。

(3)操作时,注意力应高度集中于指端或掌下,古有"以意领气""意气相随"之说。

(4)呼吸自然,切忌屏气。
(5)振动幅度小、频率高,每分钟约600次。

【临床应用】

振法属于内功推拿流派的代表手法之一。指振法接触面积小、振力集中,主要用于全身各部穴位。掌振法接触面积大,振力相对分散,主要用于胸腹部。

(1)作用:温中散寒,理气和中,消食导滞,行气活血,镇静安神,调节胃肠功能。
(2)应用:振法常用于失眠、健忘、焦虑、自主神经功能紊乱、胃肠功能紊乱、消化不良、脘腹疼痛、痛经、内分泌功能紊乱、糖尿病等病症。

【技能训练】

1. 基本功法

由于振法操作有一定难度,因此要进行一定的基本功训练。

重点练习《易筋经》"韦陀献杵"的环拱抱球势,注意练习丹田开合、贯气、运气等各个环节的意志调控与操作要领。

(1)抖臂练习:学员取易筋经站势,两上肢自然下垂,肌肉放松,拇指向前,手掌向内,与股外侧相对,意念、呼吸及身姿进入功法状态;稍站片刻后,双上肢缓缓发力,做内外方向的摆动,幅度由大渐小,频率由慢渐快,动作由摆动渐渐变为抖动,每次练习持续30秒至1分钟。

(2)甩腕练习:学员取易筋经站势,双上肢向前伸出,肩、肘、前臂与环拱抱球势相同,腕关节自然伸直,五指自然伸开,掌心向下;待全身进入功法状态后,使手腕做上下伸、屈晃动,幅度由大渐小,频率由慢渐快,动作由有意识的上下颤动渐渐转为一种自动化的小幅度快频率的振动。

2. 人体练习

学员可在自己的大腿上或合谷穴上练习。

(1)练习中指振法:受术者正坐,术者站于其侧前方,取其百会、大椎等穴。
(2)练习掌振法:受术者俯卧,术者坐于其右侧,取其中脘、脐中练习。

任务二　颤　法

以指、掌在施术部位做快速颤动的一种手法,称为颤法。

【动作要领】

以示、中二指或示、中、环三指指面或掌面着力,手和臂部肌肉紧绷,主动施力,做节律性颤动,使受术部位连同术者手臂一起颤动。

【操作要求】

(1)操作时,对施术部位的压力要适度,既不可过重,又不能太轻,以便于颤动的传导为宜。
(2)前臂主动颤动发力,不同于振法的静止发力,手法频率为200~300次/分。
(3)注意力应集中于指端或掌下。

【临床应用】

本法颤动的幅度大而频率低,刺激温和而舒适,多用于腹部。

(1)作用:温中散寒,健运脾胃,消食导滞。
(2)应用:颤法主要用于寒性腹痛、胃脘胀满、消化不食、食欲不振、便秘、胃肠功能紊乱、痛经等病症。

【技能训练】

选择在人体的中脘或脐中穴上反复练习单掌颤法或叠掌颤法。

任务三 抖 法

用双手握住受术者肢体远端做小幅度连续抖动的手法,称为抖法。

【动作要领】

受术者取坐位或站位,术者站在其侧前方,两腿分开,身体略前倾,以双手握住受术者的肢体远端,两前臂同时发力,做连续的上下小幅度抖动,使所产生的抖动似波浪般地由肢体的远端传递到近端(图1-27)。

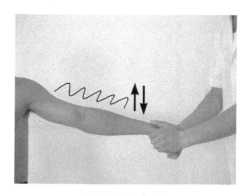

图1-27 抖法

【操作要求】

(1)操作时,被抖动的肢体要自然伸直、放松。
(2)握持部位应于腕关节或踝关节上方,固定肢体的双手不要握得太紧,松紧适度。
(3)抖动时应适度牵拉被操作肢体,使之相对伸直,便于抖动的传导,但拉力不宜太大。
(4)抖动的幅度要小,频率要快,操作要连续不断。
(5)操作时,术者呼吸要自然,切忌屏气。
(6)有习惯性肩、肘、腕关节脱位者禁用抖法。

【临床应用】

本法轻快舒适柔和,主要用于四肢及腰部,常在搓法之后使用,作为治疗的结束手法。
(1)作用:调和气血,舒筋通络,缓解痉挛,滑利关节。
(2)应用:抖法作为辅助手法,常用于肩周炎、颈椎病、腰椎间盘突出症、腰椎关节紊乱等颈、肩、腰、腿部疼痛性疾病的治疗。

成人推拿技术

【技能训练】

(1)按本法操作及要领反复练习上肢与下肢的各式抖法动作。抖动的方向要掌握好,起势时抖动的幅度要稍大、频率要稍慢,待受术肢体放松后,再渐渐地使幅度由大到小,频率由慢到快。

(2)练习抖腰法时,如果学员自身的体力小,估计不能完成此动作时,不要勉强,待培养好体力后再练;要注意练习时用力不可过猛,以免造成损伤。

目标检测

1. 简述振颤类各手法的动作要领。
2. 简述振颤类各手法的操作要求。
3. 简述振颤类各手法的临床应用。

项目五 叩击类手法

学习目标

本项目详细介绍了叩击类手法中的拍法、击法、叩法,内容包括手法的定义、手法的基本技术要求等。

【知识要求】

掌握叩击类各手法的动作要领、操作要求及临床应用。

【能力要求】

能进行叩击类各手法的操作,并可在人体上进行成套练习。

用手或特制的工具有节奏地叩击拍打体表,使受术部位产生振荡的一类手法,称为叩击类手法。本类手法主要包括拍法、击法、叩法。

任务一 拍　法

用虚掌或拍子拍打体表的手法,称为拍法。

【动作要领】

五指并拢,掌指关节微屈,形成空心掌,前臂主动运动,上下交替挥臂,带动腕关节的协调活动,以虚掌有节奏地拍打体表(图1-28)。

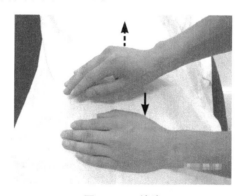

图1-28　拍法

【操作要求】

(1)操作时,应以前臂带动腕关节连续、协调活动,腕关节一定要充分放松(放松是关键)。

(2)两手操作时,应上下交替拍打,不要同时进行。

(3)拍打时应始终保持虚掌,全掌边缘同时接触受术部位,使掌内空气压缩形成比较清脆的空气爆鸣声,从而产生共振。

(4)两掌的距离既不可太近,也不可太远,始终保持在一个拳头宽;两臂上扬不可太高,也不可太低。上扬太高则手腕太松,拍打无力;上扬太低则手腕太紧,拍打力重。

(5)拍击的动作要均匀、灵活、连贯协调。

(6)拍击的刺激量应根据受术者的体质、病情及耐受力灵活掌握。

【临床应用】

拍法主要用于肩背、腰骶及下肢后外侧,是临床常用的辅助手法,亦常作为推拿结束手法和保健手法应用。

(1)作用:通经活络,行气活血,缓解痉挛,消除疲劳。

(2)应用:腰背肌筋膜炎、腰椎间盘突出症、风湿痹痛、各种劳损及肌肉痉挛等病症。

【技能训练】

1. 沙袋练习

按其操作要领进行练习,也可在软垫或学员自己的大腿等平坦的部位进行练习。

2. 人体练习

选择背部、腰骶部、下肢后侧等面积较大及肌肉丰厚处进行人体操作练习。

任务二 击 法

用指尖、侧掌、掌根、拳背或桑枝棒有节奏地击打体表一定部位的手法,称为击法。击法可分为指击法、侧掌击法、侧拳击法、拳背击法、掌根击法和棒击法等。

【动作要领】

1. 指端击法

掌指关节微屈,以五指指端着力,前臂主动运动,上下挥臂,带动腕关节的协调活动,进行有节律的击打(图1-29)。

2. 侧掌击法

五指自然分开并伸直,腕关节微背伸,以手掌小鱼际和小指的尺侧为着力部,前臂主动运动,上下挥臂,带动腕关节的协调活动,进行有节律的击打(图1-30)。

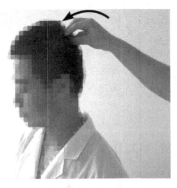

图1-29 指端击法

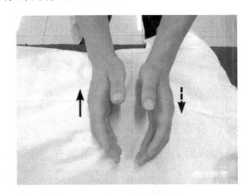

图1-30 侧掌击法

3. 侧拳击法

手握空拳,以屈曲后的小指和小鱼际的尺侧着力,前臂主动运动,上下挥臂,带动腕关节的协调活动,进行有节律的击打。

4. 拳背击法

手握空拳,以拳背为着力部,前臂主动运动,上下挥臂,带动腕关节的协调活动,进行有节律的击打(图1-31)。

5. 掌根击法

手指自然松开,腕关节微背伸,以掌根为着力部,前臂主动运动,上下挥臂,带动腕关节的协调活动,进行有节律的击打(图1-32)。

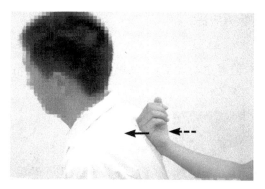

图1-31 拳背击法

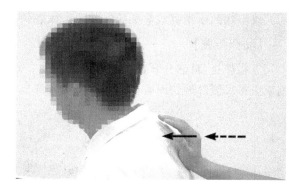

图1-32 掌根击法

6. 棒击法

手握桑枝棒的一端,以棒体的前三分之一为击打着力部,前臂主动运动,上下挥臂,带动腕关节的协调活动,进行有节律的击打。

【操作要求】

(1)操作时腕关节应放松,动作要连续而有节奏,快慢要适中。

(2)用力要稳,快起快落,收发自如,不可停顿或拖拉。

(3)击打的力量要适度,应因人、因病而异。

(4)击打时应避开骨性突起部位,避免暴力击打。

【临床应用】

击法主要用于头、肩背、腰骶、臀、四肢等部位,适合各种疼痛类疾病,宣通气血作用较为明显。因击法种类较多,故适用部位亦有所不同。指击法指尖操作力浅而急,主要适用于头部;侧掌击法力较舒缓,适用于肩井部、脊柱两侧及下肢后侧部;掌击法力沉而实,适用于背部、腰部、肩部及四肢部;棒击法刚劲有力,适用于背部、下肢后侧和小腿外侧部。此外,击法也是常用的保健推拿手法。

(1)作用:振奋阳气,宣通气血,舒筋通络,缓解痉挛,祛瘀止痛。

(2)应用:击法常用于风湿痹痛、肢体疼痛、麻木不仁、软组织损伤、筋肉痉挛等病症。

【技能训练】

1. 沙袋练习

可将沙袋吊起,按正确的操作方法在沙袋上进行练习,动作熟练后,再在人体上练习。

2. 人体练习

练习拳击法、掌根击法及侧击法,可在大椎穴、肩背、腰骶、下肢后侧进行练习。在大椎穴操作时,受术者宜取坐位,颈、腰部挺直,用竖拳击打;在腰骶部操作,受术者宜取坐位或立位,腰部挺直,用拳背做横向击打。指击法可在头部练习。

任务三 叩 法

以手掌的小指侧或空拳的底部叩击体表的手法,称为叩法。

【动作要领】

五指伸直,自然分开,或手握空拳,腕关节微背伸,前臂主动运动,带动腕关节活动,用小指侧或空拳尺侧部轻快而有节律地叩击施术部位(图1-33)。

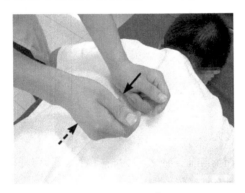

图1-33 叩法

【操作要求】

(1)腕关节应充分放松,活动要连贯而协调。

(2)叩击动作应轻快灵活、均匀连贯。

(3)叩法与击法动作相似,但刺激量较击法轻,所谓"轻者为叩"。

【临床应用】

(1)作用:舒筋通络,行气活血,消除疲劳。

(2)应用:叩法常用于肩背、腰及四肢部,可治疗颈、腰、背部酸痛,以及倦怠、疲劳等病症,是常用的辅助治疗手法和保健推拿手法。

【技能训练】

1. 沙袋练习

可将沙袋吊起,按正确的操作方法在沙袋上练习,动作熟练后,再在人体上进行练习。

2. 人体练习

可在大椎穴、肩背、腰骶、下肢后侧进行练习。

目标检测

1. 简述叩击类各手法的动作要领。
2. 简述叩击类各手法的操作要求。
3. 简述叩击类各手法的临床应用。

项目六　运动关节类手法

学习目标

本项目详细介绍了运动关节类手法中的摇法、扳法、拔伸法、背法,内容包括手法的定义、手法的基本技术要求等。

【知识要求】

掌握运动关节类各手法的动作要领、操作要求及临床应用。

【能力要求】

能进行运动关节类各手法的操作,并可在人体上进行成套练习。

使关节或半关节在生理活动范围内进行屈伸或旋转、内收、外展及伸展等被动活动,称为运动关节类手法。本类手法主要包括摇法、扳法、拔伸法和背法。

任务一　摇　法

使关节或半关节被动地环转运动,称为摇法。摇法包括颈项部摇法和四肢关节摇法等。

【动作要领】

1. 颈项部摇法

受术者取坐位,颈项部放松;术者立于其背后或侧后方,以一手扶按其头顶后部,另一手扶托于下颌部,两手协调运动,反方向施力(扶按头顶后部的一手向远心端方向施力,而托于下颌部的另一手则向近心端方向施力),令头部保持水平位运动,使颈椎做环形摇转运动(图1-34)。

2. 肩关节摇法

肩关节摇法包括托肘摇肩法、握腕摇肩法、握臂摇肩法、拉手摇肩法等。

(1)托肘摇肩法:受术者取坐位,术者立于其侧方,以一手按压于其肩关节上方以固定,另一手托握肘部,使其前臂搭放于术者前臂上;术者手臂部协调施力,使受术者肩关节做中等幅度的环形摇转运动(图1-35)。

(2)握腕摇肩法:受术者取坐位,术者立于其对面,以一手扶按肩部以固定,另一手握腕部,使上肢外展,两手协调施力,做肩关节中等幅度的环形摇转运动(图1-36)。

(3)握臂摇肩法:受术者取坐位,患肢上举;术者立于其身后,以一手扶按对侧肩部以固定,另一手握住其上举的上肢的前臂部,两手协调用力,使肩部在上肢上举的体位下做中等幅度稍缓慢的环形摇转运动(图1-37)。

(4)拉手摇肩法:受术者取坐位,术者立于其侧方,嘱受术者握住术者的手掌部,上肢与身体协调施力,做由慢至快的环形摇转,以此带动受术者手臂运动,使其肩关节做较大幅度的环转摇动(图1-38)。

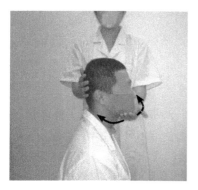

图 1-34 颈项部摇法

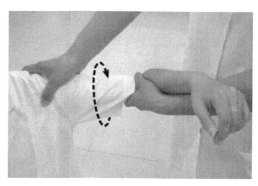

图 1-35 托肘摇肩法

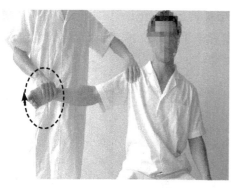

图 1-36 握腕摇肩法

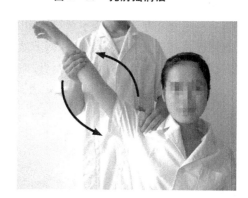

图 1-37 握臂摇肩法

(5)大幅度摇肩法:受术者取坐位,术者站于其前外侧,足呈丁字步。术者两掌相合,夹持住被施术侧上肢的腕部,牵伸并抬高其上肢至前外方约45°时,将其上肢慢慢向前外上方托起。在此过程中,位于下方的一手逐渐翻掌,当上举至160°时,即可虎口向下握住其腕部;另一手随其上举之势由腕部沿前臂、上臂滑移至肩关节上部,两手协调用力,按于肩部的手将肩关节略向下按并固定之,握腕的手则略上提,使肩关节伸展,随即握腕的手握腕摇向后下方,经下方复于原位,此时扶按肩部的手已随势沿其上臂、前臂滑落于腕部,呈动作初始时两掌夹持腕部的状态(图1-39)。此为肩关节大幅度摇转一周,可反复摇转数次。在大幅度摇转肩关节时,术者要配合脚步的移动,以调节身体重心,即当肩关节向上、向后外方摇转时,前足进一步,身体重心在前;当向下、向前外下方复原时,前足退一步,身体重心后移。

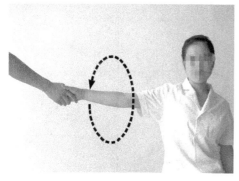

图 1-38 拉手摇肩法

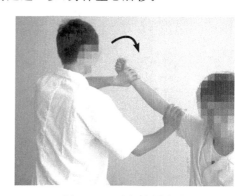

图 1-39 大幅度摇肩法

3. 肘关节摇法

受术者取坐位,屈肘约 45°;术者以一手托住受术者肘后部,另一手握住腕部,两手协调施力,使肘关节做环转摇动。

4. 腕关节摇法

受术者取坐位,掌心朝下;术者双手合握受术者手掌部,以两手拇指分按于腕背侧,余指指端扣于大、小鱼际部,两手臂协调用力,在稍牵引情况下做腕关节的环形摇转运动。

5. 腰部摇法

腰部摇法包括仰卧位摇腰法、俯卧位摇腰法。

(1)仰卧位摇腰法:受术者仰卧,两下肢并拢,屈髋屈膝;术者双手分按受术者两膝部,或一手按膝,另一手按于足踝部,两手臂协调用力,做环形摇转运动(图1-40)。

(2)俯卧位摇腰法:受术者俯卧,两下肢伸直;术者一手按压受术者腰部,另一手托抱住双下肢膝关节稍上方,两手臂协调施力,做环形摇转运动(图1-41)。

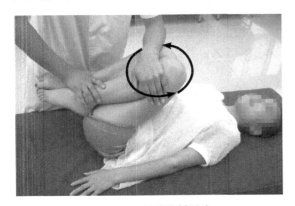
图1-40 仰卧位摇腰法

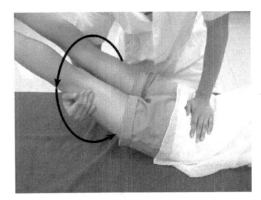
图1-41 俯卧位摇腰法

6. 髋关节摇法

受术者仰卧,一侧下肢屈髋屈膝;术者一手扶按受术者膝部,另一手握其足踝部或足跟部,将髋、膝关节的屈曲角度均调整到 90°左右,然后两手臂协调用力,使髋关节做环转摇动(图1-42)。

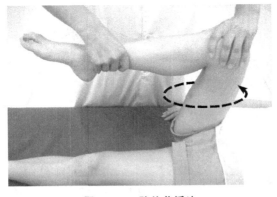
图1-42 髋关节摇法

模块一 成人推拿技术手法

7. 膝关节摇法

受术者俯卧,一侧下肢屈膝;术者一手扶按受术者股后部以固定,另一手握住足踝部,做膝关节的环转摇动(图1-43)。

8. 踝关节摇法

受术者仰卧,下肢自然伸直;术者坐于受术者足端,用一手托握起受术者足跟以固定,另一手握住足趾部,在稍用力拔伸的情况下做踝关节的环转摇动(图1-44)。

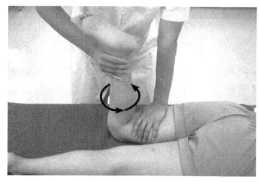
图1-43 膝关节摇法

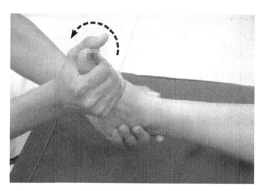
图1-44 踝关节摇法

【操作要求】

(1)摇转的幅度应控制在人体生理活动范围内,由小到大,逐渐增加。由于人体各关节的活动度不同,因此各关节的摇转幅度亦不同。

(2)摇转的速度宜慢,尤其是在开始操作时更宜缓慢,可随摇转次数的增加及受术者的逐渐适应适当增快速度。

(3)摇转的方向可以按顺时针方向,亦可按逆时针方向,一般情况下是顺、逆时针方向各半。

(4)摇动时,施力要协调、稳定,除被摇的关节、肢体运动外,其他部位应尽量保持稳定。

(5)对习惯性关节脱位、椎动脉型颈椎病以及颈部外伤、颈椎骨折等病症,禁止使用患处关节摇法。

【临床应用】

摇法重在活动关节,属于被动导引手法,适用于全身各关节及颈、腰段脊柱。某些关节摇法的操作术式较多,摇动的幅度、速率有所差别,分别用于治疗不同疾病或同一疾病的不同发展阶段。

(1)作用:摇法具有滑利关节、强肌舒筋和一定的分解粘连的作用。

(2)应用:摇法适用于肩关节周围炎、颈椎病、腰椎间盘突出症以及各关节酸楚疼痛、外伤术后关节功能障碍等病症。

任务二 扳 法

使脊柱或四肢关节屈伸或旋转等被动运动到最大限度时做小幅度快速扳动的手法,称为扳法。扳法为推拿常用手法之一,也是正骨推拿流派的主要手法,包括全身各关节部扳法及某些半关节部扳法。

【动作要领】

1. 颈部扳法

颈部扳法包括颈部斜扳法、颈椎旋转定位扳法和寰枢关节旋转扳法。

(1)颈部斜扳法:受术者取坐位,颈项部放松,头略前倾;术者立于受术者侧后方,以一手扶按其头枕部,另一手扶托下颌部,两手协同施力,使其头部向一侧旋转,当旋转至有阻力时,略停顿片刻,随即做一突发性的快速扳动,常可听到"喀"的弹响声(图1-45)。

(2)颈椎旋转定位扳法:受术者取坐位,颈项部放松;术者站于受术者侧后方,以一手拇指顶按住病变颈椎棘突旁,另一手托住对侧下颌部,令其低头,屈颈至拇指下感到棘突活动、关节间隙张开时,即保持这一前屈幅度,再使其向患侧侧屈至最大限度;将其头部慢慢旋转,当旋转到最大限度且有阻力时,略停顿一下,随即做一个有控制的增大幅度的快速扳动,常可听到"喀"的弹响声,同时拇指下亦有棘突弹跳感(图1-46)。

(3)寰枢关节旋转扳法:受术者取坐位,颈略屈;术者立于受术者侧后方,以一手拇指顶住第二颈椎棘突,另一手扶于对侧头部,肘弯套住其下颌部,肘臂部协调用力,缓慢地将颈椎向上拔伸,在拔伸的基础上使颈椎向患侧旋转,当旋转到阻力位时略停,随即做一突发的、稍增大幅度的快速扳动,常可闻及"喀"的弹响声(图1-47)。

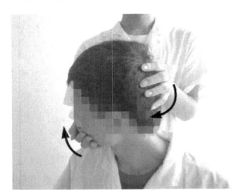

图1-45 颈部斜扳法

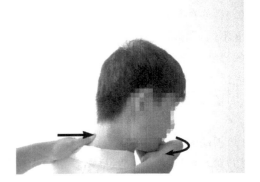

图1-46 颈椎旋转定位扳法

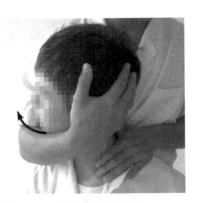

图1-47 寰枢关节旋转扳法

2. 胸背部扳法

胸背部扳法包括扩胸牵引扳法、胸椎对抗复位法和拉肩按压胸椎扳法。

(1) 扩胸牵引扳法：受术者取坐位，两手十指交叉相扣并抱于枕后部；术者立于受术者身后方，以一侧膝部抵住其背部胸椎病变处，两手分别握扶住两肘部，先嘱受术者做俯仰运动，并配合深呼吸，待呼气末身体后仰至最大限度时，以膝关节为支点，将两肘部向后方突然拉动，同时膝部突然向前顶抵，常可听到"喀"的弹响声（图1-48）。

(2) 胸椎对抗复位扳法：受术者取坐位，两手抱于枕后部并交叉扣住；术者立于受术者身后方，两手臂从其腋下穿过并握住两前臂下段，一侧膝部顶住病变胸椎棘突处，两手用力下压，两前臂则用力上抬受术者上臂，使颈椎前屈，并将脊柱向上向后牵引，而顶住病变胸椎的膝部也同时向前用力，与前臂的上抬形成对抗牵引，然后两手、两臂与膝部协同用力，做一突发性的有控制的快速扳动，常可闻及"喀"的弹响声（图1-49）。

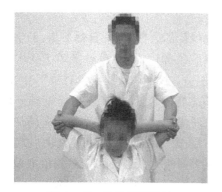

图1-48　扩胸牵引扳法

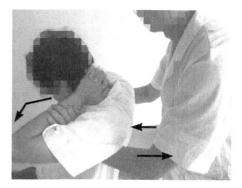

图1-49　胸椎对抗复位扳法

(3) 拉肩按压胸椎扳法：受术者俯卧，术者立于其患侧，一手以掌根按压于病变胸椎的棘突旁，另一手从腋下穿过拉住对侧肩前上部，将其肩部扳向后上方，两手协调，相对用力，当遇到阻力时，略停片刻，随即做一快速的有控制的扳动，常可闻及"喀"的弹响声（图1-50）。

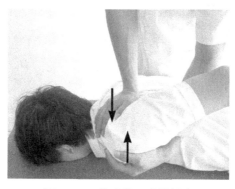

图1-50　拉肩按压胸椎扳法

3. 腰部扳法

腰部扳法包括腰部斜扳法、腰椎旋转复位法和腰椎后伸扳法。

(1) 腰部斜扳法：受术者侧卧，在上方的下肢屈髋屈膝，在下方的下肢自然伸直；术者面向受术者站立，以右肘或手抵住其肩前部并向前下方按压，左肘或手抵于髋部及臀部并向后下方

成人推拿技术

按压,使腰部扭转至有明显阻力位时,略停片刻,然后做一突发的增大幅度的快速扳动,常可闻及"喀"的弹响声(图1-51)。

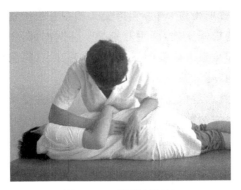

图1-51 腰部斜扳法

(2)腰椎旋转定位扳法:以右侧为例,受术者取坐位,腰部放松,两臂自然下垂;助手位于受术者左前方,用两下肢夹住其小腿部,两手按压于左下肢股部以固定;术者半蹲于受术者后侧右方,以左手拇指端或螺纹面顶按于腰椎偏歪的棘突侧方,右手臂从受术者右腋下穿过,并以右掌按于颈后项部,右掌缓慢下压,并嘱受术者做腰部前屈配合,至术者左拇指感到棘突活动、棘间隙张开时,其腰椎前屈活动停止并保持这一前屈幅度。术者以左手拇指所顶住腰椎偏歪的棘突为支点,右手臂缓缓施力,使受术者腰部向右屈至一定幅度后,再使其向右旋转至最大限度,略停片刻后,右掌下压其项部,右肘部上抬,左手拇指则同时用力向对侧顶推偏歪的棘突,两手协调用力,做一增大幅度的快速扳动,常可闻及"喀"的弹响声(图1-52)。

(3)腰部后伸扳法:受术者俯卧,两下肢并拢;术者一手按压于受术者腰部,另一手臂托抱于双下肢膝关节稍上方并缓缓上抬,使其腰部后伸,当后伸至最大限度时,两手协调用力,做一增大幅度的下按腰部与上抬下肢的相反方向施力的快速扳动(图1-53)。

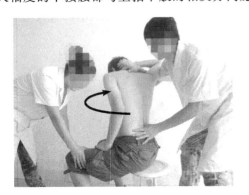

图1-52 腰椎旋转定位扳法

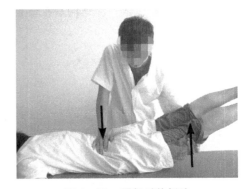

图1-53 腰部后伸扳法

4. 肩关节扳法

肩关节扳法包括肩关节外展扳法、内收扳法、旋内扳法和上举扳法。

(1)肩关节外展扳法:受术者取坐位,术者半蹲于其侧,将受术者手臂外展至45°左右,并将其肘关节稍上方置于术者右侧肩上,术者以两手从前后方将受术者肩部扣住锁紧;术者缓缓立起,使受术者肩关节外展,至有阻力时,略停片刻,双手与身体及肩部协同施力,做一肩关节外展位增大幅度的快速扳动（图1-54）。

(2)肩关节内收扳法：受术者取坐位，一侧手臂屈肘置于胸前，手搭扶于对侧肩部；术者立于受术者身体后侧，以一手扶按于其肩部以固定，另一手托握于肘部，并缓慢地向对侧胸前上托，至有阻力时，做一增大幅度的内收位的快速扳动（图1-55）。

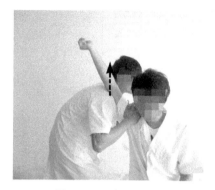

图1-54 肩关节外展扳法

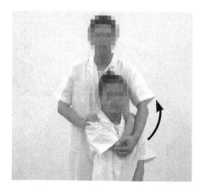

图1-55 肩关节内收扳法

(3)肩关节旋内扳法：受术者取坐位，将上肢置于腰部后侧；术者立于受术者侧后方，以一手扶按其肩部以固定，另一手握住其腕部上方，使之屈肘，将其小臂沿其腰背部缓缓上抬，以使其肩关节逐渐内旋，至有阻力时，做一快速的有控制的上抬其小臂的扳动（图1-56）。

(4)肩关节上举扳法：受术者取坐位，术者立于其后方，以一手握住受术者的一侧上肢的前臂下段并自前屈位或外展位缓缓向上抬起，以另一手握住其前臂近腕关节处，两手协调施力，向上逐渐拔伸牵引，至有阻力时，做一较快速的有控制的向上拉扳（图1-57）。

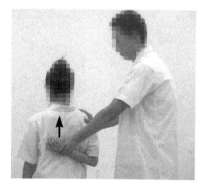

图1-56 肩关节旋内扳法

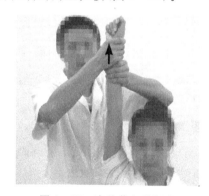

图1-57 肩关节上举扳法

5.肘关节扳法

受术者仰卧，将一侧上肢的上臂平放于床面；术者置方凳，坐于受术者一侧，以一手托握其肘关节上部，另一手握住前臂远端，先使肘关节做缓慢的屈伸活动，然后视肘关节功能障碍的具体情况来决定扳法的施用。如系肘关节屈曲功能受限，则在其屈伸活动后，将肘关节置于屈曲位，缓慢地施加压力，使之进一步屈曲，向功能位靠近；当遇到明显阻力时，术者以握前臂的手施加一个稳定而持续的压力，达到一定时间后，两手协调用力，做一个短促的有控制的肘关节屈曲位加压扳动（图1-58）。

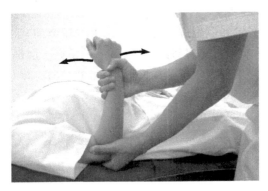

图 1-58 肘关节扳法

6. 腕关节扳法

腕关节扳法主要分为屈腕扳法和伸腕扳法。

(1) 腕关节屈腕扳法:受术者取坐位,术者立于其对面,以一手握住受术者前臂下端以固定,另一手握住指掌部,先反复做腕关节的屈伸活动,然后将腕关节置于屈曲位加压,至有阻力时,做一突发的、稍增大幅度的扳动,可反复为之(图1-59)。

(2) 腕关节伸腕扳法:受术者取坐位,术者立于其对面。术者以两手握住受术者指掌部,两拇指按于腕关节背侧,先做拔伸摇转数次,然后将腕关节置于背伸位,不断加压背伸,至有阻力时,做一稍增大幅度的扳动,可反复为之(图1-60)。

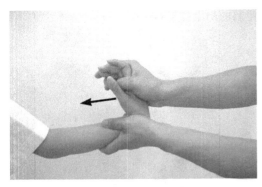 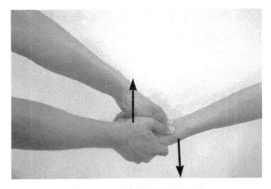

图 1-59 腕关节屈腕扳法　　　　图 1-60 腕关节伸腕扳法

7. 髋关节扳法

髋关节扳法分为屈髋屈膝扳法、后伸扳法、"4"字扳法和直腿抬高扳法。

(1) 屈髋屈膝扳法:受术者仰卧,一侧下肢屈髋屈膝,另一侧下肢自然伸直;术者立于其侧,以一手按压伸直侧下肢的膝部以固定,另一手扶按屈曲侧的膝部,前胸部贴近其小腿部以助力,两手臂及身体协调施力,将屈曲侧下肢向前下方施压,使其股前侧靠近胸腹部,至最大限度时,可略停片刻,然后做一稍增大幅度的加压扳动(图1-61)。

(2) 髋关节后伸扳法:受术者俯卧,术者立于其侧,以一手按受术者一侧臀部以固定,另一手托住其同侧下肢的膝上部,两手协调用力,使髋关节尽力过伸,至最大阻力位时,做一增大幅度的快速过伸扳动(图1-62)。

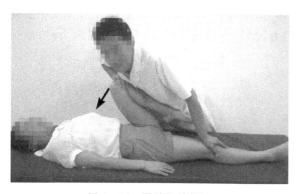
图1-61 屈髋屈膝扳法

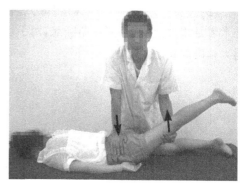
图1-62 髋关节后伸扳法

(3)"4"字扳法:受术者仰卧,将一侧下肢屈膝,并将外踝稍上方的小腿下段置于对侧下肢的股前部,摆成"4"字形;术者立于其侧,以一手按于屈曲侧的膝部,另一手按于对侧的髂前上棘处,两手协调用力,缓慢下压,至有明显阻力时,做一稍增大幅度的快速下压扳动(图1-63)。

(4)直腿抬高扳法:受术者仰卧,双下肢伸直;术者立于其侧方;助手以双手按于受术者一侧膝部以固定。术者将受术者另一侧下肢缓缓抬起,使其小腿部置于术者近侧的肩上,两手将其膝关节上部锁紧并扣住,肩部与两手臂协调用力,将其逐渐上抬,当遇到明显阻力时,略停片刻,然后做一稍增大幅度的快速扳动(图1-64)。

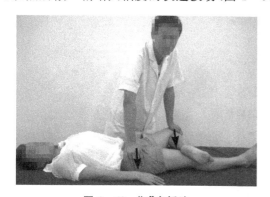
图1-63 "4"字扳法

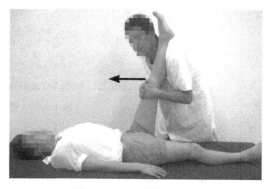
图1-64 直腿抬高扳法

8. 膝关节扳法

膝关节扳法主要分为伸膝扳法和屈膝扳法。

(1)膝关节伸膝扳法:受术者仰卧,术者立于其侧方,以一手按于受术者一侧下肢膝部,另一手置于其小腿下端后侧,两手相对协调用力,至阻力时,做一稍增大幅度的下压扳动。

(2)膝关节屈膝扳法:受术者俯卧,术者立于其侧方,以一手扶于受术者股后部以固定,另一手握住足踝部,使其膝关节屈曲,至阻力位时,做一增大幅度的快速扳动(图1-65)。

9. 踝关节扳法

踝关节扳法主要分为背伸扳法和跖屈扳法。

(1)踝关节背伸扳法:受术者仰卧,两下肢伸直;术者置方凳,坐于其足端。术者以一手托住受术者足跟部,另一手握住其跖趾部,两手协调用力,尽量使踝关节背伸,至有明显阻力时,做一增大幅度的背伸扳动(图1-66)。

(2)踝关节跖屈扳法:受术者仰卧,两下肢伸直;术者置方凳,坐于其足端。术者以一手托受术者足跟部,另一手握住跖趾部,两手协调用力,尽量使踝关节跖屈,至有明显阻力时,做一增大幅度的跖屈扳动(图1-67)。

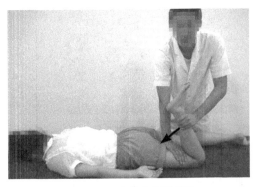

图1-65 膝关节屈膝扳法

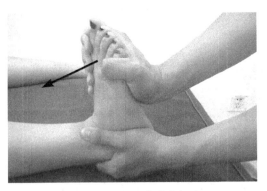

图1-66 踝关节背伸扳法

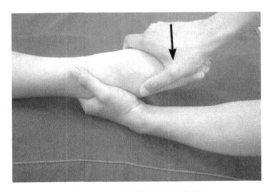

图1-67 踝关节跖屈扳法

【操作要求】

(1)扳法操作时宜分三个步骤进行:第一步,是体位选择和预备姿势;第二步,动作姿势(即将关节屈曲、旋转或内收、外展,使其达到明显的阻力位,稍停片刻);第三步,扳动(即做小幅度快速扳动)。

(2)受术者体位应自然舒适,便于施术。术者应选择稳定的档势,并沉肩、垂肘。

(3)被操作关节一定要充分放松,放松是前提,最好先在关节处使用放松类手法,如用揉按、弹拨,以缓解痉挛,或使关节做小范围的活动或摇动。

(4)关节被动屈伸的角度或旋转的方向的掌控是扳法成功的关键,并注意手下的感觉,力求平稳缓和。

(5)发力的时机要准,即关节旋转到有明显阻力时才可发力,用力要适当,不可施用暴力。

(6)操作时,不可逾越关节运动的生理活动范围,否则易致软组织损伤,严重者会伤及骨髓、马尾及神经根组织,故颈部扳法操作尤当谨慎。

(7)扳法在临床应用时一定要辨证准确,关节僵硬、强直、畸形以及骨与关节结核、肿瘤、老年人骨质疏松等应禁用扳法。

(8)扳法应用时,切不可强求关节弹响声,以免发生意外损伤。

【临床应用】

扳法是以杠杆力或旋转力、压力、拉力等力作用于关节,施力方式是简洁明快,各关节部扳法适用于各关节部。

(1)作用:整复错位,松解粘连,滑利关节。

(2)应用:扳法常用于颈椎病、肩关节周围炎、腰椎间盘突出症、脊柱小关节紊乱、四肢关节伤筋及外伤后关节功能障碍等病症。

【技能训练】

扳法在技能训练时,要求学员重点练习与熟练掌握。

(1)练习正确选择各种扳法的体位,准确把握双手的着力部位。

(2)细心体会并熟练掌握确定"阻力点"的方法及手下的感觉。

(3)反复练习双手配合、瞬间扳动时的方向与幅度的控制方法。

(4)反复练习各种扳法各阶段的操作要领。

(5)要求学员掌握各种扳法全过程连贯的操作技术。

任务三 拔伸法

固定关节或肢体的一端,牵拉另一端,应用对抗的力量使关节得到伸展,称为拔伸法。拔伸法为正骨推拿的常用手法之一,包括全身各部关节、半关节的拔伸牵引方法。

【动作要领】

1. 颈椎拔伸法

颈椎拔伸法分为掌托拔伸法和肘托拔伸法。

(1)颈椎掌托拔伸法:受术者取坐位,术者立于其后方。术者以双手拇指端及螺纹面分别顶抵住受术者枕骨下方的两风池穴处,两掌分置于两侧下颌部以托挟助力,两小臂置于受术者两侧肩上部的肩井穴内侧,两手臂部协调用力,即拇指上顶,双掌上托,同时前臂下压,缓慢地向上拔伸1~2分钟(图1-68)。

(2)颈椎肘托拔伸法:受术者取坐位,术者立于其后方。术者以一手扶于受术者枕后部以固定助力,用另一侧上肢的肘弯部套住受术者下颌部,手掌则扶住对侧头顶以加强固定,两手臂协同用力,缓慢地向上拔伸1~2分钟(图1-69)。

2. 肩关节拔伸法

肩关节拔伸法分为对抗拔伸法和手牵足蹬拔伸法。

(1)肩关节对抗拔伸法:受术者取坐位,术者立于其侧方。术者以两手分别握住受术者腕部和前臂上段,于肩关节外展45°~60°位逐渐用力牵拉,同时嘱其身体向对侧倾斜,或有助手协助固定受术者身体上半部,与牵拉之力相对抗,持续拔伸1~2分钟(图1-70)。

(2)肩关节手牵足蹬拔伸法:受术者仰卧,术者置方凳,坐于其身侧。术者以近其身侧下肢的足跟部置于受术者腋窝下,双手分别握住受术者腕部和前臂部,将受术者上肢外展约20°,身体后倾,手、足及身体协调施力,使受术者肩关节在外展20°位得到一个持续的对抗牵引,持续一定时间后,再内收、内旋受术者肩关节(图1-71)。

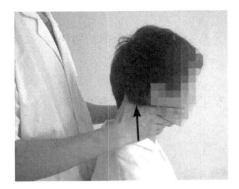

图1-68 颈椎掌托拔伸法

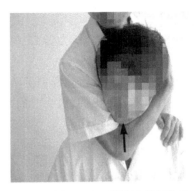

图1-69 颈椎肘托拔伸法

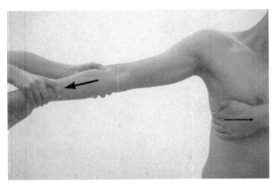

图1-70 肩关节对抗拔伸法

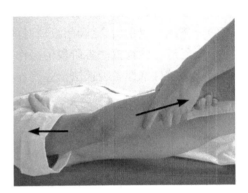

图1-71 肩关节手牵足蹬拔伸法

3. 肘关节拔伸法

受术者取坐位,术者位于其侧方。术者将受术者上肢置于外展位,助手两手握住受术者上臂上段以固定。术者一手握受术者腕部,另一手握受术者前臂下段进行拔伸(图1-72)。

4. 腕关节拔伸法

受术者取坐位,术者位于其侧方。术者以一手握住受术者前臂中段,另一手握其手掌部,两手对抗施力进行拔伸(图1-73)。

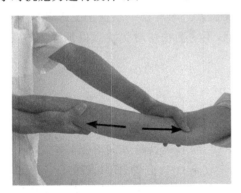

图1-72 肘关节拔伸法

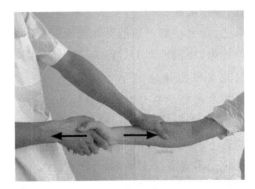

图1-73 腕关节拔伸法

5. 腰椎拔伸法

受术者俯卧,双手抓住床头,或让助手固定其肩部,术者立于其足端。术者以双手分开握住受术者两下肢足踝部,身体宜后倾,逐渐向受术者足端拔伸(图1-74)。

6. 髋关节拔伸法

受术者仰卧,术者立于其侧方,助手以双手按于受术者两髂前上棘以固定,使其一侧下肢屈髋屈膝。术者以一手扶于受术者膝部,另一侧上肢屈肘,以前臂部托住受术者腘窝部,以胸胁部抵住受术者小腿,两手臂及身体协调施力,将受术者髋关节向上拔伸(图1-75)。

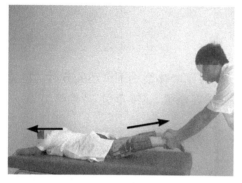

图1-74 腰椎拔伸法

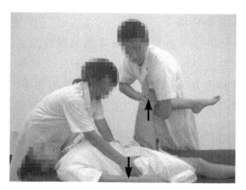

图1-75 髋关节拔伸法

7. 膝关节拔伸法

受术者仰卧,术者立其足端,助手以双手合握住受术者一侧下肢股部中上部以固定。术者以两手分别握住受术者足踝部和小腿下段,身体后倾,向足端方向拔伸膝关节(图1-76)。

8. 踝关节拔伸法

受术者仰卧,术者立其足端,以一手握其小腿下段,另一手握住跖趾部,两手对抗用力,持续拔伸踝关节(图1-77)。

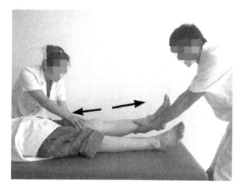

图1-76 膝关节拔伸法

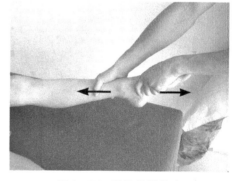

图1-77 踝关节拔伸法

【操作要求】

(1)动作宜稳,用力宜均,要掌握好拔伸的方向和角度。

(2)在拔伸的开始阶段用力要由小到大,逐渐加力;当拔伸到一定程度后,则需要一个稳定的持续牵引力。

(3)不可以暴力进行拔伸,以免造成牵拉损伤。

【临床应用】

拔伸法以其拔伸牵引之力,常用于关节脱位、骨折及各种软组织损伤性疾病,使损伤跌折者得以扶正。

(1)作用:整复错位,松解粘连。

(2)应用:各关节部拔伸法适用于各关节部。

【技能训练】

(1)先令学员充分理解本法的操作原理。

(2)反复练习各关节拔伸时双手最佳握点位置的确定。

(3)发力牵引时,注意术者双手与助手的协调配合,并细心体会手下牵动关节时的感觉。

(4)反复练习发力形式的操作方法和动作要领,如瞬间牵引、缓慢牵引、持续牵引等。

任务四　背　法

术者与受术者背靠背站立,用双肘挽住受术者肘弯部将其反背起来,并做抖动或左右晃动的手法,称为背法。

【动作要领】

术者两脚左右分开,两膝微屈,用双肘挽住受术者肘弯部,向前弯腰,将受术者缓慢背起,背起后做伸膝挺臀动作,抖动或左右晃动受术者腰部(图1-78)。

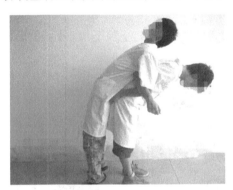

图1-78　背法

【操作要求】

(1)体位一定要稳,慎防跌倒。对年老体弱、高血压及冠心病患者,不宜使用背法。

(2)嘱受术者全身放松,仰靠于术者背上。

(3)伸膝挺臀动作要协调、连贯。

(4)抖动或晃动时要有节律,幅度不宜过大,速度不宜过快。

【临床应用】

背法的动作结构虽然特殊,但作用突出,综合了拔伸、摇、抖等手法的作用,主要用于腰背和腰骶部。

(1)作用:缓解痉挛,松解粘连,矫正畸形,整复错缝。
(2)应用:背法常用于治疗腰部扭挫伤、陈旧性劳损和腰椎间盘突出症等病症。

【技能训练】

(1)分别练习背、晃、颠、顿四步动作。
(2)反复练习四个操作步骤的接连动作。
(3)掌握本法完整的整体技术。

目标检测

1. 简述运动关节类各手法的动作要领。
2. 简述运动关节类各手法的操作要求。
3. 简述运动关节类各手法的临床应用。

项目七 复合类手法

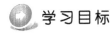

学习目标

本项目详细介绍了复合类手法中的按揉法、拿揉法、扫散法、摩振法、推振法、推摩法、掐揉法、牵抖法,内容包括手法的定义、手法的基本技术要求等。

【知识要求】

掌握复合类各手法的动作要领、操作要求及临床应用。

【能力要求】

能进行复合类各手法的操作,并可在人体上进行成套练习。

由两种或两种以上单式手法动作成分合成的一类手法,称为复合类手法。

本项目介绍的几种常用复合手法有按揉法、拿揉法、扫散法、摩振法、推振法、推摩法、掐揉法、牵抖法等。复合手法在操作形式上的基本特征是两种单式手法动作合成的同时性与同步性,不能先做一种手法后再做另一种手法。

任务一 按揉法

由各种按法与揉法动作结构相叠加的复合手法,称为按揉法。按揉法分为指按揉法、掌按揉法、叠掌按揉法、掌根按揉法、大鱼际按揉法、肘按揉法等。

【动作要领】

在按法的基础上增加环转揉动,或在揉法的基础上增加向下按压的力量。例如:指按揉法以拇指或中指指端或螺纹面着力(图1-79a);掌按揉法以手掌着力(图1-79b);叠掌按揉法以一主力手的手掌着力,另一手的手掌按贴在其手背之上助力(图1-79c);掌根按揉法以掌根着力;施用大鱼际按揉法时,拇指与第一掌骨内收,以大鱼际肌的肌腹着力;肘按揉法以肘尖着力。

术手着力于受术区,先轻后重、由浅而深地向下按压的同时,做或左或右的小幅度回旋揉动,并带动受术皮肤一起环转,使之产生内摩擦,待得气后,稍作停留,再继续按揉3~10秒,如此反复操作,即为按揉。

【操作要求】

操作时,回旋揉动的幅度宜小而匀速,使作用力深透而集中。本法作用力重实而缓和,刺激量控制在轻至中等,不宜过重;其余同按法、揉法的操作要领。

【临床应用】

按揉法为临床常用手法之一,有按法之深透及揉法之柔和的综合作用特点。操作时,刚柔并济,深按浅揉,回旋徐疾,可辨证调控,随证应变,适用于全身各部位和穴位。指按揉法用于颈项部、肩部、肩胛骨内侧缘及全身各部腧穴;掌按揉法主要用于腹部;掌根按揉法、叠掌按揉

模块一　成人推拿技术手法

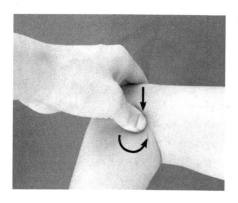
a.指按揉法

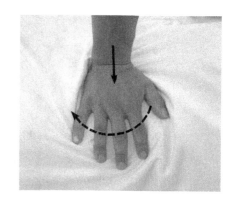
b.掌按揉法

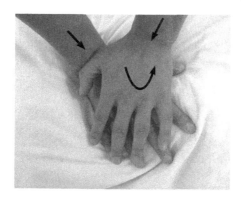
c.叠掌按揉法

图1-79　按揉法

法可用于腰、背、骶部以及大腿前、外、后侧肌肉丰厚处；大鱼际按揉法适用于头面部操作；肘按揉法专用于腰骶部夹脊穴与臀部需深重刺激的部位。按揉法在治疗中可起到舒筋活血、解痉止痛等作用，常用于颈椎病、肩周炎、腰背筋膜炎、腰椎间盘突出症、痛经、近视等多种病症。

【技能训练】

本法可直接在人体上进行操作练习。在掌握按法与揉法操作要领的基础上，可选择以下部位与经穴练习：在风府、风池或合谷穴练习单指按揉法；在中脘或脐中穴练习掌按揉法；在肾俞或八髎穴练习叠掌按揉法；在臀中或伏兔穴练习掌根按揉法；在下关或颊车穴练习大鱼际按揉法；在环跳或腰骶部夹脊穴练习肘按揉法。

任务二　拿揉法

拿揉法为拿法与揉法的复合手法。

【动作要领】

准备动作同拿法。在拿法动作的基础上，前臂旋肌主动参与运动，使腕关节在做屈伸运动的同时产生旋转运动，从而使拇指与其他手指在做拿、提的同时增加适度的旋转揉动，所产生的拿揉之力连绵不断地作用于施术部位（图1-80）。

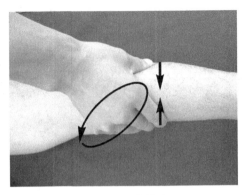

图 1-80 拿揉法

【操作要求】

拿揉法在拿法中含有一定量的旋转揉动,以拿为主,以揉为辅;操作时要自然流畅,不可呆滞僵硬。其余同拿法、揉法的操作要领。

【临床应用】

拿揉法较拿法的力量更趋缓和,舒适自然,更易让人接受。施术者因拿法中增加了旋转揉动,相对减弱了拇指与其他四指捏持的对合力,故操作时不易疲劳。本手法具有舒筋活血、祛风散寒、软坚散结、解痉止痛等作用,常用于颈椎病、肩关节周围炎、四肢疲劳酸痛等病症。

【技能训练】

本法可直接在人体上进行操作练习。在掌握拿法与揉法操作要领的基础上,可选择拿揉肩井、项背部肌束、上肢、小腿腓肠肌肌束,亦可单手或双手同时进行拿揉法的走线练习。

任务三 扫散法

术者以拇指桡侧或其余四指指端面着力,在受术者颞部沿胆经自前向后、从上到下做轻快推擦的手法,称为扫散法。

【动作要领】

受术者取坐位或仰卧位,术者立于受术者前方,沉肩、垂肘,肘关节屈曲、腕部放松。术者以一手扶受术者一侧头部固定,另一手用拇指桡侧面或其余四指指端面着力于另一侧发角之头维穴;或以肘关节为支点,前臂做主动屈伸运动,带动腕关节摆动,使着力指从头维穴处开始,自前向后、从上到下,依次沿胆经循行的部位做弧形轻快推擦,两侧交替进行(图 1-81)。

【操作要求】

操作时,用力要稍重,着力部位紧贴头皮,要求轻而不浮、重而不滞,向前推擦时用力稍重,回来时则稍轻,动作灵巧流畅、上下连贯;要求遵循自前向后顺经操作的原则;沿经线操作时,全程可用拇指桡侧操作,也可用四指指端着力操作,亦可在耳前经线上用拇指桡侧面扫散,当移至耳后经线时,可改用四指指端面着力操作;对于长发者,可将手指插入发根,紧贴头皮操作;推擦的距离不要太长(3~4cm),向耳后边扫边向前行进。

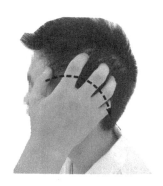

图 1-81 扫散法

【临床应用】

扫散法是头部常用手法,主要用于在颞部手、足少阳经线上操作,具有平肝潜阳、镇静安神、祛风散寒的作用,主要可治疗头痛、偏头痛、高血压、失眠、眩晕、感冒等病症。操作时,应注意夜轻昼重。

【技能训练】

扫散法可在人体头颞侧部位练习。受术者取坐位,术者立于受术者前面做扫散法操作,两侧颞部交替练习,每侧50次,可反复练习。

任务四 摩振法

由掌摩法与掌振法的动作结构叠加而成的复合手法,称为摩振法,或称掌摩振法。

【动作要领】

将手掌贴附在治疗部位,掌心对准主治穴点,沉肩,垂肘,腕略屈;先按掌振法术式,使施术手掌产生振颤,待动作稳定后,再沿主治穴点四边圆周轨迹边振边缓缓环转移动,周而复始,可顺时针方向或逆时针方向反复摩振。振动频率保持在8~11次/秒,摩动速度宜缓慢且动作平稳(图1-82)。

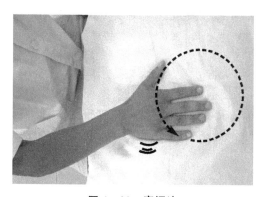

图 1-82 摩振法

【操作要求】

操作时,术者要充分控制、协调好肩臂各主力肌与协同肌之间的互相配合,以使摩、振两种手法的动作结构自然叠加,连贯顺畅;手掌的压力不能过大,只需轻轻地贴附在治疗部位上即可;术者要保持自然呼吸或顺腹式呼吸,不得憋气,整个躯干的姿态应正直挺拔;其余操作要领参考摩法、振法。

【临床应用】

本法轻柔缓和、温热舒适,振动力传导深透且广远,主要适用于胸腹部与头部,具有平衡阴阳、镇静安神、温中暖腹、调理脏腑之功效,可用于治疗失眠、神经衰弱、自主神经功能紊乱、脾胃虚寒、肠鸣腹泻、便秘、寒性腹痛、胸闷气短、下元虚冷等病症。

【技能训练】

摩振法的训练可直接在人体上练习,在基本掌握摩法与振法操作要领的基础上,可选练摩振中脘、脐中、膻中、头顶(以百会或前囟为主穴)等。

任务五　推振法

由掌推法与掌振法的动作结构叠加而成的复合手法,称为推振法,或称掌推振法。

【动作要领】

按掌推法姿势将手掌平贴在受术路线的起始端;先按掌振法术式使施术手掌产生振颤,待动作稳定后,再沿直线边振边缓慢向前推进至受术路线的终点;可在操作路线上往返推振,也可单向反复推振。将振动频率保持在8~11次/秒,推移速度要缓慢,掌面要放平贴稳(图1-83)。

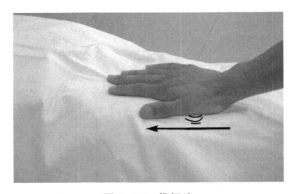

图1-83　推振法

【操作要求】

肩关节外展30°~45°并缓慢前伸,同时做前臂伸、屈腕肌群的交替小幅度收缩。术者要掌握此操作要领,控制、协调好肩、臂两个运动环节,以使推振法自然合成;手掌的压力不能过大;术者保持自然呼吸或顺腹式呼吸,不得憋气,整个躯干的姿态要正直挺拔;其余参照掌推法与振法要领。

【临床应用】

本法功效同摩振法,适用于全身,作用范围广泛。临床应用时,根据所取施术经线与部位的不同,可发挥不同的局部与全身治疗作用。

【技能训练】

推振法可直接在人体上练习。在掌握推法与振法操作要领的基础上,可选练自巨阙到脐中推振任脉上腹线,自脐中至中极推振任脉少腹线,自肝俞至大肠俞推振膀胱经内侧线,自神庭至百会推振督脉前顶线,自髀关至膝上推振胃经大腿线等,反复练习。

任务六　推摩法

以一指禅推法或偏峰推法与四指摩法相复合操作的手法,称为推摩法。

【动作要领】

术者一般取坐位,术手沉肩、垂肘,前臂掌面朝下,腕关节略屈,用拇指螺纹面、侧峰或偏峰着力于治疗穴点;同一手的其余四指掌面贴附在一侧的治疗部位上;拇指按一指禅推法或偏峰推法的动作要领操作,同时带动四指掌面在一侧的治疗部位上摩动(图1-84)。

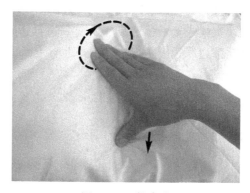

图1-84　推摩法

【操作要求】

本法是以一手的两个着力部位来操作的复合手法。操作时,拇指一般着力于起主要治疗作用的穴点,其余四指放在起辅助治疗作用的部位。例如,推摩中脘时,拇指着力于中脘穴,其余四指贴附于梁门穴或下脘穴;操作时要兼顾两个着力点的动作配合与协调;注意拇指要吸定,不可因指摩法的操作而出现移动或漂浮;腕关节要放松,不可僵硬;其余操作要领参照一指禅推法、偏峰推法与摩法。

【临床应用】

本法推摩结合,既有刚柔相济、深透有力的推法在主穴上发挥主治作用,又有摩法在邻近同效配穴上的协同治疗功效,适用于面积较大的治疗部位,常用于胸腹部。例如:在胸部推任脉的同时摩胃经、肾经,具有宣肺化痰、宽胸理气和降肺胃之气的功效,可用于胸闷、气短、胸痛、咳嗽、痰喘、呃逆、嗳气、呕吐等病症的治疗;在腹部推任脉的同时摩肾经、胃经、脾经,可起到健脾和胃、温中理气、消食导滞、调经通络、壮阳补气、通利小便的作用,多用于治疗脾胃虚寒、消化不良、脘腹胀满、恶心呕吐、月经不调、痛经、血滞经闭、小便不利、性功能衰弱、下元虚冷等病症;在胁肋部自上而下,沿腋中线推摩渊腋、辄筋、大包、章门等穴,可起到疏肝理气、利胆解郁之作用,多用于治疗胁肋胀痛、肝气郁结、胸胁屏伤窜痛于肋间、胆囊炎等病症。

【技能训练】

在基本掌握一指禅推法、偏峰推法与四指摩法的基础上,按以下步骤反复练习。

1. 沙袋练习

(1)推摩定点练习:术者正坐,将沙袋横放在桌上,先用一手拇指着力于沙袋中线中点,同时将其余四指掌面贴附在沙袋旁中线中段处,按推摩法的动作要领进行定点练习,双手交替操作。

(2)推摩走线练习:定点推摩操作基本稳定后,再沿沙袋中线进行上下往返的推摩练习,移动时要紧推慢移。

2. 人体练习

(1)人体定点推摩练习:可选练推中脘,摩梁门;推脐中,摩天枢、大横;推关元,摩水道;推身柱,摩肺俞;推神道,摩心俞;推至阳,摩膈俞;推筋缩,摩肝俞;推命门,摩肾俞;推百会,摩少阳;推膻中,摩胸旁等。

(2)人体走线推摩练习:可选择推任脉、摩胃经法。令受术者仰卧,术者正坐,面向受术者头侧,自巨阙穴始,用拇指螺纹推法或偏峰推法沿任脉向下边推边走至脐中穴,同时带动贴附在一侧不容穴的四指沿胃经向下边摩边走至天枢穴。如此自上而下紧推慢移,反复操作练习。

任务七　掐揉法

由拇指掐法与揉法同时操作的复合手法,称为掐揉法。

【动作要领】

以拇指指甲在治疗穴点上着力,再边掐边揉,可向右掐揉,也可向左掐揉(图1-85)。

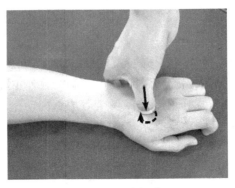

图1-85　掐揉法

【操作要求】

操作时,掐按的力量不宜太重,揉转的幅度要小而匀速;如需较重掐揉时,可在受术部位垫上薄绢,以保护皮肤不被掐破;其余参照掐法与揉法的操作要领。

【临床应用】

本法常用于急救,主要用于水沟(人中)、少商、中冲、印堂、外劳宫、百会等穴,有开窍醒神之作用。

【技能训练】

学员在基本掌握掐法与揉法的基础上,可直接在自己身体的穴点上操作,以体会掐揉时稍痛而又宛转柔和的感觉;可掐揉自身外劳宫、水沟、少商、中冲、百会、印堂、颊车等穴。

任务八 牵抖法

牵抖法是牵引法与短程性的较大幅度抖法的复合应用。

【动作要领】

受术者取俯卧位,两手拉住床头,或由助手固定其两腋部。术者以两手握住受术者两足踝部,两臂伸直,身体后仰,缓缓牵引其腰部,同时可小幅度摇摆其腰部;待其腰部放松后,两手臂维持一定的牵引力,身体前倾,以准备抖动;之后随身体起立之势,手臂部瞬间用力,做1~3次较大幅度的抖动,使抖动之力作用于腰部,使之产生较大幅度的波浪状运动;除牵抖腰部外,亦可牵抖肩关节和髋关节,即用双手握住受术者上肢或下肢的远端,先做一定时间的牵引,待肩关节或髋关节放松时,减缓牵引力,瞬间用力,行1~3次较大幅度的抖动,使抖动力作用到肩关节或髋关节(图1-86)。

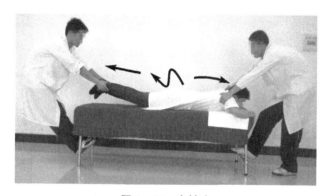

图1-86 牵抖法

【操作要求】

操作时,要将牵引力同抖动力有机结合起来,先牵引是第一步,然后是减缓牵引力,再行瞬间突然较大幅度的抖动,要把握好抖动的时机;在持续牵引未减力之前不可进行抖动,亦不可在完全撤去牵引的情况下进行抖动;四肢长骨骨质疏松者禁止牵抖肩、髋关节。其余参照抖法与腰椎拔伸法的操作要求。

【临床应用】

牵抖法的作用主要是滑利关节、复位和松解粘连,瞬间作用力较强,常用于腰部牵抖法,亦可用于肩关节和髋关节。牵抖法常用于滑膜嵌顿、腰椎间盘突出症、肩关节周围炎、髋部伤筋等病症的治疗。

【技能训练】

牵抖法可直接在人体上练习。在掌握抖法与腰椎、髋关节等拔伸法操作要领的基础上,按

> 成人推拿技术

本法的操作要求反复练习。需要注意的是,练习时用力不可过猛,以免造成损伤。

目标检测

1. 简述复合类各手法的动作要领。
2. 简述复合类各手法的操作要求。
3. 简述复合类各手法的临床应用。

模块一　成人推拿技术手法

项目八　踩跷法

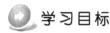学习目标

本项目详细介绍了踩跷法的各种足法,内容包括足法的定义、足法的基本技术要求等。
【知识要求】
掌握踩跷法各足法的动作要领、操作要求及临床应用。
【能力要求】
能进行踩跷法各足法的操作,并可在人体上进行成套练习。

踩跷法也称足踩法,是以中医脏腑经络学说为理论依据,用单足或双足足趾、足掌或足跟节律性地施术于人体体表的不同部位、穴位及经络,运用点、揉、推、搓等不同的足法技巧防治疾病的一种推拿技法。

《素问·异法方宜论》曰:"中央者其地以湿……其病多痿厥寒热,其治宜导引按跷。"此处按字从手,跷字从足。汉代的《引书》已经运用踩腰法治疗肠癖(痢疾)。《汉书·苏武传》将踩背法用于急救。魏、晋、南北朝时期的《太清道林摄生论》和唐代的《备急千金要方》提倡用经常性的"蹋脊背及四肢头项"来预防疾病。清代《按摩经》有"踏破双关""足蹬火轮""足下生风"等技法的运用,可见古时的推拿方法中不但用手,也常以足代手进行操作来防治疾病。

踩跷功法主要包括足法训练和上肢支撑能力训练两部分。要正确掌握和运用踩背法治疗疾病,必须重视足法的基本功训练。通过足法训练提高术者的平衡能力,增进趾力与小腿肌力。通过手臂支撑训练增强臂力及全身肌肉的协调性,以便控制体重,使踩压力量恰到好处,从而达到最佳治疗效果。因此,必要的基本功训练是安全有效操作的保障。

任务一　足压法

双足足掌、足弓或后跟垂直用力下压的方法,称为足压法。
【动作要领】
令受术者仰卧、侧卧或俯卧于踩跷床上,术者两手握杠,先以上肢支撑体重,全足踩踏于受术者一定部位,重心逐渐前移,用足掌下压;或重心后移,用足跟下压。如此先轻后重,由浅而深地反复踩压治疗部位(图1-87)。
【操作要求】
施术过程中,术者自然呼吸,不要屏气,通过双臂支撑力量的大小来控制下压力的大小,用力要平稳,得气即可。
【临床应用】
本法具有舒筋通络、解痉镇痛、整复脊柱的作用,是重要的理脊、理筋足法。足掌压法作用

> 成人推拿技术

力较柔和,适用于经筋及肌肉部位,常用于面状部位或沿经络线操作的治疗(图1-87a);足跟压法用力沉稳而深透,作用力较集中,常用于点状穴位或部位的治疗(图1-87b);足弓压法用于脊柱两侧之膀胱经线,既治腰背疼痛,又能够调理内脏(图1-87c)。

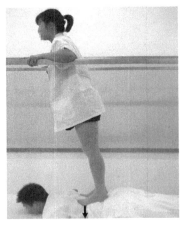
a. 足掌压法

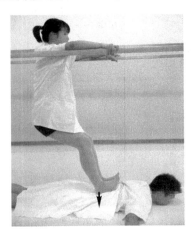
b. 足跟压法

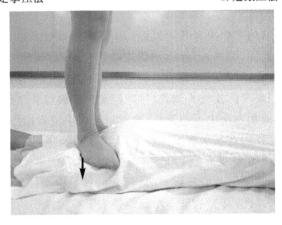
c. 足弓压法

图1-87 足压法

【技能训练】

(1)地上练功:作用是前后平衡训练,也有增强腰部肌力及趾力的作用。训练者直立,两手自然下垂,掌心向后;一侧下肢屈膝屈髋,抬离地面,另一侧下肢直立。练习时,着地之足跟上抬,身体前倾,头面朝下;两手由下向上尽力伸展,与肩平齐,屈曲下肢并尽力向后伸直,状似投江。手足动作要协调,保持身体的平衡,着地之足应稳定地支撑在地面上,不能移动。左右交替,各1分钟,30~40次/分。

(2)臂力及全身训练。

1)训练臂力及全身肌肉的协调性,通过控制体重使踩压力量恰到好处。训练者直立于踩跷床上,抬头、挺胸、收腹,两足并拢;双手握住两侧扶手,屈肘,前臂直立,然后伸肘,使两臂伸直支撑体重,足尖着地,足面绷紧,再缓缓落下,如此反复做双臂屈伸动作,将身体向上撑起,连续练习10~30次。

2)训练臂力和身体的灵活性。训练者直立于踩跷床上,两臂伸直,两手握住一侧扶杆,通过屈肘带动身体前压向扶杆。身体前压时,可根据自身情况用足掌或足尖着地,控制下压力的大小,逐渐加大力量,连续练习10~30次。

(3)术者取站式,将双足前掌置于受术者脊柱两侧,从上而下依次踩压3~5遍,足跟压肾俞10~20秒,反复3~5遍;在大腿上操作时,从上而下,以双足足弓逐一踩压3~5遍。

任务二 足点法

以拇趾趾端垂直向下着力于一定部位的方法,称为足点法。

【动作要领】

令受术者仰卧、侧卧或俯卧于踩跷床上,术者两手握杠,用双臂支撑身体,以足尖垂直向下点压在特定部位或穴位处(图1-88)。

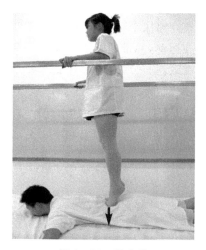

图1-88 足点法

【操作要求】

足点法的操作包括持续点和间歇点两种方式。持续点是指术者在治疗穴位上进行较长时间的点压,时间一般为1~5分钟或更长,以受术者能耐受为度;间歇点又称呼吸点穴法,点压时随呼吸进行,呼气时点而吸气时抬起足尖,频率一般为10次/分左右。需要注意的是,用力要逐渐加重,切忌使用暴力,以受术者出现得气感为度。

【临床应用】

该法深透力强,刺激强度大,多用于腰、臀、大腿等处穴位,有开通闭塞、通经活络、散寒止痛的作用。用于某部位病症,尤其是压痛点时,该法有良好的镇痛作用。一般间歇点多用于胸背部及腹部。

【技能训练】

(1)地上练功:作用是增进趾力与小腿肌力,并有助于训练医者保持平衡的能力。练功者直立,两足分开,与肩等宽,全身放松,两眼平视前方,挺胸收腹,两手自然下垂或背于身后。练功时,身体微向前倾,使重心前移,两足同时逐渐由全足着地过渡到前足掌着地或大趾着地,达到极限位,再缓慢返回至全足着地。如此反复练习,频率以60~80次/分为宜。

(2)同足压法(2)。

(3)在人体督脉上,以足拇趾趾端从大椎起逐个椎间隙点压至腰骶关节,反复1~3遍;以拇趾端或足跟按先上后下、先正中后内外两侧的次序,点按承扶、小腿部、殷门、风市、委中、承筋、承山、箕门、阴陵泉、三阴交、太溪、风市、阳陵泉、悬钟、涌泉等穴位,每穴点按10~20秒。最后,以两拇趾分别置于两涌泉穴,各踮足点约30秒。

任务三 足揉法

以单足或双足后跟、前足掌、足弓或拇趾吸定于一定部位,通过膝关节的摆动或旋转带动着力部位进行揉动的方法,称为足揉法。

【动作要领】

令受术者仰卧、侧卧或俯卧于踩跷床上,术者两手握杠,以单侧或双侧的足跟、足掌或拇趾着力于治疗部位,做小幅度的环旋运动,并带动施术处皮肤一起回旋,使之与内层的软组织之间产生内摩擦。双足揉时,可并拢或左右分开,对称揉受术者左、右两侧(图1-89)。

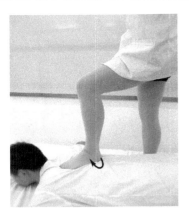
a.单足揉法

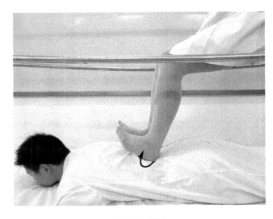
b.双足对称揉法

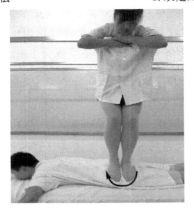
c.双足合揉法

图1-89 足揉法

【操作要求】

揉动的幅度应由小而大,用力应先轻渐重,通过双臂的支撑来控制下压力的大小;术足接触部位要吸定于操作部位,不得在皮肤表面摩擦或滑动;频率以80～160次/分为宜,操作时间一般为5～10分钟。

【临床应用】

本法常用于其他较重的足法之后,消除治疗后的不适感,是重要的放松足法,具有舒筋通络、益气活血、缓解疲劳、镇痛等作用。其中,足跟揉力度最强,多用于肩背、腰臀部及双下肢肌肉丰厚处;足掌揉接触面积较大,虽然用力较大,但作用力较轻柔,可用于肩背、腰臀部及双下肢肌肉丰厚处;足尖揉接触面积小而作用力深透,尤其适宜于腧穴及痛点。

【技能训练】

(1)地上练功:重在左右平衡训练。练功者直立,两手自然下垂,单足着地,另一侧下肢屈膝屈髋上抬;在着地之足上踮的同时,两手外展至90°,状若大鹏展翅;保持身体的平衡,着地之足应固定不移,左右交替,频率以30～40次/分为宜。

(2)同足压法(2)。

(3)令受术者俯卧,术者取坐位,先以双足对称置于受术者脊柱两侧,以足后跟或足掌从上而下、先内后外揉动整个背与腰骶8～10遍;再以一足站于床上,另一足从上而下揉对侧夹脊穴,两足交替,各揉3～5遍;然后在臀、大腿根等处可双足同时并列紧贴着力,行揉法以放松。

任务四 足推法

用足掌或足跟着力于治疗部位,沿肌肉纤维走向或经络循行方向做单方向的直线推动,称为足推法。

【动作要领】

令受术者仰卧、侧卧或俯卧于踩跷床上,术者两手握杠,用足掌或足跟着力于治疗部位,沿肌肉纤维走向或经络循行方向做单方向的直线推动,或自中间向两侧分向推动。足推法包括足掌直推法、足掌分推法和足跟推法。足掌直推法是以一侧下肢做固定支撑,用另一侧足掌着力于治疗部位,沿直线向前推动,每个部位推动次数以3～5次为宜(图1-90a);分推时,两足平放在胸骨正中或脊柱正中,足跟并拢,向两侧分推,一般从上到下依次分推完为1遍,可操作5～10遍(图1-90b)。

【操作要求】

足推法操作应沉稳、缓和,在病变部位或胸腹部推动时用力应稍轻,而在腰背、四肢推动时用力可稍重,但应随症而异;尽量暴露所需治疗部位,可使用介质。

【临床应用】

足推法作用力沉缓,具有舒筋活血、通经活络、祛风散寒、理筋整脊、行气止痛等作用,是重要的镇痛与理筋方法,多用于急、慢性腰肌损伤的治疗。足掌分推法主要用于胸背部及腰骶部,多用于保健;足跟推法主要用于腰背及下肢部,接触面积小,刺激作用强,常用于陈伤劳损。

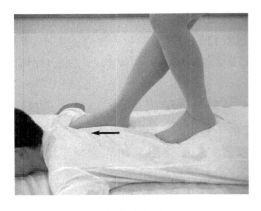
a. 足掌直推法

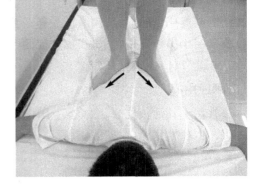
b. 足掌分推法

图 1-90 足推法

【技能训练】

(1)同足压法(2)。

(2)以直推法推脊柱两侧各 3~5 次,以分推法从上而下分推 3~5 遍;单足沿下肢纵轴缓缓推进 3~5 遍。

任务五　足摩法

以一足做固定支撑,另一足掌置于受术者身体一定部位,以膝关节的运动带动小腿和踝部做回旋摩动的方法,称为足摩法。

【动作要领】

令受术者仰卧、侧卧或俯卧于踩跷床上,术者两手握杠,一侧下肢站于床上或受术者腰骶部做固定支撑,另一足掌着力于治疗部位,做自上而下或自左向右的直线往返摩擦动作或回旋摩动(图 1-91)。

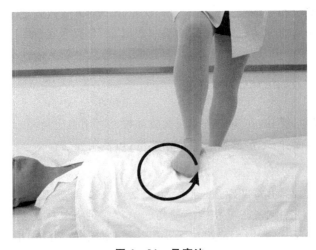

图 1-91　足摩法

【操作要求】

足掌应始终接触治疗面皮肤;操作要连贯,周而复始;频率一般为80~100次/分。

【临床应用】

本法力度较轻,刺激缓和而舒适,具有温经活络、祛风散寒、活血化瘀、行气止痛的作用。本法用于胸背部,可祛风散寒、疏肝理气、宽胸利膈;用于胸腹部,可健脾和胃、消食导滞、温阳补肾。摩腹时,有顺时针和逆时针之分,顺时针摩为泻,逆时针摩为补。

【技能训练】

(1)同足揉法(1)(2)。

(2)在足三阳经与足三阴经、两髋、腘窝、小腿部、承扶、殷门、委中、承筋、承山、箕门、阴陵泉、三阴交、太溪、风市、阳陵泉等穴处,依次运用足摩法进行训练。

任务六 足颤法

用双足在受术者腰背部做节律性弹跳踩踏的方法,称为足颤法。

【动作要领】

受术者俯卧,胸部和大腿部各垫枕头数只,使腹部腾空,离床面约10cm。术者两手握杠,以双臂支撑身体,用单足或双足的足掌前部着力,踩踏在治疗部位上,运用膝关节的一屈一伸使身体一起一落,对受术者腰部产生一弹一压的连续刺激(图1-92)。

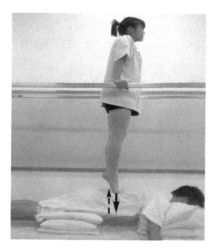

图1-92 足颤法

【操作要求】

嘱受术者全身放松,张口呼吸以配合弹压起落,下压时呼气,弹起时吸气,切忌屏气。术者跳起时,足尖始终接触治疗部位;通过上肢支撑力量的改变来控制踩踏力量;踩踏的力量和次数根据受术者体质和病情而定,适可而止;明确诊断,严格把握足颤法的禁忌证与适应证,特别是患有脊柱结核或骨质疏松症者要禁用本法,年老体弱者应慎用本法。

【临床应用】

本法可调整腰椎关节、放松肌肉,用于治疗某些顽固性腰腿痛,如腰椎间盘突出症、紧张性肌炎、腰肌劳损,对强直性脊柱炎等脊柱侧弯或后凸畸形有一定的矫正作用。

【技能训练】

(1)同足点法(1)。

(2)同足压法(2)。

(3)在人体腰背部进行练习。

任务七 足搓法

以单足或双足置于受术者身体一定的部位上做快速来回搓动的方法,称为足搓法。

【动作要领】

术者以单足或双足置于一定的踩踏部位,快速地来回搓动。

【操作要求】

搓动之足要紧贴皮肤,频率要快,力度适中,以透热为度;可横向或纵向搓动。横向搓动时,借助床面为支撑,单足或双足朝同一方向运动;纵向搓动时,将双足分置于欲搓部位,两足同时向相反方向运动;搓动时,应循序向左右或上下缓缓移动(图1-93)。

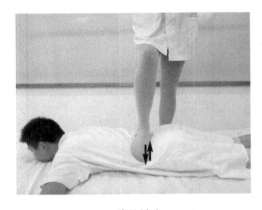

a.单足搓法

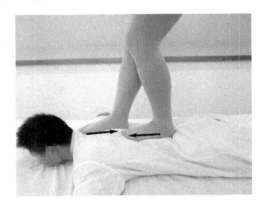

b.双足搓法

图1-93 足搓法

【临床应用】

本法易产生温热效应,有温经活血、行气止痛之功效,多用于寒证、瘀证、皮肤感觉迟钝与异感症等病症的治疗。四肢部位多用单足足弓横向搓动;胁肋、腰、腹等部位则多用双足纵向交错搓动。

【技能训练】

(1)地上练功:本法主要练习下肢搓滚力及踝膝关节的灵活性。取一对哑铃放在地上,练功者坐在椅子上,两足踩在哑铃柄上搓滚,使之前后滚动;或取站位,一侧下肢直立,另一足踩在哑铃柄上搓滚,使之前后滚动;左右交替练习。要领是心神集中,气贯于足,以大腿带动小腿,踝膝关节运动灵活,以足掌着力,足要踩稳哑铃柄,不要滑脱。

(2)单足横搓腰背1~3分钟,纵搓两胁或脊旁1分钟;从上而下,分别横搓下肢前、后3~5遍,纵搓下肢两侧1遍。

任务八　足跟击打法

术者以足跟部着力,在受术者体表的某一部位做快速节律性击打的足法,称为足跟击打法。

【动作要领】

令受术者仰卧、侧卧或俯卧于踩跷床上,术者两手握杠,用两足跟交替节律性击打治疗部位(图1-94)。

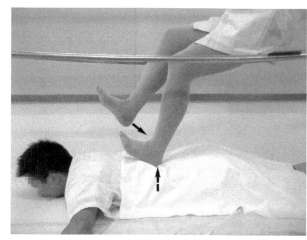
a. 直腿足跟击打法

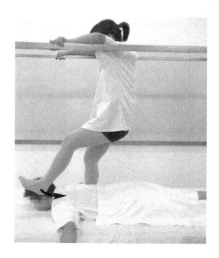
b. 足跟后部击打法

图1-94　足跟击打法

【操作要求】

双足下落时要自然,一般借助重力击打,而非主动发力,力度适中,以受术者能忍受为度;频率要快,以80~100次/分为宜。

【临床应用】

本法具有整复关节、放松肌肉、活血化瘀等作用,节律性击打脊柱有助于调整椎间关节和改善脊柱的力学平衡,并通过脊柱对内脏产生某些影响,是重要的调脊方法,临床除用于椎骨错缝、椎间盘突出等骨伤科病症外,还广泛用于高血压、失眠、眩晕、咳喘、胸痹等内科病症;用于肩、髋、骶髂等关节处时,有较好的调理关节作用;用于臀、腰、肩井、四肢等处时,则是重要的放松足法,多用于收功。

【技能训练】

(1)同足压法(1)(2)。

(2)叩击肩井10~20次,坐式直腿足跟击打腰骶部或痛点数十次,击打双臀数十次。

任务九　蹬腰拉手法

蹬腰拉手法别名"鸭浮水",是一种通过蹬腰拉手使腰椎过伸的扳法。

【动作要领】

受术者俯卧,身体放松。术者位于受术者足端,一足立于床上,一足后跟蹬于受术者腰部所需治疗椎骨处,双手紧拉受术者双手,使受术者胸部抬起,腰椎后伸,至扳机点后,两手突然用力拉提,同时蹬踏之足快速用力蹬踏,使腰椎受到过伸扳动,每处可操作1～3次(图1-95)。

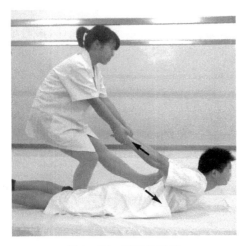

图1-95　蹬腰拉手法

【操作要求】

手、足动作要协调,相反方向力的交汇点应在患处;力度要适中,控制在受术者能忍受的范围内;作用时间应短暂。

【临床应用】

本法可整复关节,用于上位腰椎或下位胸椎的整复。

【技能训练】

本法需在人体上练习。

任务十　跪腰晃肩法

在固定腰部的情况下,晃动双肩,使脊柱左右旋转,从而达到整复腰椎与局部放松目的的方法,称为跪腰晃肩法。

【动作要领】

令受术者俯卧,术者位于其右侧,左膝屈曲,右足踩于床面上,左膝跪于受术者腰部正中或需整复的椎骨处。术者两手从受术者腋下插入肩前,用力将其双肩抱起,然后两手交替,一上一下快速晃动受术者肩部,使腰部脊柱左右旋转(图1-96)。

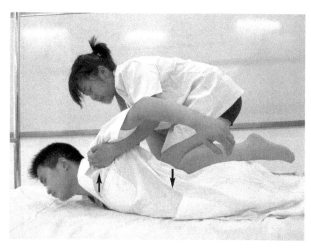

图1-96 跪腰晃肩法

【操作要求】

术者左膝应牢牢地抵住腰部或治疗部位,使晃动之旋转力量作用于患处;两手晃动要快,晃动的最大幅度应在受术者能忍受的范围内。

【临床应用】

本法通过旋转、后伸脊柱,可纠正脊柱旋转畸形,用于脊柱及其深部软组织的放松。

【技能训练】

本法需在人体上练习。

任务十一　骨盆调整法

通过下压与摇动髋、腿而调整骨盆的操作方法,称为骨盆调整法。

【动作要领】

受术者仰卧,屈膝屈髋。术者两足分开,置于受术者腋下,面向其足而立,两手分别按于其两膝上,先顺、逆时针各环转5~10圈,再向左、右侧压3~5次,最后术者重心下移与前倾,尽力沿受术者大腿纵轴推压3~5次(图1-97)。

【操作要求】

操作时应注意角度、力度与幅度,通过杠杆作用使骨盆运动。

【临床应用】

本法能整复骨盆、镇痛治痿,可用于治疗腰骶关节、骶髂关节、耻骨联合等损伤,也可用于腹腔与盆腔部分脏器病变,如尿失禁、小便余沥、滑精、阳痿、泄泻等,对下肢痹痛、腰膝无力等也可辅助治疗。

【技能训练】

本法需在人体上练习。

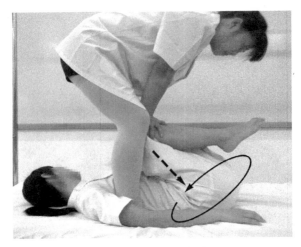

图 1-97 骨盆调整法

任务十二 调脊法

两足一前一后分别踏于脊柱上下,交替用力,调整脊柱的方法,称为调脊法。

【动作要领】

术者一足站于受术者腰骶部,使其承受自身重力,另一足快速地平踏于受术者颈部或胸部脊椎处,此时重心前移,下踏一定幅度后,迅速上抬,重心重新回到腰骶部支撑足;或术者一足位于受术者腰骶部,另一足从受术者颈椎起,从上至下逐个椎体踩踏。踩踏时,主要运用前、后足之间身体重心的变化来达到治疗目的(图1-98)。

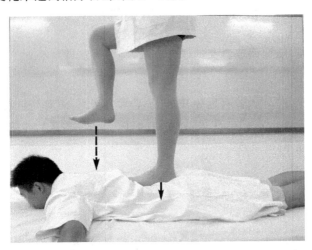

图 1-98 调脊法

【操作要求】

踩踏颈、胸椎时作用时间要短,力度不宜过猛;踩踏腰骶部时,术者重心可以完全落下;操作时前、后足配合要协调,要有节律感。

【临床应用】

本法能调整脊柱、通理督脉、温中散寒,常用于颈、胸、腰椎疾病,如颈椎病、胸椎椎间关节紊乱、胸胁屏伤、椎间盘突出症或腰椎退行性变、腰椎椎骨错缝等的治疗,也可用于胸痹、心悸、高血压等内科病症的治疗。本法亦是重要的脊柱保健方法,有利于整个脊柱的功能协调和各生理弧度的恢复。

【技能训练】

(1)同足压法(2)。

(2)在脊柱正中的上与下行调脊法约1分钟。

任务十三 小步走

以小碎步走动的形式踩踏于脊背、腰骶的一种足法,称为小步走。

【动作要领】

术者将双足对称置于受术者脊柱两旁,两足交替,以足掌行小碎步踩踏(图1-99)。

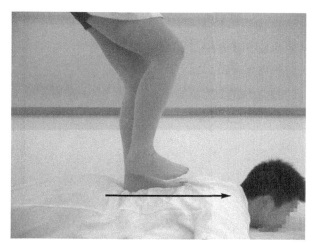

图1-99 小步走

【操作要求】

一般先从腰骶部走向肩部,再从上至下回到腰骶部;踩踏力度宜轻,频率要快。

【临床应用】

本法能疏经活络、放松腰背,用于治疗或保健前的放松或结束后的整理。

【技能训练】

术者取站式,将双足前掌置于受术者脊柱两侧,从上而下依次小步走3~5遍。

踩跷法的注意事项

(1)踩跷法由于要将术者的体重附加在踩跷的足掌部,因此,对受术者来说,力量更大,刺激的程度更为剧烈,所以,踩跷法适合于体质较好或者患有实证的患者。术者体重一般以50~70kg为宜。

(2)踩跷法主要具有省力的特点,可以减轻术者的劳动强度,治疗时可以手足并用,互补不足,临床多用于治疗腰背、臀股部疾病,在保健按摩、防治疾病中也发挥着积极的作用。

(3)踩跷法力度强劲,技巧性强,要求术者方法熟练、轻巧如燕、力度深厚、重而不涩,操作时注意力度要适中,以受术者能耐受为度,忌用蛮力。踩跷时间约为30分钟。

(4)对有急性传染病、脓毒血症、出血性疾病、各种皮肤病、骨结核、肿瘤、骨折及肌腱断裂、孕妇等均要禁用踩跷法;对年老体弱者以及有心脑血管疾病、高血压、骨质疏松症者应慎用。

(5)临证时,首先应该详查病情、明确诊断,从受术者面部判断是否为踩跷法适应证,做到心中有数,治疗有方,切忌不辨证、不问病情地乱踩。

(6)踩背时,患者应在不饱食、不饥饿的状态下接受治疗;治疗前,原则上应嘱患者排空大小便。

(7)应注意观察、询问患者反应,出现异常时应立即停止治疗,并给予适当处理。

目标检测

1. 简述踩跷法各足法的动作要领。
2. 简述踩跷法各足法的操作要求。
3. 简述踩跷法各足法的临床应用。

模块二　成人推拿技术诊法

　　成人推拿疗法临床应用广泛,涉及伤、外、内、妇、康复等各科疾病。推拿疗法在临床诊疗过程中涉及诊断、治疗、功能锻炼等诸多环节,其中诊法起着关键作用。因为只有诊断正确,才能制订正确完善的治疗方案。推拿临床诊法中,强调以中医基础理论为指导,结合现代医学理论和诊疗技术,通过四诊及必要的理化、影像等检查手段,全面了解患者的全身情况和局部症状,对疾病进行综合分析而得出正确诊断。推拿治疗在临床上应用最多的还是颈、肩、腰腿疼痛和四肢骨关节、肌肉、神经等病变,为了杜绝发生不必要的医疗事故,现代医学的诊断方法是完全可以借鉴并与推拿临床诊法融为一体的。通过此方法可以排除炎症、肿瘤等各种非成人推拿治疗适应证的疾病,而且能使疾病得到明确诊断和提高治疗效果。在此基础上,以辨证、辨病施治相结合的原则为指导,选择相应的治疗部位和手法进行治疗。

项目一　四诊检查

学习目标

　　本项目对成人推拿技术四诊检查进行了总体论述,并详细介绍了各种推拿诊法,包括望诊、闻诊、问诊、切诊的基本内容、临床意义、适应证等。

【知识要求】

　　掌握成人推拿技术诊法中四诊检查的基本内容;熟悉成人推拿技术诊法中四诊检查的临床意义。

【能力要求】

　　能够学会成人推拿技术诊法四诊检查的徒手操作、临床应用,并做出正确的鉴别诊断。

任务一　望　诊

　　望诊居四诊之首,在诊断学上占有重要的地位,所谓"望而知之谓之神"。在推拿诊法中,望诊主要是观察患者的神色、形态、畸形、肿胀、肢体功能变化等,以推断体内的变化。

一、望神色

　　首先望患者的精神气色、舌苔和舌质,然后望全身与局部损伤后所出现的畸形、肿胀、肢体功能等各种形态变化。望舌苔和舌质具体可参考《中医诊断学》。

1. 全身望诊

神色是脏腑气血显现于外的标志。因此,望诊从神色的盛衰变化可知气血的虚实和病情的轻重,还可了解机体内部的变化。

望神,"神藏于心,外候在目",观察眼神的变化是望神的重要内容之一。若见患者精神充沛、神志清楚、面色红润、双目灵炯、语言清晰、体态自然、动作灵活、反应灵敏,伤势较轻,则为"有神",表示虽得病而正气未伤,脏腑功能未衰,或即使病情相对较重,预后亦多良好。若见患者表现为精神委顿、面容憔悴、表情痛苦、目光晦暗、瞳仁呆滞、反应迟钝、呼吸气微,甚至神昏谵语、循衣摸床、撮空理线,或卒倒而目闭口开、手撒遗尿等,伤势较重,均称为"失神",表示病后正气已伤,病情严重,预后不好。如见久病、重病、精气神本已极度衰弱的患者突然出现精神转"佳"等虚假现象,称为"假神",通常称为"回光返照",应予以特别注意,不得不识。

望色,主要是观察面部的气色,即望面部的颜色和光泽,面部的色泽是脏腑气血的外荣,色与泽两方面的异常变化是人体不同病理反应的表现。不同的色反映着不同的病证,而泽则反映着机体精气盛衰,所以观察颜面肤色及润泽与否对诊断疾病的轻重和推断病情的进退有较重要的意义。一般来说,患者气色鲜明、荣润的,说明病变轻浅,气血未衰,其病易治,预后良好;面色晦暗、枯槁的,说明病变深重,精气已伤,预后欠佳。临床上如见面色㿠白、虚浮,多属阳气虚,可见于大失血后及哮喘等。五色对损伤主病为:白色主失血、虚证;面色淡白无华,形容消瘦,多属血虚;急性病中突然面色苍白,多属阳气暴脱,可见于各种休克;另外,小儿蛔虫病,面上可出现灰白色圆形的"虫斑"。青色主瘀血气闭,气血运行受阻;面色青灰、口唇青紫,多为气滞血瘀;风寒头痛和受寒腹痛,疼痛剧烈时,面色苍白而带青;小儿惊风或癫痫发作时,面色多青而晦暗。赤色主损伤发热,面赤多见于热证,午后两颧潮红多属阴虚阳亢的虚热证。黄色主脾虚湿重,湿热阻滞;面、目、身俱黄,称为黄疸,色鲜明者为阳黄,多属湿热;色晦暗者为阴黄,多属寒湿。黑色主肾虚,或经脉失于温养;目眶周见黑色,多见于肾虚水泛的水饮病,或寒湿下注的带下证。

2. 局部望诊

望诊时还要重点注意观察病变周围皮肤色泽、汗毛和局部组织的外形改变。新伤出血者,肤色青紫,肿胀范围比较集中;陈旧损伤出血时间较长,肤色变黄,肿胀范围比较广泛;损伤后肤色青紫不断加深加大,为内部渗血不止的现象,应注意进一步检查或采取措施。青紫而红应防止继发感染,肤色失去红润而变白者,为血虚或血行受阻;损伤部位肤色紫黑,应防组织坏死。背腰部不同形状的咖啡色斑点,反映了神经纤维瘤或纤维异样增殖综合征的存在;腰骶部汗毛过长、皮肤色浓,多有先天性骶椎裂;腰部中线软组织肿胀,多为硬脊膜膨出;一侧腰三角区肿胀,多为流注脓肿。

二、望形态

形是外形,态是动态。望形态是骨伤科诊断疾病不可缺少的一部分内容,应予以重视。形态正常是人体气血、筋骨、脏腑、经络生理功能正常协调的基本反映,形态异常则往往反映各种不同的疾病,尤其是伤科病证与各种痛证。一般望形态主要是观察肢体有无异常,局部有无畸形,如脊柱的生理曲度是否改变、脊柱是否有错位畸形、四肢是否有长短粗细的改变等。骨骼及筋脉损伤,或因感受风寒致痹、致痿,可出现肢体活动功能丧失及各种保护性体态。例如,小儿桡骨小头半脱位呈前臂旋前、肘半屈曲状态;腰椎间盘突出症可使脊柱代偿性侧弯;下肢损伤多不能站立行走;腰部扭伤多向患侧佝偻,且用手支撑腰部;小儿肌性斜颈,头颈向患侧歪斜、颜面转向健侧;头轻度前倾,姿势牵强,常可在颈项部看到或触及肌肉强硬痉挛,多为落枕、颈椎病。这些形态的改变,都为临床诊断提供了重要依据。

三、望畸形

畸形是指人体的外形发生异常改变,为伤科疾病的典型症状之一。在一些先天发育不全、发育障碍,或因某些疾病而引起的体征中也可出现,严重的骨折、脱位及其他损伤,肢体或躯干可呈现出各种畸形。例如,肩关节脱位可见"方肩"畸形,髋关节脱位可见下肢外展或内收畸形,类风湿脊柱炎有后突强直畸形,腰椎间盘突出有脊柱侧弯畸形等。临床见到的脊柱前凸畸形多由姿势不良或小儿麻痹症引起;脊柱后凸畸形表现为成角如驼峰状,多见于小儿佝偻病和脊柱结核;老年人后凸畸形多在胸椎部分呈圆弧状,多属驼背;脊柱侧凸畸形大多因姿势不良、下肢不等长、肩部畸形、腰椎间盘突出症、小儿麻痹症及慢性胸腔或胸廓病变所致;姿势不良引起的侧凸畸形,可在平卧及弯腰时消失;姿势强直多见于类风湿和强直性脊柱炎;小儿麻痹症常引起患肢肌肉萎缩、膝关节过伸及小儿先天性内翻马蹄足等。下颌关节强直,如发生于单侧,则颌部偏斜于患侧,面部不对称,患侧丰满,健侧扁平;如发生于双侧,自幼得病者,则整个下颌骨发育不良,颌部后缩,形成下颌畸形;成年得病者,则畸形不显著,但张口困难。

四、望肿胀

肿胀是伤科疾病的主要表现,往往是人体受伤后,气血、筋骨受损,以致气滞血凝,瘀积不散,瘀血滞于肌表则成肿胀、瘀斑。《医宗金鉴·外科心法要诀·痈疽总论歌》云:"人之气血,周流不息,稍有壅滞,即作肿矣。"所以在临床检查时,需观察肿胀的程度以及色泽的变化,以便了解损伤的轻重与时间长短。如肿胀严重,明显可见青紫者,可能有骨折或断筋存在;肿胀较轻,稍有青紫或无青紫者,多属轻伤。肿胀且肤色青紫者,多为新伤;肿胀较轻,肤色青紫带黄者,多为陈伤。

五、望肢体功能

肢体的活动功能正常与否,是反映人体健康与否的一个方面。肢体活动功能受限或活动异常,往往是肢体某些部位伤筋等所致。所以,认真观察肢体的活动情况,查明肢体活动功能障碍的程度,仔细辨别患者的症状、体征是十分必要的。除观察上肢能否上举、下肢能否行走外,还应进一步检查关节活动功能及其活动范围是否正常。如肩关节的正常活动有外展、内收、前屈、后伸、内旋、外旋六种,凡肩关节各种活动受限,肩关节处于固定、黏着状态,又无方肩畸形者,多见于肩周炎患者的中后期。

任务二 闻 诊

闻诊在推拿诊法中除听呻吟、语言、呼吸、咳嗽等声音与嗅气味(包括二便、呕吐物、创口分泌物或其他排泄物等)外,尤其应注意以下几点。

一、听筋响声

部分伤筋或关节病在检查时可听到特殊的摩擦音或弹响声,最常见的有以下几种。

1. 关节摩擦音

医者以一手放在患者关节上,另一手移动关节远端的肢体,可闻及关节摩擦音或感到有摩擦感。一些慢性或亚急性关节疾患也可闻及柔和的关节摩擦音;骨性关节炎可闻及粗糙的关节摩擦音。如在关节运动至某一角度,关节内经常出现尖细的声音,表示关节内有移位的软骨或游离体。

2. 腱鞘摩擦音

拇屈肌腱狭窄性腱鞘炎与指屈肌腱狭窄性腱鞘炎患者在做屈伸手指的检查时,多可听到弹响声,多系肌腱通过肥厚之腱鞘所产生,所以习惯上把这种狭窄性腱鞘炎称为弹响指或扳机指。腱周围炎在检查时常可听到似捻干燥头发时发出的声音,即"捻发音",其多在有炎性渗出液的腱鞘周围听到,好发于前臂的伸肌群、股四头肌和跟腱部位等。

3. 关节弹响声

膝关节半月板损伤或关节内有游离体时,在做膝关节屈伸、旋转活动时,可听到较清脆的弹响声。

4. 气肿摩擦音

创伤后皮下组织有大片不相称的弥漫性肿起时,应检查有无皮下气肿。检查时手指分开,轻轻揉按患部,可有一种特殊的捻发音或捻发感。肋骨骨折后,若断端刺破肺脏,空气进入皮下组织,亦可形成皮下气肿;开放性骨折合并气性坏疽时也可出现皮下气肿。

二、听骨擦音

骨擦音是骨折的主要体征之一,为骨折后骨的两断端相互摩擦所发出的音响或摩擦感。注意听骨擦音不仅可以帮助辨明是否存在骨折,而且还可进一步分析骨折属于何种性质。但应注意的是,骨擦音多数是医者触诊检查时偶然感觉到的,不宜主动且不可强求去寻找,以免加重损伤,增加患者的痛苦。

三、听入臼声

关节脱位在整复成功时,常能听到"咯噔"的响声,此时应立刻停止手法,以免因牵拉过度而引起关节周围软组织的损伤。

任务三 问 诊

问诊是医生临床之首务,也是医生了解病情的发生、发展过程、疾病变化的主要手段,为历代医家所重视。详细、全面的问诊内容可以更准确地把握患者的发病状况,更精准地辨证论治,提高疗效,缩短疗程,从而减少损伤后遗症。在推拿临床问诊中,除"十问"内容外,还需根据推拿专科情况重点询问下述几个方面。

一、问病因

详细询问疾病发生最根本的原因对临床诊断非常重要,特别是伤科疾病,不同的受伤原因及体位可导致不同部位、不同性质的损伤。如伤者因高空作业坠落,足跟着地,则损伤可能发生在足跟、脊柱或颅底;平地摔倒者,则应问清着地的姿势,如肢体处于屈曲位还是伸直位,何处先着地等,同一个着地部位在屈曲位和伸直位的损伤往往是不同的。

二、问发病时间

询问损伤发生的日期与时间可以初步判断是新鲜损伤还是陈旧损伤,也可判断某些疼痛的性质和类型。突然损伤或突然发病的,多为急性损伤或慢性损伤的急性发作;如发病缓慢,多为慢性损伤及劳损。了解发病时间的长短,一则可以判断疾病的轻重,二则可以分析疾病的性质。

三、问疼痛及肢体功能

了解疼痛的起始时间、部位、性质、程度以及肢体功能活动情况,对于诊断和鉴别诊断具有重要的临床意义。首先,应仔细询问清楚患者疼痛的性质;其次,询问疼痛是持续性的还是间歇性的,痛处是固定不移的还是游走不定的,有无放射痛,放射至何处;再次,询问服止痛药后能否缓解、减轻,各种不同的动作(如负重、咳嗽、喷嚏等)对疼痛有无影响;最后,还应询问疼痛、麻木、肿胀、肢体功能活动等与气候变化有无关系,劳累、休息及昼夜对疼痛程度有无影响等。如有功能障碍,更应详细问明是受伤后立即发生的,还是经过一段时间才发生的。一般骨折或脱位后,功能大都立即发生障碍或丧失,骨关节病则往往是得病后经过一段时间才会影响到肢体的功能。

四、问治疗经过

对既往的治疗经过和目前的病情情况进行详细询问,可以帮助医生进一步分析疾病情况,掌握病情变化,排除一些不必要的怀疑,判断以往所做诊疗是否恰当,补充漏诊的可能情况。此外,问治疗经过对确定今后的治疗方案有很大的帮助。

五、问过去病史

对过去病史应自出生起详细询问,按发病的年月等先后顺序记录。对可能与目前病变有关的内容,应详细询问并做记录。

六、问个人史

对于患者从事的职业或工种及其年限,劳动的性质、条件和常处体位,以及家务劳动、个人嗜好等应询问并做记录,以便对诊断、治疗有所帮助。

七、问家庭史

仔细询问家族内成员的健康状况对排除某些疾病的遗传、家族现象有重要意义。如患者已死亡,则应询问其死亡原因、年龄以及有可能影响后代的疾病。

八、问其他情况

问二便、月经、妊娠、饮食、环境等也是比较重要的,不可忽视。

任务四　切　诊

切诊主要包括切脉、触诊、量法三个方面。

一、切脉

历代医家对切脉都很重视,通过切脉可判断疾病的表里、寒热、虚实以及正气的盛衰、邪气的性质等。

二、触诊

触诊又叫摸诊、按诊,即医生用手触摸患者体表一定部位,以判断病情的轻重、性质,范围的大小,部位的深浅,肌肤的寒温润燥,皮肤、肌肉张力的大小等。触诊主要是通过触摸、挤压、叩击、旋转、屈伸等方法来了解肢体的畸形、局部的压痛点、肤温、异常活动、弹性固定、肿块等情况,是骨伤科重要的检查方法。下面根据推拿临床需要重点介绍触诊。

1. 全身触诊

(1)脊柱触诊:先要确定脊椎位置,利用脊椎与相邻结构的解剖关系和特点,通过触摸来确定。两侧肩胛骨上角的连线相当于第二胸椎水平,两侧肩胛骨下角连线相当于第七胸椎水平,两侧髂嵴最高点连线相当于第四腰椎水平,剑突与脐孔连线中点平对第一腰椎,下肋缘平对第二腰椎,髂后上棘连线平对腰骶关节。医生可用拇指或示、中指沿脊柱棘突自上而下触摸,注意棘突有无隆起或凹陷,棘突间隙是否相等,棘突有无偏歪,棘间韧带及棘上韧带有无增厚、肿胀、压痛。检查脊柱部压痛点时要区分浅、深压痛和间接压痛,一般来说,浅压痛表示浅部病变,如棘间韧带或棘上韧带等浅层组织损伤;深压痛和间接压痛表示深部病变,如椎体、小关节或椎间盘病变等深层组织病变。腰椎间盘突出症,病变椎间盘患侧棘突旁有深压痛和放射痛。如果腰部只有酸痛,活动正常,压痛不明显或没有压痛,往往是妇科病、肾下垂或疲劳综合征等引起的症状性腰痛。第三腰椎横突综合征常在横突尖部有压痛、肥厚感、肌肉痉挛或条索状结节。对比两侧背肌、腰肌是否对称,有无肿胀、痉挛、包块等,如果一侧或两侧腰部或背部肌肉紧张、压痛,说明此处浅部肌肉、筋膜损伤或劳损;或者支配该部的脊髓节段及神经根有病变或受压迫、刺激。

(2)腹部触诊:检查重点应注意有无脏器损伤。无论是肝脾损伤还是空腔脏器损伤,均有明显的腹肌紧张。先触摸肝区、脾区有无压痛,肝浊音界是否消失,有无移动性浊音,肠鸣音是否存在以及有无亢进或减弱。其他部位触诊应注意有无膀胱、尿道及肾实质损伤并结合全身情况,尽早判断有无活动性出血。如触及腹腔肿物,除创伤血肿外,最常见的病症为腰椎结核寒性脓肿和椎体肿瘤。阑尾炎在右髂前上棘与脐连线的中、外 1/3 交点(麦氏点)处有压痛。阑尾炎发作时,阑尾穴(足三里直下 2 寸)常有压痛或酸胀感,以右侧较明显。胆囊炎在胆囊点(右季肋缘与腹直肌右缘的交角处)有压痛,检查时,用四指或拇指压住胆囊点,当患者深吸气时胆囊下移,因碰到手指感到剧痛而突然屏气,即为胆囊压痛试验阳性。胆道蛔虫症患者,在剑突下二指再向右旁开二指处有明显压痛,称为胆总管压痛点。胃溃疡压痛区在上腹部正中和偏左处,范围较广;十二指肠溃疡压痛区在上腹部偏右处,常有明显的局限压痛点。胃肠穿孔等急性腹膜炎患者,腹壁紧张,有压痛及反跳痛,为腹膜刺激征阳性。触诊时,腹壁强硬如板,称为板状腹。

(3)经穴按诊:推拿临床还用触摸、切按等手法在经脉、腧穴部位寻找异常变化作为诊断依据。对经脉、腧穴的按诊要遵循中医经络腧穴理论,根据经络的循行、腧穴的分布及其主治作用而进行,按近处取穴、远处取穴、对症取穴原则应用,同时,还特别强调对五输穴、原穴与络穴、背俞穴与募穴、八会穴、郄穴等穴位进行按诊。

2. 局部触诊

(1)触痛点:即触疼痛点和压痛部位。患者主诉某一部位疼痛,很难反映出其病变部位的具体情况,必须依靠触诊,并要反复触摸,才能了解清楚。在触诊时,应分清主要痛点和次要痛点,在治疗过程中,主要痛点和次要痛点会相互转化,应反复触摸,及时把握关键所在,才能正确指导临床治疗。压痛的范围、部位、程度如何,可用来鉴别是伤筋还是伤骨。压痛明显而尖锐者,多为骨折;压痛较轻,范围广泛者,多为伤筋。

(2)摸肿胀:肿胀较硬、肤色青紫者,为新鲜损伤;损伤日久,瘀血凝滞不化,亦可肿胀而硬。肿胀较软、青紫带黄者,为陈旧损伤;新鲜损伤溢于脉外之血瘀于皮下或由里及表,亦可肿胀而软,需根据病史,结合损伤的深浅、演化,进行诊断。另外,还要检查局部皮肤温度与损伤的关系,有无肿胀,如系肿物,要检查其硬度,以及与周围组织的关系如何。

(3)摸畸形:触摸患部出现的高凸、凹陷、侧弯等畸形,可以判断骨折和脱位的性质、位置、移位情况,以及骨折复位是否平整。

(4)摸异常活动:四肢长管状骨损伤,不能活动的部位如有异常活动,表示有骨折存在。已经确定的骨折患者,断端仍有异常活动,表示骨折尚未连接。各关节出现的异常活动,多表示相应韧带的完全断裂。

(5)摸弹性固定感:陈旧性脱位突出的骨头在牵拉时有弹性移动,一般能够得到复位,关节损伤后发生粘连,牵拉时有弹性活动感者,可用手法使粘连得到松解。

(6)叩远端:以拳叩体表可用来测知患者疼痛部位的深浅和疼痛程度,或者于肢体远端纵向叩击可以测知是否骨折及骨折愈合的程度。

三、量法

量法是指利用带尺、量角器等来测量肢体长短、粗细、关节活动度的大小等,并与健侧做对比的一种诊断方法。对伤痛类疾病进行诊断时,量法一直受到推拿、伤科临床医生的重视。

1. 肢体长度

(1)上肢长度(图2-1):指从肩峰至桡骨茎突或中指尖的长度。上臂长度指肩峰至肱骨外上髁的长度;前臂长度指肱骨外上髁至桡骨茎突的长度。

(2)下肢长度(图2-1):指从髂前上棘至内踝下缘,或脐至内踝下缘的长度。大腿长度指从髂前上棘至膝关节股骨内髁的长度;小腿长度指膝关节股骨内髁至内踝下缘的长度。

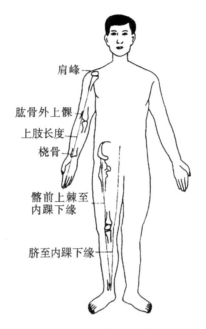

图 2-1 肢体长度量法

2. 肢体周径

两侧肢体取相对应的同一水平测量，可量得肢体周径。

(1) 上肢周径：可在肱骨外上髁向上或向下 5～10cm 处测量上臂或前臂周径。

(2) 下肢周径：可在髌上缘向上 10～15cm 处测量大腿周径，或在胫骨结节向下 10～15cm 处测量小腿周径。

3. 关节活动范围测量

一般用特制的量角器来测量关节活动范围。

(1) 颈部活动范围（图 2-2）：前屈 35°～45°，后伸 35°～45°，左、右侧屈各 45°，左、右旋转各 60°～80°。

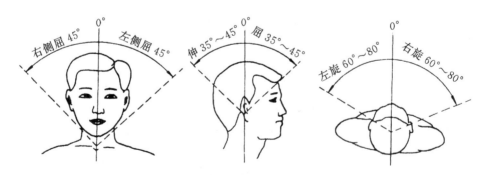

图 2-2 颈部活动范围

(2) 腰部活动范围（图 2-3）：前屈 90°，后伸 30°，左、右侧屈各 30°，左、右旋转各 30°。

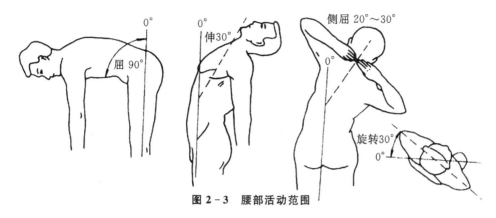

图 2-3 腰部活动范围

(3)肩关节活动范围(图 2-4):前屈 90°,后伸 45°,外展 90°,内旋 80°,外旋 30°,上举 90°。

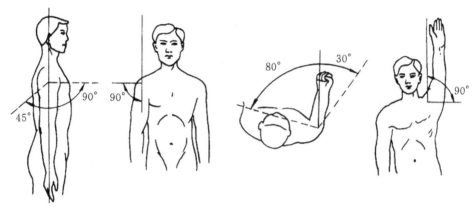

图 2-4 肩关节活动范围

(4)肘关节活动范围(图 2-5):屈曲 135°~150°,过度伸直 10°,旋前 80°~90°,旋后 80°~90°。

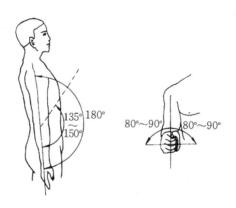

图 2-5 肘关节活动范围

(5)腕关节活动范围(图 2-6):背伸 35°~60°,掌屈 50°~60°,桡侧倾斜 25°~30°,尺侧倾斜 30°~40°。

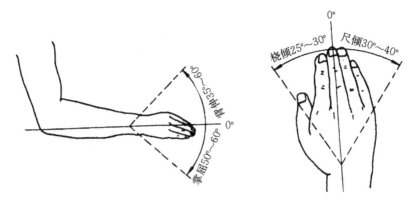

图 2-6 腕关节活动范围

(6)髋关节活动范围(图 2-7):屈曲 130°~145°,后伸 10°~15°,外展 25°~45°,内收 20°~30°,内旋 40°~50°,外旋 30°~40°。

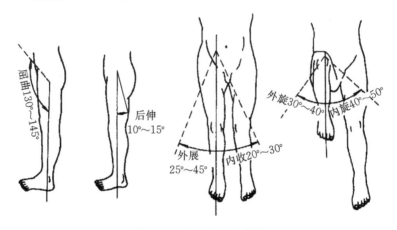

图 2-7 髋关节活动范围

(7)膝关节活动范围(图 2-8):屈曲 120°~150°,过伸 5°~15°,内旋约 10°,外旋约 20°。
(8)踝关节活动范围(图 2-9):背伸 20°~30°,跖屈 40°~50°。

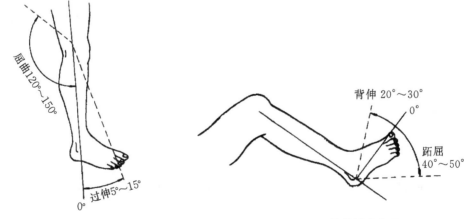

图 2-8 膝关节活动范围   图 2-9 踝关节活动范围

量法在使用时应注意患者有无先天或后天畸形,以防止与病变相混淆。需将两侧肢体放在完全对称的位置上。应在起、止点处做好标记,使定点能准确,防止测量时移动或滑动。带尺要拉紧,尽可能地避免误差。

目标检测

1. 简述推拿望诊的基本内容。
2. 简述推拿闻诊的基本内容。
3. 简述推拿问诊的基本内容。
4. 简述推拿切诊的基本内容。

项目二 推拿临床常用检查

学习目标

本项目对成人推拿临床常用检查进行了总体论述,并详细介绍了各种检查方法的基本内容、临床意义、适应证等。

【知识要求】

掌握成人推拿技术诊法中临床常用检查方法的基本内容、临床意义、适应证等;熟悉推拿临床常用的神经功能检查和影像学检查的基本内容。

【能力要求】

能够进行成人推拿技术诊法中临床常用检查方法的操作,并灵活应用,做到诊断明确、鉴别明确;能够进行推拿临床常用的神经功能检查和影像学检查基本内容的临床操作、应用,做到鉴别诊断。

任务一 骨伤科特殊检查法

一、颈腰背部

1. 压顶试验(颈椎间孔挤压试验)

患者正坐,医者用双手重叠按压其头顶,并控制颈部在不同角度下进行按压(图2-10),如引起颈痛和肢体放射痛者为阳性,提示颈部神经根受压。

2. 叩顶试验

患者正坐,医者将一手掌面置于患者头顶,另一手握拳用下拳眼叩击掌背(图2-11),如引起颈部或上肢疼痛或麻木,提示颈椎病致颈部神经根受压。

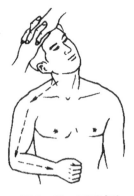
图2-10 压顶试验

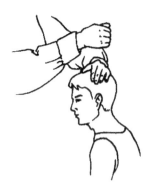
图2-11 叩顶试验

3. 仰卧屈颈试验

患者仰卧,主动或被动屈颈1~2分钟,引起腰腿痛及放射痛者为阳性,提示腰部神经根受压(图2-12)。

4. 臂丛神经牵拉试验

患者取坐位,头微屈,医者立于被检查侧,一手推患者头部向对侧,另一手握该侧腕部做相反方向牵引(图2-13),使臂丛神经受到牵拉,如患肢出现放射痛、麻木,提示臂丛神经受压。

5. 挺腹试验

患者仰卧,将腹部挺起,腰部离开床面,同时咳嗽一声,如引起腰腿痛为阳性,提示腰部神经根受压(图2-14)。

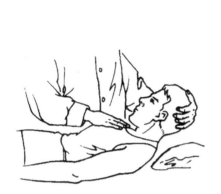

图2-12 仰卧屈颈试验

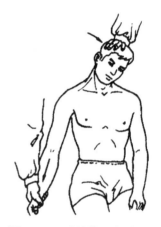

图2-13 臂丛神经牵拉试验

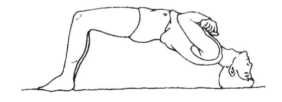

图2-14 挺腹试验

6. 直腿抬高试验

患者仰卧,将患侧下肢伸直并高举(图2-15),测定高举时无痛的范围,正常可达90°,如神经根受压时,可出现直腿抬高的程度明显受限,一般多在60°以下,即出现受压神经根分布区的疼痛,为直腿抬高试验阳性。骶髂关节和腰骶关节有病变时,直腿抬高试验也能出现阳性,但疼痛的部位不同,抬腿的高度也比坐骨神经痛时高,这是因为直腿抬高不仅能牵拉坐骨神经,而且可在骶髂关节产生旋转扭力,如果抬高超过90°,还能影响腰骶关节。此外,股后肌群的紧张也可引起直腿抬高试验假阳性。

7. 直腿抬高加强试验

直腿抬高到出现腰腿痛的角度时,将下肢放低5°~10°,然后背屈踝关节,又引起疼痛,即可排除股后肌群紧张引起的假阳性,提示单纯性坐骨神经受压(图2-16)。

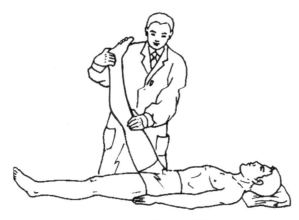

图 2-15 直腿抬高试验

8. 跟臀试验

患者俯卧,两下肢伸直,肌肉放松;医者握患者踝部屈膝,使其足跟接触到臀部,如腰椎或腰骶关节有病变,则引起腰痛,而且骨盆甚至腰部也随之抬起(图 2-17)。

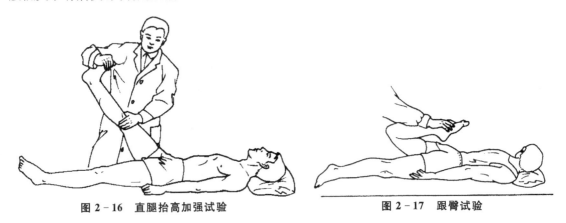

图 2-16 直腿抬高加强试验　　　　　图 2-17 跟臀试验

二、上肢部

1. 搭肩试验

正常人手搭于对侧肩上时,肘关节可以紧贴胸壁,如有肩关节脱位,当患侧手搭在对侧肩部时,肘部则不能紧靠胸壁(图 2-18),此试验又称"杜加试验"。

2. 肱二头肌抗阻力试验

嘱患者屈肘 90°,医者一手扶住患者肘部,一手扶住其腕部,嘱患者用力屈肘、外展、外旋,医者拉其前臂,对抗屈肘。如果结节间沟处疼痛,提示肱二头肌肌腱滑脱或肱二头肌长头肌腱炎。

3. 直尺试验

以直尺贴上臂外侧,正常时不能触及肩峰,若直尺能触及肩峰,提示有肩关节脱位或其他原因引起的方肩畸形,如三角肌萎缩等(图 2-19)。

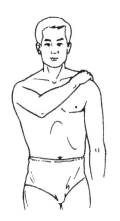 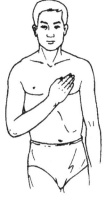 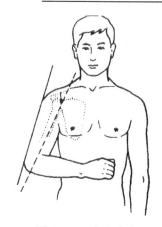

图 2-18　搭肩试验　　　　　图 2-19　直尺试验

4. 肩关节外展试验

此试验对肩部疾病能做大致的鉴别(图 2-20)。

(1)如肩关节只能轻微外展,并引起肩部剧痛者,可能为肩关节脱位或骨折。

(2)患肩关节炎时,从外展到上举过程皆有肩部疼痛。

(3)外展开始时不痛,越接近水平位时肩越痛,可能为肩关节粘连。

(4)外展过程中肩部疼痛,上举时反而不痛,可能为三角肌下滑囊炎。

(5)从外展到上举 60°～120°范围内有疼痛,超过此范围时反而不痛,可能为冈上肌肌腱炎。

(6)外展动作小心翼翼,并有突然疼痛者,可能为锁骨骨折。

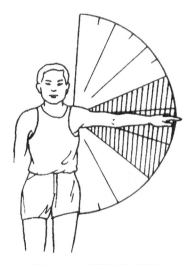

图 2-20　肩关节外展试验

5. 肘三角检查

肱骨内上髁、肱骨外上髁和尺骨鹰嘴突在肘关节屈曲时,呈一底边向上的等腰三角形,称为肘三角。当肘关节伸直时,三点在一条直线上;肘关节脱位或组成肘三角的骨骼发生骨折并移位时,这种解剖关系会发生改变。

6. 网球肘试验

患者在前臂旋后位时伸直肘关节不痛,而在腕关节尽量屈曲然后前臂完全旋前并将肘伸直(图2-21),此时桡侧腕长肌张力较大,会引起肱骨外上髁处剧痛。此试验又称"密耳试验"。

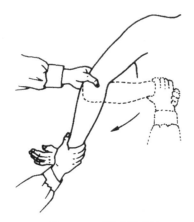

图2-21 网球肘试验

7. 腕屈、伸肌紧张试验

患者取坐位,医者位于其前方,一手握患者肘部,屈肘呈90°,前臂旋前位,掌心向下半握拳,另一手握住患者手背,使之被动屈腕,然后在患者手背施加阻力,嘱患者伸腕。如肱骨外上髁处疼痛,提示肱骨外上髁炎。患者掌心向上,伸手指和背伸腕关节,医者以手按压患者手掌,患者抗阻力屈腕,肘内侧痛者为阳性,提示肱骨内上髁有病变。

8. 握拳试验

患者手握实拳,手四指将拇指握在拳眼内,做腕关节尺偏,若桡骨茎突处发生疼痛,提示桡骨茎突部狭窄性腱鞘炎(图2-22)。

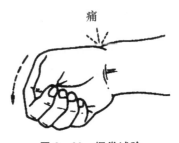

图2-22 握拳试验

三、骨盆和骶髂关节部

1. 双膝双髋屈曲试验

患者仰卧,医者将患者屈曲的两下肢同时压向腹部,如活动受限、疼痛,提示该处的椎间关节有病变;如将一侧屈曲的下肢压向对侧腹部,引起骶髂关节疼痛,说明有骶髂韧带损伤或关节病变(图2-23)。

2. 骨盆分离与挤压试验

患者仰卧，医者两手各压于患者一侧髂骨翼上，并用力向外按或向内挤压，有疼痛者为阳性，提示骶髂关节有病变。

3. "4"字试验

患者仰卧，健侧下肢伸直，患侧下肢屈曲外旋，将足置于健侧膝上方，医者一手压住患侧膝上方，另一手压住健侧髂前上棘，使患侧骶髂关节扭转，产生疼痛为阳性，提示骶髂关节有病变（图2-24）。

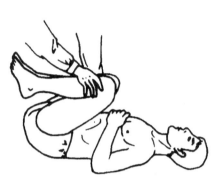

图2-23 双膝双髋屈曲试验

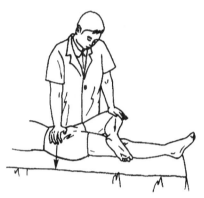

图2-24 "4"字试验

4. 床边试验

患者仰卧，将患侧臀部靠近床边，健侧下肢屈膝屈髋，以固定骨盆；医者将其患肢移至床外并使之尽量后伸，使骶髂关节牵张和转动，若此侧骶髂关节有疼痛，则提示有骶髂关节病变（图2-25）。

5. 梨状肌紧张试验

患者俯卧，伸直患肢；医者握其患肢做内收内旋动作，若有坐骨神经放射痛，再迅速外展、外旋患肢，若疼痛立刻缓解即为阳性，提示梨状肌综合征（图2-26）。

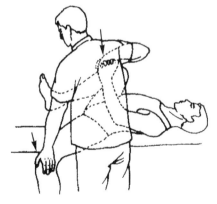

图2-25 床边试验

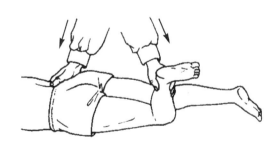

图2-26 梨状肌紧张试验

6. 斜扳试验

患者侧卧，下侧腿伸直，上侧腿屈髋屈膝各90°；医者一手将患者肩部推向背侧，另一手扶臀部将骨盆推向腹侧,并内收内旋该侧髋关节,若发生骶髂关节疼痛即为阳性,提示该侧骶髂关节或下腰部有病变。

7. 内旋髋试验

患者仰卧,将患肢伸直抬高,当出现坐骨神经痛时,医者可用力做被动内旋髋关节的运动,人为地使梨状肌紧张(亦称为梨状肌紧张试验),此时坐骨神经痛加剧则为阳性,见于梨状肌综合征。

四、下肢部

1. 站立屈髋屈膝试验

可先由健侧下肢负重,另一侧下肢屈曲抬起,由于负重侧髋外展肌群的收缩,使另一侧骨盆向上倾斜而高于负重侧。如臀中肌麻痹或髋关节脱位,当患侧下肢负重、健侧下肢屈曲抬起时,健侧骨盆非但不能向上倾斜,反而下降,低于负重侧,称为该试验阳性(图2-27)。

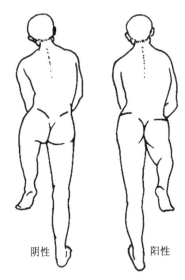

图2-27 站立屈髋屈膝试验

2. 髂前上棘与坐骨结节连线检查

患者仰卧,将髂前上棘与坐骨结节连成一线,正常情况下,大转子的尖端应在此线以下,超过此线1cm时,说明大转子已向上移动,提示股骨颈骨折或髋关节脱位(图2-28)。

3. 掌跟试验

患者仰卧,下肢伸直,将足跟放在医者掌面上。正常情况下,下肢应呈中立位而足竖直在掌面上,如有股骨颈骨折、髋关节脱位或截瘫患者的髋关节松弛时,则足向外倾倒,呈外旋位(图2-29)。

4. 髋关节过伸试验

患者俯卧,两下肢伸直,医者一手压住其骶后部以固定骨盆,另一手提起患侧小腿,使患侧髋关节过伸(图2-30),当髋关节或骶髂关节有病变时,则不能后伸,若用力后伸则骨盆也随之抬起,臀部疼痛。患髋关节早期结核时,此体征比髋关节屈曲试验出现得要早。

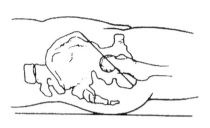

图 2-28 髂前上棘与坐骨结节连线检查

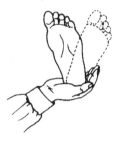

图 2-29 掌跟试验

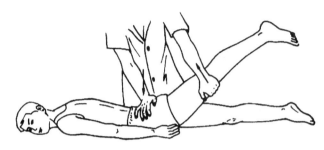

图 2-30 髋关节过伸试验

5. 屈髋挛缩试验

患者仰卧,两下肢伸直,若腰椎有代偿性前凸,则医者应以一手掌插入患处腰椎下,另一手屈曲健侧下肢的髋、膝关节,使腰椎与放于腰部的手掌面接触为止,以矫正腰椎的代偿性前凸。如有髋关节结核、增生性关节炎和骨性强直时,则患侧髋关节会呈屈曲位,患腿离开床面(图 2-31)。

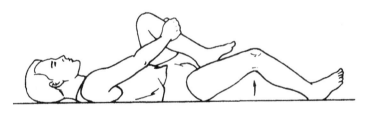

图 2-31 屈髋挛缩试验

6. 足跟叩击试验

患者仰卧,两下肢伸直;医者一手将患肢抬起,另一手以拳击其足跟,如髋关节处发生疼痛,说明髋关节处有骨折、脱位等病变(图 2-32)。

7. 屈膝屈髋分腿试验

患者仰卧,两足底对贴,将两下肢外展外旋,如有股内收肌综合征,则大腿不易完全分开,若被动分开,即会产生疼痛(图 2-33)。

8. 浮髌试验

患者平卧,膝部伸直;医者一手将患者髌骨上方髌上囊内液体向下挤入关节腔,另一手示指下压髌骨,一压一放,反复数次,如有波动感,即提示膝关节腔内有积液存在(图 2-34)。

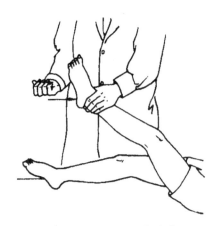
图 2-32 足跟叩击试验

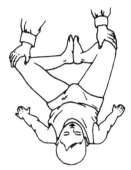
图 2-33 屈膝屈髋分腿试验

9. 侧向挤压试验

患者仰卧,将下肢伸直、股四头肌放松;医者一手握患者踝部,另一手在膝内侧或外侧作为支点,使小腿内翻或外翻,正常时无活动,亦无疼痛。如韧带完全撕裂,则施力时关节出现"开口"活动;如韧带仅有损伤,则只引起疼痛(图 2-35)。

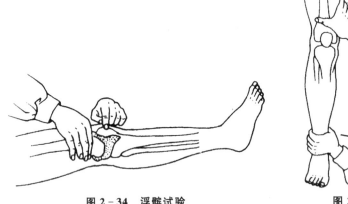
图 2-34 浮髌试验

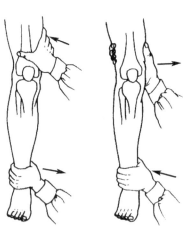
图 2-35 侧向挤压试验

10. 抽屉试验

患者仰卧,屈膝至 90°,使两足和股四头肌放松;医者双手握患者小腿上端,将其向前和向后反复推拉。正常时无活动,如有向前滑动,提示前交叉韧带损伤;如有向后滑动,则提示后交叉韧带损伤(图 2-36)。

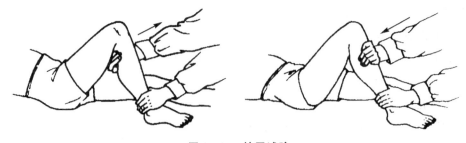
图 2-36 抽屉试验

11. 研磨试验

此试验为鉴别侧副韧带损伤与半月板破裂的方法。患者俯卧,下肢伸直,将患膝屈曲至90°;医者将患者大腿固定,用双手握住患足下压,使膝关节面靠近并受挤压,然后旋转小腿,如有疼痛,则为半月板损伤;如将小腿提起,使膝关节间隙增宽,再旋转小腿时发生疼痛,则为侧副韧带损伤(图2-37)。

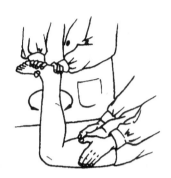

图 2-37 研磨试验

12. 膝关节旋转试验

患者仰卧,医者一手握住患者膝部,另一手握住其踝部,使膝关节被动屈伸,将小腿内收外旋或外展内旋,然后慢慢伸直膝关节。如膝关节内侧疼痛或有响声,则说明内侧半月板损伤;如膝关节外侧疼痛或有响声,则为外侧半月板损伤(图2-38)。

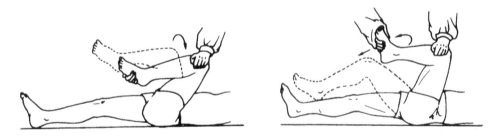

图 2-38 膝关节旋转试验

任务二 常用神经功能检查

在采用推拿治疗常见疾病的过程中,常伴有神经功能的异常或损伤。因此,神经功能检查对推拿临床也有重要意义。

一、神经反射检查

对患者进行神经反射检查必须具有针对性且需两侧对比进行,切不可先入为主或主观臆断。对称性神经反射的增强或减弱不一定是神经损害的临床表现,不对称性神经反射的增强或减弱才更有临床意义。

1. 生理反射

(1)深反射:刺激肌腱、骨膜等引起的反射称为深反射,因该反射是通过深感觉感受器(本体感觉)传导的,故属于深反射(本体反应),又称腱反射。深反射的检查最好用软质的橡皮叩诊锤叩击有关肌腱以引起反射。常检查的深反射有肱二头肌反射、肱三头肌反射、桡骨膜反射、膝腱反射和跟腱反射。深反射的记录方法常为:消失(一),减退(+),正常(++),增强(+++),亢进甚至出现阵挛(++++)。深反射的减弱或消失见于反射弧的抑制或中断。此外,上运动神经元的损害亦可使反射增强或消失。

(2)浅反射:刺激皮肤或黏膜引起的反射称为浅反射。浅反射消失在临床上有较大意义,表明由体表感受器至中枢的反射弧中断。临床上常检查的浅反射有腹壁反射、提睾反射和肛门反射。腹壁反射可能因腹壁松弛、肥胖或腹胀而消失,提睾反射可因年老和阴囊、睾丸疾患而消失,正常情况下亦可两侧不对称。浅反射的记录方法为:消失(一),迟钝(+),活跃(++),亢进(+++)。浅反射的减弱或消失表示反射弧的抑制或中断。此外,上运动神经元受到损害时,浅反射亦表现为减弱或消失。

2. 病理反射

病理反射指在正常情况下不出现,仅在中枢神经系统受到损害时才发生的异常反射。脊髓性和脑性病变的各种病理反射主要是由锥体束受损后失去对脑干和脊髓的抑制所产生的。临床上常检查的病理反射有以下几项。

(1)巴宾斯基(Babinski)征:又称划跖试验。患者平卧,全身放松,髋、膝关节伸直,足跟放于诊疗床上;或取坐位,适当伸直膝关节。医者一手握住患者踝关节,一手用火柴棒、棉花签或大头针针帽等在患者足底外缘从跟部向前轻划皮肤,至足趾根部转向内侧,直到拇趾附近。开始时刺激宜轻,如无反应,则可逐渐增加刺激的强度,但要避免刺痛而引起逃避反应。典型的阳性反应为拇趾背伸,其余各趾呈扇形散开,此乃锥体束损害的重要体征,可见于大脑皮质运动区及其向下投射的皮质脊髓束的损害,也可见于各种原因引起的昏迷以及深度麻醉、癫痫大发作后。

(2)奥本海姆(Oppenheim)征:又称压擦胫试验。以拇指用力沿胫骨前嵴内侧面从上而下压擦,阳性反应同巴宾斯基征。

(3)戈登(Gordon)征:又称捏腓肠肌试验。用手捏压腓肠肌,阳性反应同巴宾斯基征。

(4)踝阵挛:医者一手托住患者腘窝,一手握其足部,用力使踝关节突然背伸,然后放松,如产生踝关节连续的交替屈伸运动,则为阳性。

(5)髌阵挛:患者仰卧,医者一手拇、示二指抵住患者髌骨上极,用力向下急促推动髌骨,然后放松,如引起髌骨连续交替的上下移动,即为阳性。

(6)霍夫曼(Hoffmann)征:又称弹手指征。患者腕部略伸,手指自然微屈,医者快速弹压其被夹住的中指指甲,如引起其余手指的掌屈反应,则为阳性。

3. 脑膜刺激征

脑膜刺激征多见于脑膜炎、蛛网膜下腔出血或脑脊液压力增高。重要的脑膜刺激征有以下几种。

(1)颈强直:表现为颈部屈曲有阻力,下颌不能抵及胸部。其特点为颈部僵直而被动运动时有抵抗,试图活动时有疼痛和痉挛,在颈部的各个方向运动时都可能有阻力。颈强直还可见于颈椎关节炎、颈肌炎、颈淋巴结病、咽后壁脓肿、外伤、颈椎脱位、颈椎结核等颈部疾病。

(2)屈髋伸膝试验:又称克尼格(Kernig)征。患者仰卧,将下肢髋、膝关节屈曲90°,然后伸直膝关节。由于屈肌痉挛、伸膝受限,若有疼痛及阻力,即为屈髋伸膝试验阳性。

(3)屈颈试验：患者仰卧，将其头用力向胸部屈曲，阳性者可见两侧大腿及小腿屈曲。

(4)坐位低头试验：患者取坐位，双下肢伸直，上身前俯，使下肢与躯干呈直角；嘱患者低头，如下颌不能触及前胸并产生疼痛，即为阳性。

二、神经感觉检查

神经感觉检查主要有浅感觉检查、深感觉检查和复合感觉检查。

1. 浅感觉

浅感觉是指皮肤及黏膜的痛觉、触觉和温度觉。

(1)痛觉：一般用圆头针针尖以均匀的力量轻刺患者皮肤，并嘱患者回答"尖的""钝的""痛""不痛"等感觉。为了避免患者主观的回答不实，间或用圆头针针帽钝端触之，或者将针尖提起而用手指尖触之，以判断患者回答是否正确。痛觉障碍有痛觉减退、痛觉缺失和痛觉过敏等。检查时应该把握刺激强度，可以从无痛觉区向正常区检查，自上而下，两侧对比。

(2)触觉：一般是用捻成细条的棉花轻轻触及患者皮肤，并嘱患者回答"有""无"或说出触到的次数。每次的刺激强度应该一致，但刺激的速度要无规律可循，避免患者未受刺激而习惯性地顺口答复。触觉分为粗触觉和精细触觉，分别在脊髓内通过对侧脊髓丘脑束及同侧后索的薄束和楔束两条通路传导，因而在脊髓病变时其他感觉明显障碍而触觉仍可存在。

(3)温度觉：包括温觉及冷觉。用分别盛有5～10℃冷水和40～45℃热水的两支试管轮番接触皮肤，并嘱患者回答"冷"或"热"的感觉。测定温度觉的试管温度过高或过低均会在刺激时引起痛觉反应。

2. 深感觉

深感觉是指身体深部组织（肌肉、韧带、肌腱、骨骼及关节等）的感觉，包括震动觉、关节觉和深部痛觉三种。

(1)震动觉：用震动着的音叉柄置于骨突起处（内踝、外踝、髂嵴、棘突、锁骨、胸骨、腕关节等），正常人即有震动的感觉。骨骼具有共鸣作用，在骨突起处相对容易测定，将震动着的音叉柄置于提起皮肤的皱褶上也可有震动感觉，这是因为皮肤、皮下组织、肌肉、骨骼等都有深感觉感受器。脊髓后束损伤时，下肢的震动觉往往比上肢的丧失早。下肢震动觉减退或上、下肢震动觉不同，可能具有临床意义。然而，震动觉亦可随着年龄衰老而出现进行性丧失，甚至完全丧失。

(2)关节觉：分为被动运动觉和位置觉两种。测定被动运动觉时，嘱患者闭目，医者轻轻握住患者的手指或足趾两侧，做伸或屈的动作，并让患者说出活动前后的位置方向关系，如"向上""向下"等，幅度由小到大，以了解患者感觉程度，如测定共济运动的指鼻试验、踝膝胫试验、站立或行走步态等。

(3)深部痛觉：指机体深部组织所感到的疼痛。它不像浅感觉性疼痛那样局限，多表现为弥散性。其传导通路与浅感觉的痛觉一样，经脊髓丘脑束传导；与深感觉不同的是，其不通过后索的薄束和楔束。深部痛觉的检查一般是用挤捏肌肉或肌腱，或压迫睾丸、眼球等方法，用力应逐渐增加。周围神经炎患者的肌肉、肌腱和周围神经的压痛增加，肌炎患者的肌肉压痛也可以增加。

3. 复合感觉

复合感觉（皮质感觉）是指利用上述两种以上的感觉进行辨认的感觉，但不是上述感觉的混合,而是需要大脑皮质(顶叶皮质)的综合、分析、统计和判断,因此又称为皮质感觉。如果单纯感觉正常,而复合感觉障碍,提示丘脑以上特别是顶叶有损伤。常用的复合感觉有皮肤定位觉、两点辨别觉、实体觉、图形觉等。

三、周围神经损伤的检查

生活中,挤压、打击、牵拉、碰撞等外伤以及药物均可对周围神经造成损伤。神经损伤后,可以发生感觉、运动和神经营养障碍,此类障碍症状可以同时出现两个或两个以上,亦可在间隔一定时间后相继出现第二个、第三个。周围神经损伤的检查主要有以下几种。

1. 桡神经损伤

临床表现:腕下垂,出现"垂腕"征,腕关节不能背伸或背伸无力;拇指不能外展,拇指指间关节不能伸直或过伸,掌指关节不能伸直;手背桡侧(包括一个半手指及虎口区)皮肤感觉减退或缺失;高位损伤时肘关节不能伸直;前臂外侧及上臂后侧的伸肌群及肱桡肌萎缩。

2. 尺神经损伤

临床表现:拇指处于外展位,不能内收;呈"爪状"手畸形,以环、小指最明显;手尺侧(包括掌侧面的一个半手指和背侧面的两个半手指)皮肤感觉减退或缺失;骨间肌、小鱼际肌萎缩;手指内收、外展受限,夹纸试验阳性;Forment试验阳性,拇内收肌麻痹。

3. 正中神经损伤

临床表现:手握力减弱,拇指不能对指、对掌或功能减弱;拇、示指处于伸直位,不能屈曲,中指屈曲受限;大鱼际肌及前臂屈肌萎缩,呈"猿手"畸形;桡侧三个半指掌面及其背面的末两节皮肤感觉缺失。

4. 坐骨神经损伤

临床表现:膝以下受伤可见腓总神经或胫后神经症状;膝关节屈曲受限,股二头肌、半腱肌、半膜肌无收缩功能;髋关节后伸、外展受限;小腿及臀部肌肉萎缩,臀皱襞下降。

5. 股神经损伤

临床表现:大腿前侧、小腿内侧皮肤感觉缺失;膝腱反射减弱或丧失;膝关节不能伸直,股四头肌萎缩。

6. 腓总神经损伤

临床表现:足下垂,走路呈"跨阈步态";踝关节不能背伸及外翻,足趾不能背伸;小腿外侧及足背皮肤感觉减退或缺失;胫前及小腿外侧肌肉萎缩。

7. 胫神经损伤

临床表现:踝关节不能跖屈或内翻;足趾不能跖屈;足底及足跖面皮肤感觉缺失;小腿后侧肌肉萎缩;跟腱反射丧失。

四、肌力检查

1. 肌容量

观察肢体有无肌肉萎缩、挛缩、畸形。测量肢围(周径)时,应根据患者年龄段及病情等,规定测量的部位,如测量肿胀时取最肿处,测量肌萎缩时取肌腹部。

2. 肌张力

肌张力是指在静止状态时肌肉会保持一定程度的紧张度。检查时,嘱患者肢体放松,并做被动运动,以测试其阻力;亦可用手轻捏其肌肉,以体验张力和软硬度。肌肉松软、被动运动时阻力减小或消失、关节松弛而活动范围扩大,即为肌张力减低;反之,肌肉紧张、被动运动时阻力增大,即为肌张力增高。

3. 肌力

肌力指肌肉主动运动时的力量、幅度和速度。其检查及测定方法如下。

(1)检查方法:肌力测定一般不用任何特殊设备,仅通过对关节运动加以阻力(对抗)即可。嘱患者做抗阻力运动,就能大致判断肌力正常、稍弱、甚弱或完全丧失。检查时应两侧对比,观察和触摸肌肉、肌腱,以了解其收缩情况。肌力检查可以测定肌肉的发育情况,用于神经损伤的定位,对神经、肌肉疾病的治疗和预后有一定价值。

(2)测定标准:分为6级。0级(完全瘫痪):肌肉无收缩。Ⅰ级(接近完全瘫痪):肌肉有轻微收缩,但不能移动关节。Ⅱ级(重度瘫痪):肌肉收缩可带动关节水平方向运动,但不能对抗地心引力。Ⅲ级(轻度瘫痪):能抗地心引力移动关节,但不能抵抗阻力。Ⅳ级(接近正常):能抗地心引力运动肢体,且能抵抗一定强度的阻力。Ⅴ级(正常):能抵抗强大的阻力而运动肢体。

任务三　影像学检查

一、X线检查

1. X线检查应用原理

X线检查是骨伤科临床检查、诊断的重要手段之一。骨组织是人体的硬组织,含钙量多,密度高,X线不易穿透,与周围软组织形成良好的对比条件,使X线检查时能显出清晰的影像。X线检查不仅可以了解关节伤病的部位、类型、范围、性质、程度以及与周围软组织的关系,进行一些疾病的诊断和鉴别诊断,为治疗提供参考,而且可以知道治疗过程中骨折对位的手法整复、牵引、固定等的效果,病变的发展以及预后的判断等。此外,还可以通过X线检查观察骨骼生长发育的情况以及某些营养和代谢性疾病对骨骼的影响。

2. X线检查的投照位置

(1)正位:分为前后位和后前位。X线球管在患者前方,照相底片在体后,为前后位;若球管从患者后方向前投照,则为后前位。

(2)侧位:X线球管在患者侧方,底片置于另一侧,投照后获得侧位照片,和正位照片结合观察,即可获得被检查部位的完整影像。

(3)斜位:侧位片上重叠阴影太多时,可申请斜位片;为显示椎间孔或椎板病变,在检查脊柱时可申请斜位片。骶髂关节在解剖上是偏斜的,也只有斜位片能显示骶髂关节间隙。

(4)开口位:第一、二颈椎正位因与门齿和下颌重叠而无法看清,开口位X线下可以看到寰枢椎脱位、齿状突骨折、齿状突发育畸形等病变。

(5)脊椎运动检查:颈椎或腰椎,除常规X线检查外,为了解椎间盘退变、椎体间稳定情况等,可将 X 线球管由侧方投照,令患者过度伸展和屈曲颈椎或腰椎,拍摄 X 线侧位片。

(6)断层摄影检查:利用 X 线焦距的不同,使病变分层显示影像,减少组织重叠,可以观察到病变中心的情况,在肿瘤、椎体爆裂性骨折检查中常用。

3. X 线检查在推拿临床的应用

(1)X 线片的质量评价:首要评价 X 线片的质量,质量不好的 X 线片常常会使一些病变显示不出来或无病变区看似有病变而引起误判,高质量的 X 线片黑白对比清晰,骨小梁、软组织的纹理清楚。

(2)骨骼的形态及大小比例:因为 X 线检查对各部位检查的焦距和片距是一定的,所以 X 线片上的影像大体也一致,只要平时掌握了骨骼的正常状态,阅片时就很容易对异常情况进行分辨;骨骼的大小比例因年龄有所不同,但大致可以看出正常与否,必要时可与健侧进行对比。

(3)骨结构:骨膜在 X 线下不显影,若在骨质外有骨膜阴影,提示骨膜反应、炎症或恶性肿瘤、雅司病骨膜炎、青枝骨折或疲劳性骨折等骨膜下新骨形成时,也会出现阴影。骨膜阴影可见葱皮样、放射状改变及 Codman 三角样改变。骨皮质是致密骨,呈透亮白色。骨干中部厚,两端较薄,表面光滑,但肌肉韧带附着处可有局限性隆起或凹陷,是解剖上的凹沟或骨嵴,不要误认为是骨膜阴影。长管状骨的内层或两端扁平骨(如髂骨、椎体、跟骨等处)均系松质骨,X 线片上可以看到按力线排列的骨小梁,若排列紊乱,可能有炎症或新生物;若骨小梁透明、皮质变薄,可能是骨质疏松症。有时在松质骨内可见局限的疏松区或致密区,可能是无临床意义的软骨岛或骨岛,但要注意随访。在干骺端看到有一条或数条横行的白色骨致密阴影,是发育期发生疾病或营养不良等原因产生的发育障碍线,无明显的临床意义。

(4)关节及关节周围软组织:关节面透明软骨不显影,故 X 线片上可看到关节间隙。此间隙有一定宽度,过宽可能有积液,变窄提示关节软骨有退变或破坏。骨关节周围软组织(如肌腱、肌肉、脂肪)虽显影不明显,但它们的密度不一样。若 X 线片质量好,可以看到关节周围脂肪阴影,并可判断关节囊是否肿胀、腘窝淋巴结是否肿大等,对诊断关节内疾病有一定帮助。

(5)脊柱。

1)颈椎:上颈椎开口位要看齿突有无骨折线,侧块是否对称;颈椎侧位观察寰椎的位置,一般寰椎前弓和齿突前缘的距离在成人不超过 3mm,幼儿不超过 5mm,若超过此范围,则可能有脱位。寰椎后弓结节前缘与第二颈椎棘突根前缘相平,否则可能是脱位。齿突后缘和第 2 颈椎椎体后缘成一直线,否则可能是齿状突骨折、脱位。其他颈椎正位两侧稍突起为钩状突。若钩椎关节突起较尖且高,或呈马嘴样向侧方突出,可刺激或压迫神经根或椎动脉。侧位片先看椎体、小关节的排列,全颈椎生理弧度是否正常,有无中断现象;再看椎间隙有无狭窄,椎体缘有无增生,屈伸位动态照片上颈椎弧度有无异常,椎体间有无前后错位,形成台阶状。侧位片还可测量椎管的前后径、椎弓根的横径。前后径过大可能是椎管内肿瘤,过小可能是椎管狭窄。颈椎前方为食管、气管,侧位片上椎体和气管间软组织阴影有一定厚度,若增厚应怀疑有血肿或炎症。

2)胸、腰椎:①正位片要注意椎体形态、椎弓根的厚度和间距;若椎弓根变狭窄、根间距增大,可能椎管内有新生物;此外,还要注意脊柱全长、椎体形态是否正常,有无异常的半椎体,并注意两侧软组织有无阴影;寒性脓疡常使椎旁出现阴影或腰大肌肿胀;下腰椎正位片还要注意有无先天异常,如隐形骶裂、钩棘、第五腰突不对称、腰椎骶化或骶椎腰化等。②侧位片要观察胸、腰椎椎体排列弧度和椎间隙有无狭窄;下腰椎有时会看到过度前凸,这可能是腰痛的原因之一;如有滑脱,可能是椎间盘退变的结果;下胸椎多个楔形或扁平椎,可能是青年性骨软骨炎形成的椎体;单个的变形以外伤多见,要注意排除转移病变;在质量好的X线片上,椎体骨小梁清晰可见,若看不见骨小梁或出现透明样变,可能有骨质疏松症;骶尾部侧位片应注意腰骶角是否正常,有无尾骨骨折及移位。③斜位片上可以看到胸、腰椎小关节及其对合情况,如果小关节面致密或不整齐,可能是小关节创伤性关节炎或小关节综合征;腰椎侧位动态X线片可发现椎体间某一节段有过度运动或不稳情况。

二、CT 检查

1. CT 图像形成的原理

CT 即电子计算机 X 线横断体层扫描。X 线通过人体时,因人体组织的吸收和散射而衰减。X 线衰减的程度取决于组织密度,密度高的人体组织比密度低的组织能够吸收更多的 X 线。CT 图像中黑色区域表示低吸收区,即低密度区;白色区域表示高吸收区,即高密度区。CT 图像由几万到几十万个由黑到白不同灰度的微小方块按矩阵排列而组成,检测器将此信息由光电转换器转变为电信号,并通过模拟/数字转换器转变为数字信号,经计算机处理形成吸收系数矩阵,再由数字/模拟转换器把数字矩阵中的每个数字转为由黑到白不同灰度的小方块,即像素,并按矩阵排列,构成 CT 图像。

2. CT 在骨伤科中的应用

高分辨率 CT 机能够从躯干横断面图像观察脊柱、骨盆、四肢关节复杂的解剖部位和病变,还有一定分辨软组织的能力,且不受骨骼重叠及内脏器官遮盖的影响,有利于骨伤科疾病的定位和诊断,为区分疾病性质、范围等提供一种非侵入性辅助检查手段,临床可根据病变选择适宜的扫描厚度和间距。一般病变小者,需要薄的断层,如正常腰椎间盘厚度为 8~15mm,检查时断层厚度选 5mm 左右;颈椎及胸椎的椎间盘较薄,断层厚度选 2~3mm。CT 检查时注入造影剂,称为造影增强法,可以增加病变处与正常组织之间的对比度,主要用于不够清楚或难以显示的组织病变,如脊髓、血管疾病等。

(1)正常脊柱 CT 表现:具体如下。

1)椎管:颈部椎管略呈三角形,从颈1到颈2逐渐缩小,其余椎管差别不大。正常颈1前后径为 16~27mm,颈2以下为 12~21mm,一般认为小于 12mm 者为狭窄。颈段椎管内脂肪组织很少,普通 CT 对硬膜囊显示不清楚,但蛛网膜腔比较宽大。胸段椎管的外形大小比较一致,上胸段略呈椭圆形,下胸段略呈三角形,椎管内脂肪稍多于颈段(仅限于背侧及椎间孔部)。上腰段椎管呈圆形或卵圆形,下腰段为三角形,前后径为 15~25mm,椎弓间距离为 20~30mm,腰4到腰5段均大于腰1到腰3平面。腰椎段硬膜囊外的脂肪组织丰富,CT 扫描能够识别蛛网膜腔、神经、黄韧带,有时还可以显示出椎内的马尾神经、圆锥、硬膜外静脉;而颈段和胸段椎管的正常解剖结构常常不能清楚显示出来,这与该段椎管的大小、形态不同,硬膜外脂肪组织较少有关。

2)椎间盘:颈胸段椎间盘平均厚度为 3~5mm,腰段椎间盘厚度为 15mm,而腰5骶1椎间盘一般不超过 10mm。颈椎间盘横切面近乎圆形,胸椎及上4个腰椎椎间盘呈长弧形凹陷,腰4至腰5椎间盘后缘弧形中部变浅,腰5骶1椎间盘后缘呈平直状或轻度隆凸。腰骶段与颈段不同,椎管内有丰富的脂肪组织分布在硬膜囊周围和侧隐窝内,厚度可达 3~4mm。由于脂肪的CT显示率稍低于椎间盘组织,因此普通CT扫描大都可以清楚看出椎间盘与硬膜囊的关系。

3)脊髓:颈段脊髓横断面呈椭圆形,前缘稍平,在前正中线可见浅凹陷,为正中裂;后缘隆凸,后正中沟看不清楚。胸段脊髓横断面为圆形,大约相当于胸9至胸12段为脊髓膨大,其远侧很快缩小成脊髓圆锥。

4)侧隐窝(神经根管):由前、后、外侧壁构成,内侧向硬膜囊开放。椎体后上缘和椎间盘构成前壁,上下关节突、关节囊、黄韧带构成后壁,外侧壁由椎弓根所构成。椎弓根上缘处最窄,为神经根到达椎间孔的通道,正常前后径为5~7mm,一般小于5mm时考虑为狭窄。

5)黄韧带:正常厚度为2~4mm,在椎管及腰神经孔部位稍变薄。

(2)椎间盘突出:具体如下。

1)腰椎间盘突出:常发生在腰4与腰5及腰5骶1间隙,约占90%。CT扫描可以显示突出位置,如侧方、中央、中间偏一侧和最外侧的较小突出。突出部位邻近的硬膜外脂肪消失,硬膜囊受压变形,有神经根移位、增粗、变形及突出髓核钙化等。因为脊柱两侧对称,所以容易发现异常变化。椎间盘术后症状复发的患者,CT扫描可以帮助区别骨或软组织的压迫,了解病变部位上、下椎间盘的情况。

2)胸椎间盘突出:由于椎管相对较窄,硬膜外脂肪也少,因此普通CT扫描不易发现突出,必要时可采用注入水溶性造影剂的增强检查法,一般常规脊髓造影也可以显示出来。

3)颈椎间盘突出:颈椎管虽然比胸椎管宽大,但脂肪组织也少,有时普通CT扫描可以显示颈椎间盘突出,是由于椎间盘组织的CT值比硬膜囊高。为显示清楚,注射造影剂进行检查较好。

(3)椎管狭窄:由于先天性骨发育异常、脊柱退行性变或多种混合因素,导致椎管腔容积变小,刺激或/和压迫脊髓、马尾和神经根,从而可引起相应症状,最多见的是腰椎管狭窄,其次为颈椎管狭窄,胸椎管狭窄很少见。腰椎管狭窄表现为上下关节突增生肥大,椎管呈三叶状改变,通常椎管矢状径小于12mm、侧隐窝小于5mm者为狭窄。当椎间盘退变伴有椎间盘膨出时,CT图像可见椎体周围呈均匀性膨隆,有时呈多节段性,这与腰椎间盘局限性突出不同。椎间盘膨隆在脊柱原有退变的基础上可加重对脊髓、神经根的压迫。CT扫描能分清大多数椎管狭窄是发育型、退变型或混合型。颈椎管狭窄与腰椎管狭窄的原因基本相同,但由于颈椎解剖部位的关系,临床症状比较复杂。大多数学者、医生常用测量椎管矢状径来作为判断狭窄的依据,但不能作为诊断狭窄的唯一标准。

(4)软组织及骨肿瘤:CT扫描有助于肿瘤定位和受累范围的确定,还可了解肿瘤与邻近神经干、大血管的解剖关系。CT扫描不受骨与骨组织和骨组织与内脏器官相互重叠、遮影的影响,对早期发现脊柱、骨盆等复杂解剖部位的肿瘤有独特的作用。CT可观察脊柱肿瘤骨质破坏程度、范围与软组织等的关系。对外向生长的骨肿块,CT扫描可以明确肿块基底部与骨质的关系,有助于判断切除后局部骨质是否需要重建等相关情况。CT扫描软组织肿瘤,可以从肿瘤密度的差异、边缘是否完整和有无包膜等区别恶性或良性肿瘤,如脂肪瘤、血管瘤等,但并不是所有肿瘤都能良好鉴别。

(5)脊柱结核:一般正、侧位X线片可以明确观察脊柱结构,但对椎间隙正常而骨质破坏或椎旁寒性脓肿阴影不明显者,X线片往往不能明确诊断。此时,CT扫描可提供重要的帮助。

(6)骨折:普通 X 线片基本上都能满足骨折临床诊断的需要,但不能满足脊柱、骨盆等部位骨折的检查。CT 扫描可以发现 X 线片很难辨认的小碎骨片,如陷入髋关节腔内的股骨头或髋臼缘骨折的小碎片,并能较好地显示出骨折片与椎管、脊髓的关系以及脊柱后侧骨折累及的范围。应用 CT 扫描显示椎体爆裂骨折效果十分满意,能看到椎体破坏程度及骨折片穿入椎管压迫脊髓神经等情况,为手术摘除骨碎片提供了重要依据。

任务四 实验室检查

实验室检查主要包括血液与二便常规以及血沉、抗"O"和类风湿等检查,必要时也可做生化检查和血液与二便的细菌培养等。

一、红细胞沉降率

正常男性为 10mm/h 以下,女性为 15mm/h 以下。超过正常值者,可能为风湿或类风湿疾病所致。

二、类风湿因子

类风湿因子是抗变性 IgG 的抗体,其本身属于 IgM,可做乳胶凝集试验、致敏红细胞凝集试验和致敏乳胶凝集试验检测。检查类风湿因子对类风湿疾病和自身免疫性疾病的诊断有一定的参考价值,其阳性率在 70% 左右,而正常人的阳性率不超过 5%。出现类风湿因子阳性,还要结合临床症状全面分析,应在排除皮肌炎、硬皮病、恶性贫血、系统性红斑狼疮、慢性肝炎等以后,方能做出类风湿疾病的诊断。

有时为了对一些疾病做进一步的明确诊断,还必须借助于眼底检查、肌电图、心电图、脑电图、脑血流图、超声波及 MRI 等检查。

目标检测

1. 简述颈椎病推拿临床常用检查方法的内容、操作、临床意义、鉴别诊断。
2. 简述腰椎间盘突出症推拿临床常用检查方法的内容、操作、临床意义、鉴别诊断。
3. 简述肩周炎推拿临床常用检查方法的内容、操作、临床意义、鉴别诊断。
4. 简述推拿诊断用到的神经学检查内容及操作方法。

模块三 成人推拿临床治疗

项目一 脊柱骨盆疾病

学习目标

本项目对脊柱骨盆常见疾病进行论述,并详细介绍了脊柱骨盆常见疾病的病因病机、诊断及推拿治疗,包括分型治疗及注意事项。

【知识要求】

掌握脊柱骨盆常见疾病的诊断和推拿治疗;熟悉各病的病名、病因病机及注意事项;了解脊柱骨盆常见疾病的其他治疗方法。

【能力要求】

具备熟练运用相应检查手法和借助其他手段正确诊断脊柱骨盆常见疾病的能力;能熟练进行脊柱骨盆常见疾病的规范化操作,具备脊柱骨盆常见疾病推拿治疗的能力;能够指导患者进行各种功能锻炼。

任务一 颈椎病

颈椎病又称颈椎综合征、颈肩臂综合征,是由颈椎退行性变,以及颈部急、慢性损伤等引起颈椎稳定性降低,导致颈椎骨质增生,或颈椎椎间盘脱出、韧带增厚,刺激或压迫颈神经根、椎动脉、交感神经或脊髓而引发的一系列临床综合征。

颈椎病是中老年人的常见病、多发病,男性多于女性。本病属于中医学的"项筋急""项肩痛""眩晕"等范畴。

【病因病机】

颈椎病是一种颈椎退行性疾病,引起颈椎病的原因很多,可分为内因和外因两个方面。

1. 内因

颈椎椎间盘退变是颈椎病的内因。颈椎椎间盘一般从 30 岁后开始退变,退变从软骨板开始,软骨板逐渐骨化,通透性降低,引起髓核逐渐脱水、纤维化。髓核的萎缩导致椎间盘变薄、椎间隙变窄,从而使前、后纵韧带松弛、钙化,椎体失稳,后关节囊松弛,关节腔变小,关节面易发生磨损而导致代偿性骨质增生。由于椎体、后关节、钩椎关节等部位的骨质增生,椎间孔变窄,椎管前后径变窄,颈椎曲度的改变,造成颈神经根、椎动脉、交感神经、脊髓等结构受到压迫或刺激,从而引发各型颈椎病。

2. 外因

各种颈部的急、慢性损伤是颈椎病的常见外因。由于长期从事低头伏案工作或外伤,使椎间盘发生退变,导致关节囊和韧带松弛,椎骨间滑移活动增大,影响了脊柱的稳定性,久之产生骨质增生、韧带钙化,直接和间接地刺激或压迫颈神经根、椎动脉、交感神经、脊髓而使颈椎病发作。此外,颈项部受寒,肌肉痉挛,能影响局部的血液循环,可诱发各型颈椎病或加重临床症状。

由于增生物的位置不同,可产生各种不同的症状,从而形成不同类型的颈椎病。在颈椎退变初期,椎节的失稳不仅引起颈椎局部的内外平衡失调及颈肌保护性痉挛,且同时直接刺激分布于后纵韧带及两侧根袖处的窦椎神经末梢,以致引起颈部症状,称为颈型颈椎病;椎体前缘的增生一般无特殊症状,少数患者可出现食管、气管的颈前刺激症状;椎体侧后方、钩椎关节后方、后关节前缘增生,椎间孔变小,出现颈丛或臂丛神经症状,称为神经根型颈椎病;钩椎关节侧方增生压迫椎动脉,或颈椎曲度的改变,导致椎动脉扭曲而出现症状,称为椎动脉型颈椎病;椎体后缘增生,椎管前后径变窄,出现脊髓压迫症状,称为脊髓型颈椎病;后关节增生伴半脱位或对椎动脉刺激会出现交感神经症状,称为交感神经型颈椎病。

增生的压迫绝大部分为间接压迫,即由于颈部过度、不协调的活动,或颈项部受寒,局部血供减少,肌肉痉挛等原因,造成增生物对周围软组织的过度刺激而引起局部损伤性炎症的压迫。这是大部分颈椎病进行保守治疗有效的主要原因。

中医学认为,本病是由于肝肾亏虚、气血不足、筋脉失养,又感受风寒湿邪或脉络受损、瘀血阻滞所致。

【诊断】

1. 颈型颈椎病

(1)反复出现"落枕"现象。

(2)颈部易于疲劳,头颈、项背部酸痛、僵痛、牵拉痛,晨起、劳累、姿势不正及寒冷刺激后加剧;颈部前屈、旋转等活动幅度和灵活性减小。

(3)颈部肌肉痉挛,颈椎棘突的两侧、棘上韧带、肩胛上角、肩胛骨的内缘可触及压痛点;颈部自然伸直时,生理曲度减小或消失;活动正常或受限。

(4)X线片可见颈椎曲度减小或变直。

(5)需排除颈部扭伤、肩关节周围炎、风湿性肌纤维组织炎等。

2. 神经根型颈椎病

(1)有颈型颈椎病的临床表现。

(2)有颈脊神经走行方向上的放射性疼痛或麻木感。

(3)在病变节段间隙、棘突旁及其神经分布区可出现压痛;颈部肌肉张力增高,局部有条索状或结节状反应物;生理前凸减少或消失,脊柱侧凸;椎间孔挤压试验阳性,臂丛神经牵拉试验阳性。

(4)X线片示与受害神经相对应节段上的退行性变。

(5)排除脊髓内、神经丛、神经干病变及前斜角肌综合征。

3. 椎动脉型颈椎病

(1)有颈型颈椎病的临床表现。

(2)有与头颈部位置有关的椎动脉供血不足的症状,即出现位置性眩晕、恶心、呕吐、耳鸣、耳聋等;可出现发作性头痛,一般为跳痛或灼热痛,多局限于一侧颈枕部或枕顶部,同时伴有酸、胀等异常感觉;疼痛多于早晨起床后、转动头颈部或乘车颠簸时发生或加剧。

(3)病变节段横突部压痛:颈椎旋转到一定的方位即出现眩晕,改变位置时症状即可消失。

(4)X线片示钩椎关节侧方或后关节部骨质增生,斜位片可见椎间孔变小。椎动脉造影可见椎动脉扭曲。脑血流图可出现异常。

(5)排除梅尼埃病、内听动脉栓塞、位置性低血压等。

4. 交感神经型颈椎病

(1)有颈型颈椎病的临床表现。

(2)慢性头痛,呈持续性,主要在额部,特别是眼窝和眉棱骨处。

(3)上象限交感神经功能紊乱的症状和体征:心跳加快或缓慢,心前区或有疼痛;肢体发凉,局部皮温降低,肢体遇冷时有刺痒感,继而出现红肿、疼痛加重,指端发红、发热、疼痛或痛觉过敏;或有耳鸣、耳聋等。

(4)X线片示椎体和钩椎关节骨质增生。

(5)排除心绞痛、神经症或自主神经功能紊乱症。

5. 脊髓型颈椎病

(1)颈项部症状轻微,或没有颈项部症状。

(2)肢体或躯干麻木、无力以及上运动神经元受损的表现,时好时坏,呈波浪形进行性加重:四肢麻木、酸胀、烧灼感、僵硬无力;头痛,头昏,排尿、排便障碍及排便无力或便秘等大小便改变;重者活动不便、走路不稳,甚至出现瘫痪。

(3)肢体肌张力增高,肌力减弱。肱二头肌肌腱反射、肱三头肌肌腱反射、膝腱反射、跟腱反射亢进,同时还可出现髌阵挛和踝阵挛;腹壁反射和提睾反射减弱;霍夫曼征和巴宾斯基征阳性。

(4)X线片示椎体后缘骨质增生,脊髓造影,CT、MRI片示脊髓受压。

(5)排除颈脊髓肿瘤、脊髓空洞症、脊髓粘连性蛛网膜炎等。

【推拿治疗】

1. 治疗原则

舒筋活血,解痉止痛,理筋整复。

2. 基本操作

(1)患者取坐位,医者立于其侧后方,用拇指指腹与中指指腹相对、由上而下拿揉患者颈项至两肩4~6遍;用揉法、擦法沿斜方肌走向在颈项、颈肩、胸背部操作4~6遍;按揉风池、肩井、天宗等穴各1分钟;指拨紧张的软组织和阳性反应物,使其松解。

(2)患者取低坐位,医者立于其侧后方,一手托住其下颌部,另一手托扶后枕部,两手同时缓慢用力向上拔伸,然后维持拉伸状态,缓慢地做前屈、后伸、左右的侧偏、旋转。

(3)患者取坐位,医者立于其侧后方,用轻快的揉法在颈项、颈肩、胸背部放松4~6遍;用小鱼际擦法从枕后沿颈项横擦,以透热为度;轻叩颈项、颈肩、胸背部4~6遍;提拿两肩4~

6遍。

(4)患者取坐位,医者立于其侧后方,拿揉、擦两侧上肢,点按臂臑、曲池、手三里、列缺、内关、外关、合谷等腧穴,搓、抖、捻上肢。

3. 辨证操作

(1)颈型颈椎病:在基本操作中,突出对痛点和阳性反应物的拨法操作,手法宜轻柔,可配合推法理顺筋脉。颈椎曲度改变明显的,可用扳法进行调整,但不宜多次反复使用,以免造成软组织松弛,不要强求弹响声。

(2)神经根型颈椎病:在基本操作的基础上,强调病变节段的神经分布区域内的手法操作,特别是对上肢部腧穴的刺激,如拨极泉、小海等。

(3)椎动脉型颈椎病:在基本操作中,对有侧偏的颈椎可以用拔伸下微调手法,以改善眩晕症状,不要使用大幅度的旋转扳法;同时,增加头部的治疗手法,以改善头部血供状况,从而清醒头目、振奋精神。头部手法以眼眶周围、颞部、头顶的手法为主:开天门,抹前额,一指禅推或按揉攒竹、鱼腰、丝竹空、太阳、角孙、百会等腧穴,抹颞,推头侧少阳经,扫散法,拿五经,叩头顶;手法要求轻柔、平稳。

(4)交感神经型颈椎病:在基本操作的基础上,增加对症的手法治疗,如以慢性头痛为主症者,则可一指禅推或按揉眼眶周围、颞部、头顶、枕后的腧穴,再辅以相应头部手法;其他交感神经功能紊乱的症状,要加强背俞穴的手法操作。

(5)脊髓型颈椎病:应严格掌握推拿治疗的适应证,并禁用扳法。在基本操作的基础上,增加背部脊柱的手法,同时加强患侧上、下肢的治疗。

【注意事项】

(1)对颈椎病的推拿治疗,尤其在做被动运动时,动作应缓慢,切忌暴力、蛮力和动作过大,以免发生意外。

(2)加强合理的颈项部锻炼:配合呼吸,缓慢而平稳地做颈项部的前屈、后伸、左右侧偏、旋转,以及传统功能锻炼中的颈项增力、左顾右盼等,以促进颈项部的血液循环、缓解肌痉挛、增强肌力、恢复力学平衡。

(3)改变习惯性姿势不良,避免长时间低头、耸肩。

(4)睡眠时,应使枕头高低适宜,不宜过高、过低、过硬,必要时可以使用颈枕,垫放在颈项部。

(5)注意颈肩部的保暖。

(6)对脊髓型颈椎病,推拿治疗效果不佳或有加重趋势时,应停止推拿治疗,建议患者采用手术治疗。

【按语】

颈椎病除脊髓型外,其他各型采用推拿疗法均有良好效果。推拿手法治疗能缓解肌紧张,改善血液循环,消除炎症,扩大椎间隙,纠正后关节错缝,调整力学平衡,改变增生物和神经、血管的相对位置,缓解症状。

任务二 颈椎间盘突出症

颈椎间盘突出症是指由退行性变、颈部创伤等因素引起纤维环破裂,髓核从破裂处脱出,刺激或压迫颈神经根或脊髓等结构而引发相应症状的一类脊柱疾患。本病多见于30岁以上的中壮年人,男性多于女性,多发生在颈5～颈6椎体及颈6～颈7椎体处。

【病因病机】

颈椎间盘的退变是颈椎间盘突出症的内因;慢性劳损、外伤是其外因。由于年龄的增长,颈椎间盘退变,髓核脱水,弹性降低,稳定性受到破坏,在劳损和外伤作用下,椎间盘后方张力增加,导致纤维环和后纵韧带破裂,髓核突出,但多数患者没有明显的外伤史。

颈椎间盘前部较高较厚,正常髓核位置偏后,且纤维环后方薄弱,故髓核容易向后方突出或脱出,而椎间盘的后方有脊髓、神经根等重要结构,因此突出的髓核容易刺激或压迫脊髓或神经根,产生临床症状。

根据颈椎间盘向椎管内突出的位置不同,颈椎间盘突出症可分为以下3种类型。

(1)侧方突出型:突出部位在后纵韧带的外侧、钩椎关节的内侧。该处是颈脊神经经过的地方,因此突出的椎间盘可压迫脊神经根而产生根性症状。

(2)旁中央突出型:突出部位偏向一侧且在脊髓与脊神经之间,因此可以同时压迫二者而产生单侧脊髓及神经根症状。

(3)中央突出型:突出部位在椎管中央,因此可以压迫脊髓双侧腹面而产生脊髓双侧的症状。

中医学认为,本病是由肝肾不足、精血亏虚、筋脉失养,复因劳损、外伤导致气滞血瘀,或脉络阻滞、痰瘀互结,或肝肾亏虚、髓海失养。

【诊断】

(1)有长时间低头位工作的职业史,发病前有慢性颈痛史或颈部外伤史。

(2)急性起病,多见颈部、肩部和上背部剧烈疼痛,伴上肢放射性痛等神经根受压症状,颈部运动和睡眠时疼痛加重;可有受累上肢肌肉力量减弱,腱反射抑制,皮肤感觉减退;叩顶、椎间孔挤压、屈颈、压顶试验均阳性。颈髓受压者,可出现肢体不完全性瘫痪,运动感觉障碍,下肢无力(如踩棉花样感觉),腱反射亢进,膝踝阵挛,病理反射阳性,二便功能障碍等。部分患者可出现颈交感性眩晕症状。

(3)X线片示颈椎向患侧凸,生理曲度消失或反曲,椎间隙前窄后宽,突出部位椎间孔变大,但椎体骨赘并不一定明显。CT对本病诊断有一定帮助,MRI、CTM(脊髓造影＋CT扫描)可显示颈椎间盘突出部位、类型以及脊髓和神经根受损的程度。

【推拿治疗】

1. 治疗原则

舒筋活络,祛风散寒,滑利关节,解痉整复。

2. 基本操作

(1)患者取坐位或俯卧位,医者立于其后侧或患侧,在颈项、颈肩、胸背部用揉法、滚法做大面积的放松,点按或一指禅推风池、风府、肩井、天宗、缺盆、颈夹脊等腧穴和痛点,拨颈项和阳性反应物。

(2)患者取低坐位,医者立于其后方,用一侧上肢肘弯托住患者下颌部,手扶对侧头枕部;用另一手虎口托扶患者后枕部,两手同时缓慢用力向上拔伸,然后维持拉伸状态,缓慢地做小幅度前屈、后伸、左右侧偏;慎用颈椎旋转整复手法。

(3)患者取坐位或俯卧位,医者立于其后侧或患侧,用轻缓的揉法在颈项、颈肩、胸背部放松,提拿两肩。

3. 辨证操作

(1)气滞血瘀:增加肩背及患侧上肢部的手法治疗,以活血化瘀,行气止痛;可用㨰法、按揉法或一指禅推法操作;对颈部施以缓和轻巧的拔伸法。

(2)痰瘀互结:增加头面部手法和腧穴运用,以祛痰化瘀、宣痹通络,消除眩晕症状;用轻缓柔和的一指禅推法和鱼际揉法在头面部操作,再用按揉法或一指禅推法在脾俞、肝俞、头维、丰隆、阴陵泉等腧穴上操作。

(3)肝肾亏虚:增加腰与下肢手法和腧穴运用,以补肝肾、强壮骨,缓解肌痉挛,改善下肢感觉和运动功能;强调在足太阳膀胱经和强壮、补益腧穴上的点按。

【注意事项】

(1)改变习惯性姿势不良,避免长时间低头伏案,减少过度的颈椎活动。

(2)纠正不适当的睡姿,枕头应高低适宜。

(3)体育活动前的准备活动要充分,避免颈部过伸、过屈活动,减少损伤。

(4)坚持适当、正确的颈项肌肉的功能锻炼,以增强肌力、恢复力学平衡。

【按语】

推拿治疗颈椎间盘突出症有良好效果,手法能改善及缓解肌肉软组织的痉挛,调整颈椎序列和力学平衡;改善血液循环,消除无菌性炎症;减少对神经根、脊髓的压迫和刺激,但要注意手法的安全性,颈椎调整手法切忌粗暴。急性期可配合中西药综合治疗,保守治疗效果不佳时可考虑手术治疗。慎用牵引治疗,尤其是中央型颈椎间盘突出,牵引适用于侧方型颈椎间盘突出症。

任务三 胸椎后关节紊乱症

胸椎后关节紊乱症又称"胸椎后关节滑膜嵌顿""胸椎后关节错缝",是指由外伤、劳损等因素导致胸椎小关节的解剖位置发生异常,出现胸背部疼痛、功能障碍等一系列临床症状的一种脊柱病。

本病属于中医学"椎骨错缝"范畴,好发的部位在第三至第六胸椎的后关节及肋椎关节处,以青壮年体力劳动者多见。

【病因病机】

胸椎的连接是比较稳定的,并且活动度较小,在一般情况下不容易引起损伤,但由于胸椎周围的软组织比较薄弱,在急性外伤和劳损的作用下,可引发胸椎后关节紊乱症。

1. 急性外伤

胸椎过度前屈,或前屈姿势下背部突然遭受外力的打击,或突然外力牵拉、扭转等,均可使胸椎后关节发生错缝,导致关节滑膜嵌顿,肌肉、韧带等受到牵拉而反射性地引起痉挛。另外,猛力地咳嗽、喷嚏,或快速地转身、做扩胸动作也会造成胸椎小关节的移位或周围软组织的损伤。

2. 慢性劳损

由于胸椎间盘的退行性变化,椎间隙变窄,后方关节的关节囊、韧带松弛,长期的习惯性姿势不良,使胸背部肌肉、韧带经常过度牵拉、扭转而发生慢性积累性损伤,胸椎的内、外力学平衡失调,从而导致胸椎后关节紊乱,发生疼痛。此种类型无明显的损伤史。

【诊断】

(1)在突然外力作用下有过度前屈或后伸肩背运动的外伤史或长期不良姿势史。

(2)急性损伤者,背部疼痛剧烈,颈肩活动受限,躯体活动、深呼吸、咳嗽、喷嚏会加剧疼痛,可痛连胸前、胁肋。慢性劳损者,平时多在胸椎错移位置上出现疼痛、不适,相应的功能障碍不是十分明显,但症状会因劳累、天气变化而加剧。

(3)病变节段的棘突或棘间韧带明显压痛,有明显叩击痛,可触及棘突的偏歪或高突;棘旁软组织紧张或痉挛,有筋结或条索状物等阳性反应物,并常有压痛。

(4)本病是胸椎结构上的微细改变,X线片更多的是排除胸椎的其他疾病,可协助诊断。

【推拿治疗】

1. 治疗原则

舒筋通络,解痉止痛,理筋整复。

2. 基本操作

(1)患者取俯卧位,医者站于其一侧,在患者胸背部自上而下用分推法、直推法、掌揉法、滚法、拨法操作,以疏通经络、行气活血、放松软组织;点按脊柱两侧足太阳膀胱经第一侧线的相关腧穴和夹脊穴,拨痛点和阳性反应物,以解痉止痛。

(2)患者取俯卧位,胸前垫一薄枕;医者站于一侧,双手重叠置于患者后突的棘突上,让患者深呼吸,医者两手随呼气逐渐用力下压,于呼气末做一个小幅度的闪压,可闻及弹响声。本法多用于中下段胸椎的整复。

(3)患者取俯卧位,胸前垫一薄枕,头伸出床头,两上肢外展;医者站于患者头侧,双手重叠置于患者后突的棘突上,让患者深呼吸,医者两手随呼气逐渐用力下压,于呼气末做一个小幅度的闪压,可闻及弹响声。本法多用于上端段胸椎的整复。

(4)患者取俯卧位,医者站于一侧,一手拉住患者对侧的肩,另一手的拇指或掌根顶在需要扳动的胸椎棘突旁,缓慢将肩拉起,遇有明显阻力时,两手做一快速、有控制的相对推扳。本法多用于纠正胸椎棘突的侧偏。另外,还可采用扩胸牵引扳法、对抗复位扳法等法整复。

(5)手法整复成功以后,可在患者胸背部用掌揉法从上向下放松3~5遍,最后用掌推法沿肌肉的走向做推动,以理顺筋脉。

【注意事项】

(1)嘱患者卧硬板床。

(2)注意保暖,防止受凉。

(3)坚持适度的腰背肌肉的功能锻炼,以增强肌力,维持力学平衡。

【按语】

推拿是治疗本病的主要手段,有良好的效果。整复类手法的使用一定要严格掌握其禁忌证,并注意操作的技巧性,保证手法的有效性和安全性,不可强求弹响声。慢性胸椎后关节紊乱症容易复发,应鼓励患者改变习惯性姿势不良,并坚持适度的功能锻炼。

任务四　第三腰椎横突综合征

第三腰椎横突综合征又称"腰三横突周围炎""腰三横突滑囊炎",是指第三腰椎横突周围组织的急、慢性损伤,出现的以第三腰椎横突部位明显压痛为特征的慢性腰、臀、大腿疼痛症候群,多见于青壮年及体力劳动者。

【病因病机】

第三腰椎位于脊柱腰曲前凸顶点,为5个腰椎体的活动中心,是腰椎前屈、后伸、左右旋转活动的枢纽。第三腰椎的横突最长。横突是腰肌和腰方肌的起点,并有腹横肌、背阔肌的深部筋膜附着其上,当腰腹部肌肉强力收缩时,所受牵拉应力最大,易使附着点处撕裂致伤。伤后局部发生炎性肿胀、充血、液体渗出等病理变化。臀上皮神经发自第一腰椎至第三腰椎脊神经后支的外侧支,穿横突间隙向后,再经过附着于第一腰椎至第四腰椎横突的腰背筋膜深层,分布于臀部及大腿后侧皮肤。故第三腰椎横突处周围组织的撕裂、出血、肌紧张痉挛可刺激或压迫臀上皮神经,导致臀部及大腿后侧的疼痛。

【诊断】

(1)有腰部外伤或劳损史。

(2)一侧腰部酸痛、钝痛或剧痛;向健侧侧屈和旋转活动时,疼痛加剧,可向大腿后侧至腘窝处扩散,一般不超过膝关节。

(3)早期可触及患侧腰部和臀部肌肉痉挛且较丰满,晚期轻度萎缩。第三腰椎横突尖有明显局限性压痛,可触及条索状或结节状阳性反应物,并有弹响声;直腿抬高试验阳性,但多超过50°,加强试验阴性。

(4)X线片可触及第三腰椎横突过长或肥大,左右不对称,或向后倾斜。

【推拿治疗】

1. 治疗原则

舒筋活络,活血化瘀,解痉散结,松解粘连。

2. 基本操作

(1)患者取俯卧位,医者站于其患侧,用揉法、擦法从上而下在脊柱两侧肌肉、臀部及下肢后侧操作,以舒筋活血、缓解痉挛。

(2)按揉肾俞、大肠俞、居髎、环跳、委中等穴;叠指揉拨第三腰椎横突尖及阳性反应物,力度由轻而重;做腰部的斜扳法、后伸扳法、摇法,以散结止痛、分解粘连。

(3)揉两侧腰背肌,从上而下推骶棘肌,直擦肾俞、横擦八髎,以透热为度。

【注意事项】

(1)要及时治疗急性损伤,减少慢性过程的发生。

(2)加强腰背肌的功能锻炼,方法要正确,强度要适宜。

(3)纠正不良姿势,避免久坐、久站和过度旋转扭挫,宜卧硬板床。

(4) 注意保暖,避免受寒、受潮。

【按语】

第三腰椎横突综合征是临床常见病、多发病,推拿治疗疗效显著。经反复治疗无效,且腰部长期疼痛无法正常工作和生活者,可考虑行手术治疗。

任务五 腰椎间盘突出症

腰椎间盘突出症又称腰椎间盘纤维环破裂症、腰椎软骨板破裂症等,是以纤维环破裂、髓核突出,压迫或刺激神经根、马尾神经,造成以腰腿痛为主要表现的疾病。本病发病年龄多在20~40岁,临床以腰4和腰5、腰5和骶1之间的椎间盘突出多见。

【病因病机】

腰椎间盘突出症主要的内因是腰椎间盘的退行性变。椎间盘由软骨板、髓核、纤维环构成。由于退变,软骨板钙化、髓核失水并纤维化、纤维环变性,椎间盘的结构硬度增加、弹性降低;同时,椎间隙变窄,周围韧带松弛,稳定性降低。在腰部的各种损伤中,出现软骨板和纤维环的破裂,髓核很容易经纤维环破裂处突出。

急、慢性损伤和受寒是腰椎间盘突出的主要外因。急、慢性损伤,特别是劳损,会使腰椎间盘的退变提前或更严重,同时,损伤过程中外力作用于椎间盘,造成纤维环破裂或造成软骨板破裂、纤维环失去附着点,髓核经破裂处突出。受寒会使腰部肌肉痉挛、血管收缩,局部血液循环减弱,椎间盘内的压力增加,可造成相应结构的损害,导致髓核突出。在内、外因的作用下,髓核突出,对脊神经根、马尾神经、硬脊膜等结构形成压迫或刺激,从而引发相应症状。

临床中,髓核突出方向可分为以下3种。

(1) 向椎体内突出:髓核向软骨板和椎体内突出,形成杯状缺口,此型多发生在青年期。

(2) 向前突出:不引起症状,无实际临床意义。

(3) 向后突出:髓核可压迫神经根,产生明显症状,此类突出临床最多见。向后突出,根据突出的部位不同分为以下3种。

1) 单侧型:临床最为多见,髓核突出和神经根受压只限于一侧。

2) 双侧型:髓核自后纵韧带两侧突出,两侧神经根都受压而出现症状,但多为一先一后。该类型在临床上少见。

3) 中央型:椎间盘自后中部突出,一般不压迫神经根,而只压迫马尾神经,产生马鞍区麻痹和大小便障碍等表现,但突出物较大时也可压迫神经根。

中医学认为,本病的内因是肝肾不足、精血亏虚、筋骨失于荣养;在此基础上,复因劳损闪挫或感受寒湿,气滞血瘀,筋脉拘急,发为腰腿痛。

【诊断】

(1) 患者多为青壮年,以体力劳动者或长时间坐位工作者多见,汽车驾驶员尤为突出;可有外伤、劳累或感受寒湿史。

(2) 腰痛伴下肢的放射痛和麻木感。腰部后伸和使腹压增高的因素(如咳嗽、喷嚏、用力排便、大笑、抬举重物等),都可加重腰腿痛。活动时疼痛加剧,休息后减轻。腰4和腰5、腰5和骶1神经根受压而出现坐骨神经区域内的放射痛;腰1和腰2或腰2和腰3椎间盘突出可出现股神经和闭孔神经放射痛;马尾神经受压可出现鞍区麻痹、大小便功能障碍和双足麻痹。

(3)腰椎生理前曲减小或消失,甚至出现反弓。急性期腰椎各方向活动均受限,慢性期主要以腰部前屈和向患侧侧屈受限明显,强制弯曲时会加重放射痛;椎旁压、叩痛,并向同侧下肢放射,腰椎间隙棘突旁有深压痛;坐骨神经体表投影上可有压痛,如环跳、承扶、委中、承山等穴。

(4)直腿抬高试验及加强试验阳性,屈颈试验阳性;上腰部椎间盘突出时股神经牵拉试验阳性。

(5)患侧肢体肌肉萎缩,肌力减退,皮肤浅感觉障碍,可伴有腱反射改变。

(6)X线正位片可显示腰椎侧弯、椎间隙变窄或左右不等、患侧间隙较宽,侧位片显示腰椎生理前曲减小或消失,还可排除骨病引起的腰骶神经痛,如骨结核、骨肿瘤等。

(7)CT、MR可清晰地显示椎间盘突出的影像,通过断层反映出硬脊膜囊及神经根受压的状态,是目前诊断本病最常用的检查方法。

【推拿治疗】

1. 治疗原则

舒筋通络,解痉止痛,松解粘连,理筋整复。

2. 基本操作

(1)患者取俯卧位,医者立于患侧,用掌揉法、擦法沿患者腰部、臀部、下肢自上而下操作;叠拇指拨腰椎棘上韧带、患侧骶棘肌、臀大肌、腰部的痛点和阳性反应物;叠拇指点或肘压腰阳关、命门、肾俞、大肠俞、环跳、居髎、承扶、风市、委中、承山等穴和痛点;推督脉、足太阳膀胱经。

(2)患者取俯卧位,双手抓住床头,两助手分别紧握患者踝关节上方,用力持续牵拉;医者以一手掌按压住患者腰痛处,另一手环抱在患者双下肢膝上,助手在医者环抱膝上的手的带动下做环转摇动数次,然后再向斜上方拔直,同时按腰部之手掌用力向下戳按,同时助手向上提起两下肢。

(3)患者侧卧,将靠近床面的下肢伸直、上面的下肢屈曲。医者面向患者站立,以两手或两肘分别扶按患者的肩前部和髋部,做相反方向的缓慢用力扳动,使腰部被动旋转,当旋转到最大限度时,给予一个快速的小幅度扳动。

(4)患者坐在床边,助手蹲在患者前方,用双手按住患者双腿。医者站在患者背后,用双前臂从患者腋下穿过,并抱住其躯干,用力向后上方提拔,在保持拔伸力量的同时,使患者身体向左或右扭转。此法用于腰部侧弯畸形明显或有脊柱旋转畸形者。

(5)患者取仰卧位,医者站于患侧,一手握住患者伤侧小腿下端,一手扶其膝部,令患者屈膝、屈髋后,行髋关节摇法数次,再将小腿下端之手改放在膝及小腿后方,扶膝之手保护膝部,然后做较迅速的提拔蹬空的被动伸胯动作,抬腿幅度由小到大,以患者能忍受为度。此法用于直腿抬高困难者。

(6)患者取俯卧位,医者站于患侧,用掌揉法沿腰臀到下肢自上而下操作,并推、叩、拍上述部位。

【注意事项】

(1)治疗期间,嘱患者卧硬板床休息,注意腰部保暖,直立时应围腰围固定,以保护腰部。

(2)坚持进行适当的腰背肌肉功能锻炼,增强肌力,常用的有蹬空增力、飞燕点水、三点支撑、四点支撑等。

（3）纠正习惯性不良姿势，避免久坐、久站。

（4）避免用力弯腰搬抬重物等活动。

【按语】

推拿治疗腰椎间盘突出症效果明显。治疗中，可配合针灸、牵引、中药等方法，以提高疗效。如保守治疗无效，反而症状加重者，建议行手术治疗。推拿治疗手法用力要均匀和缓，要视患者的体质、病情灵活控制手法的刺激量及刺激强度。

任务六　退行性脊柱炎

退行性脊柱炎又称肥大性脊柱炎、增生性脊柱炎、脊柱骨关节炎、老年性脊柱炎等，是由退行性改变引发的一种脊椎骨关节病变，多发于中年以后，男性多于女性，最常累及负重大、活动多的关节，临床上以腰椎多见，颈椎次之，亦可发生于胸椎下段。

【病因病机】

退行性变是本病发生的主要原因。椎间盘退变，其弹性降低，厚度变薄，椎间隙变窄，从而减弱了椎体对压力的抵抗，椎体和小关节不断受到压迫和磨损，机体为了保护脊柱，骨组织会产生代偿性产物，即骨赘。

同时，损伤和劳损会进一步加速椎间盘退变，使其弹性减弱，同时引起周围韧带松弛、关节不稳定，导致椎体不断受到创伤刺激，日久形成骨赘。

骨赘发生的部位多在脊柱生理曲度的凹侧，由于杠杆力学作用，脊柱曲线凹侧的椎体缘所受压力较大。骨赘的产生一般与年龄大小成正比，年龄越大，椎体受到的压迫和磨损的时间就越长，增生就越严重。

中医学认为，本病是由于人过中年，肾气渐衰，复感风寒湿邪，阻滞经络，或因强力劳作，伤及气血，使气血瘀阻，经脉凝滞不通所致。

【诊断】

(1)发病年龄多在40岁以上，常有慢性积累性损伤史。

(2)腰背部酸痛不适，僵硬板滞，不耐久坐、久站，晨起后症状较重、活动后减轻，但过度活动或劳累后又加重。腰部活动不利，但被动运动基本可达到正常。

(3)急性发作时腰痛较剧，可引起下肢牵涉痛。骨赘刺激或压迫马尾神经时，可出现下肢麻木无力、感觉障碍等症状。

(4)腰椎生理曲度减小或消失，甚或出现反弓，弯腰受限；局部有肌肉痉挛和轻压痛，一般无放射痛；下肢后伸试验常呈阳性，直腿抬高试验一般为阴性。

(5)X线检查可见椎体边缘有不同程度增生，或椎间隙变窄，脊柱正常生理弧度改变。椎体边缘唇形变或骨刺形成是诊断本病的主要依据。

【推拿治疗】

1. 治疗原则

行气活血，舒筋通络，解痉止痛。

2. 基本操作

(1)患者俯卧,医者立于患侧,沿腰部脊柱两侧骶棘肌用揉法、㨰法自上而下操作;叠拇指点或肘压腰夹脊、肾俞、腰阳关、大肠俞、秩边等穴;拨痛点及痉挛的肌肉。

(2)后伸位摇腰,顺、逆时针各 5 圈;后伸扳法扳腰 1 次;斜扳腰部,左、右各 1 次。

(3)上下直擦脊柱及两侧骶棘肌,横擦腰骶部,以透热为度;拍、击、叩督脉、骶棘肌、臀大肌,往返 3 次。

(4)有下肢牵扯痛者,可用㨰法在大腿后外侧和小腿外侧往返操作,拿委中、承山,按揉阳陵泉、悬钟、昆仑等穴。

【注意事项】

(1)注意腰部保暖,卧硬板床。

(2)进行适当的腰背肌的功能锻炼,增强肌力。

【按语】

推拿治疗对于退行性脊柱炎有良好的效果,其目的主要在于控制症状,而不是治疗骨质增生,增生是不可逆的。

任务七 退行性腰椎滑脱症

退行性腰椎滑脱症又称腰椎假性滑脱,是指由退行性改变导致椎体向前、向后移位,引起的一系列临床症状。滑脱多发生于第 4 腰椎或第 5 腰椎,移位的距离一般不超过椎体的 4/5。本病多见于 45 岁以上的女性,是引起慢性腰腿痛的常见疾病,病程较长,有的可达数十年。

【病因病机】

本病原因多与腰椎的退行性改变和先天发育畸形有关。由于退行性改变,椎间盘萎缩,椎间距减小,周围韧带松弛,椎骨间关节紊乱,腰椎的关节突关节面磨损加剧,稳定性降低,从而导致椎体向前或向后滑脱。因腰 4、腰 5 之间活动度大,故退行性腰椎滑脱多发生于腰 4 和腰 5。

腰椎的滑脱使椎管扭曲、管径变小,黄韧带增生肥厚,导致椎管狭窄,再加上关节周围组织增厚和骨赘形成,可卡压神经根,亦可能出现椎管狭窄压迫马尾神经的症状。

本病与妊娠、生产或月经期韧带松弛有关,绝经期后骨质疏松也可使关节突关节损伤退变,所以此病多发生于 45 岁以上的女性。此外,退变滑脱者常伴有髋关节炎、髋关节活动受限。

【诊断】

(1)患者多有急性外伤史或持续劳损史。

(2)长期慢性腰痛,可伴有臀和腿部疼痛,有神经根受压时疼痛可波及小腿和足部;疼痛呈酸痛、牵拉痛,有麻木或烧灼感,与天气变化无关,可有缓解期,站立或弯腰时疼痛加重,卧床休息则减轻,间歇性跛行少见;少数患者可有会阴部麻木感、小便潴留或失禁、下肢乏力、感觉改变等马尾神经受压症状。

(3)腰背部板滞,活动受限,局部有压痛,股后肌群松弛,腰骶交界处凹陷或呈现横纹,滑脱部位可触及"台阶"感。

(4)患者弯腰时不需要将腰弯至 90°即可使指尖触地,但行走时不能用足跟着地。坐骨神经受压者直腿抬高试验阳性,小腿外侧触、痛觉减退。

(5)腰椎 X 线检查可见椎体向前或向后移位,伴有骨质硬化及骨赘形成,无椎弓根峡部裂;侧位片可发现滑脱程度,将滑脱腰椎下一椎体的上面纵分为 4 等份,滑脱时,移动距离在 1/4 以下者为Ⅰ度,1/4～1/2 者为Ⅱ度,以此类推。CT 片可见硬膜囊在椎间盘后缘和上方移位椎体后弓之间受压,致椎管狭窄、黄韧带肥厚。

【推拿治疗】

1. 治疗原则

舒筋止痛,理筋整复。

2. 基本操作

(1)患者取俯卧位,医者站于患者一侧,用掌揉法、㨰法在腰部、臀部、下肢操作,力量由轻到重;自上而下推理腰椎两侧骶棘肌数次,手法要缓慢而深沉;弹拨、点按腰部及下肢痛点;点按肝俞、肾俞、三焦俞、志室、腰眼、环跳、委中、承山等穴。

(2)患者取俯卧位,助手拉住患者腋下,医者握住患者两踝上方,沿纵轴方向进行对抗牵引 2～5 分钟。

(3)患者取俯卧位,腹部前垫一枕头,医者站于一侧,两手交叉分别置于前移的椎骨的上、下相邻棘突上,或一手置于后移的椎骨的棘突上,先逐渐用力同时斜向下压,当上、下椎间隙拉开时,给予一个有控制性的闪压。本法主要用于纠正向前或向后的滑脱。

(4)患者取侧卧位,靠近床面的下肢伸直,上面的下肢屈曲。医者面向患者站立,以两手或两肘分别扶按患者的肩前部和髋部,做相反方向的缓慢用力,使腰部被动旋转,当旋转到最大限度时,给予一个快速的小幅度扳动。本法主要用于纠正侧方滑脱。

(5)患者取俯卧位,医者站于患者一侧,沿脊柱两侧用掌揉法放松、推竖脊肌、直擦肾俞、横擦腰骶。

【注意事项】

(1)注意腰部保暖,避免腰部突然转身及弯腰搬重物。

(2)注意休息,可用腰围固定,以控制腰椎进一步滑脱。

(3)睡卧硬板床,仰卧时可在腰后垫腰枕。

(4)可进行适当的腰背肌功能锻炼,以增强肌力、维持稳定性。

(5)对于保守治疗无效者,可行手术治疗。

【按语】

推拿治疗本病即时疗效明显,但病情易反复,疗程较长,应鼓励患者坚持适当的功能锻炼,以帮助提高疗效;治疗中手法宜刚柔相济、和缓轻快、稳妥适度,切忌强力按压,以免扭伤腰部,造成严重损害。

目标检测

1. 颈椎病常见分型有哪几种?各自有何临床表现?应如何诊断?

2. 颈椎病的推拿治疗基本操作如何安排？各型的治疗手法有何变化？
3. 颈椎间盘突出症和颈椎病的临床表现有何异同？推拿治疗应注意什么？
4. 胸椎后关节紊乱症的主要推拿治疗手法有哪些？如何操作？
5. 第三腰椎横突综合征的主要病因病机是什么？有何临床表现？
6. 腰椎间盘突出症的主要临床表现有哪些？推拿治疗手法如何安排？
7. 退行性脊柱炎有何特征临床表现？推拿治疗的作用是什么？
8. 退行性腰椎滑脱症的诊断依据是什么？推拿治疗应注意什么？

项目二　骨伤科疾病

学习目标

本项目对骨伤科常见疾病进行了论述,并详细介绍了骨伤科常见疾病的病因病机、诊断及推拿治疗,包括分型治疗及注意事项。

【知识要求】

掌握骨伤科常见疾病的诊断和推拿治疗;熟悉骨伤科各病的病名、病因病机及注意事项;了解骨伤科常见疾病的其他治疗方法。

【能力要求】

具备熟练运用相应检查手法和借助其他手段正确诊断骨伤科常见疾病的能力;能熟练进行骨伤科常见疾病的规范化操作,具备骨伤科常见疾病推拿治疗的能力;能够指导患者进行各种功能锻炼。

任务一　落　枕

落枕又称"失枕",西医学称之为"颈项部肌筋膜炎",是以急性颈部肌肉痉挛、强直、酸胀、疼痛以致转动失灵为主要症状的病症。本病多见于青壮年人,男性多于女性,春、冬两季发病率较高。

【病因病机】

落枕多因睡眠时枕头过高、过低或过硬,或睡姿不良,使颈部一侧肌群长时间受到牵拉,处于过度紧张状态而发生静力性损伤。少数患者因颈部突然扭转或肩扛重物,致使肌肉扭伤或发生痉挛。

中医学认为,"风寒湿三气杂至,合而为痹",平素缺乏肌肉锻炼,身体衰弱,气血不足,循行不畅,舒缩活动失调,复遭受风寒侵袭,致经络不舒,肌肉气血凝滞而痹阻不通,僵凝疼痛而致病。损伤常以累及一侧软组织为主,多发生于胸锁乳突肌、斜方肌或肩胛提肌等。

【诊断】

(1)多数患者晨起即出现颈部疼痛不适,一侧斜方肌或胸锁乳突肌痉挛、疼痛、颈项强直,呈"斜颈"状,头常歪向患侧,颈部屈伸或左右旋转活动困难,严重者疼痛可向肩背部或一侧上臂放射。

(2)患侧常有颈肌痉挛,以及胸锁乳突肌、斜方肌、菱形肌及肩胛提肌等处压痛,在肌肉紧张处可触及肿块和条索状的病变。

(3)因风寒外袭,颈项强痛,可有渐渐恶风、微发热、头痛等表证表现。其起病较快,病程较短,虽多在一周内自行痊愈,但易于复发。

【推拿治疗】

1. 治疗原则

本病以舒筋活血、温经通络、理筋整复为原则,使颈部气血通畅,肌肉放松,则病亦随之而解除。

2. 基本操作

(1)患者取坐位,医者用轻柔的一指禅、拿揉法在患侧颈项部操作2～3分钟。

(2)患者取坐位,医者用轻柔的擦法在患侧颈部和肩背部往返操作2～3分钟,同时配合做颈部轻缓的前屈、后伸及侧屈运动,以缓解肌肉痉挛。

(3)患者取坐位,医者点按其风池、肩中俞、秉风、肩井、天宗、颈部夹脊等穴,手法由轻到重,逐渐发力,每穴点按1分钟,并弹拨肌肉痉挛处,以达解痉止痛、松解粘连的目的。

(4)患者取坐位,放松颈部。医者站于患者身后,双手托住患者下颌及后枕部,缓慢用力向上拔伸,同时做缓慢的屈伸和左右旋转运动数次;然后,医者一手扶住患者后枕部,另一手扶于下颌部,稍做左右旋转活动,待颈部充分放松后,再用斜扳法向患侧做快速扳动,此时可听到清脆之响声,表示整复成功,患者立感颈项部舒适。

(5)患者取坐位,医者先拿揉患侧颈项部肌肉、肩井、大鱼际,揉肩胛骨内缘2～3分钟,然后用小鱼际轻叩肩背部4～6次,最后用擦法擦颈项及肩背部,以透热为度。

【注意事项】

(1)本病所施手法要求轻柔缓和,被动运动要在生理范围内进行。

(2)扳法是治疗落枕的有效手法,操作时要求稳妥,用力适度,切忌使用暴力、蛮力,不可强求弹响声。

(3)注意枕头的高度,一般枕头高度同一侧肩宽即可,不宜睡高枕、硬枕。

(4)注意颈部保暖,避免过度疲劳。

【按语】

西医学称本病为颈项部肌筋膜炎。推拿手法治疗落枕有显著的疗效,往往经过一次治疗,症状可明显减轻,一般一周内即可痊愈,痊愈后可配合颈部功能锻炼,以增强颈部力量,减少复发机会。嘱患者平时可多做颈部缓慢的仰俯扭转动作,以舒筋活络。常用的锻炼方法有颈部前屈后伸,左右侧屈和前俯后仰等。落枕为单纯的肌肉痉挛,成年人若经常发作者,常系颈椎病的前驱症状。

任务二 急性腰肌损伤

急性腰肌损伤是指腰骶、骶髂及腰背两侧的肌肉、筋膜、韧带、关节囊及滑膜等软组织的急性损伤,从而引起腰部疼痛及活动功能障碍的一种病症。本病俗称闪腰、岔气,是腰痛疾病中最常见的一种,多发生于青壮年体力劳动者。长期从事弯腰工作的人和平时缺乏锻炼、肌肉不发达的人,常易患此病,如治疗不及时或治疗不当,可转为慢性腰肌劳损。

腰段脊柱是一独立的支柱,其前方为松软的腹腔,附近只有一些肌肉、筋膜和韧带等软组织,而无骨性结构保护。由于其既承受着人体二分之一的重力,又从事着各种复杂的运动,故腰部在承重和运动时,过度的负重、不良的弯腰姿势所产生的强大拉力和压力,超过脊柱和肌肉的承受力,容易引起腰段脊柱周围的肌肉、筋膜、韧带、关节的急性损伤。

腰背部的扭伤多发生在腰骶关节、骶髂关节和腰背两侧骶棘肌。腰骶关节是脊柱运动的枢纽,骶髂关节则是连接躯干和下肢的桥梁,腰部两侧的肌肉和韧带是维持脊柱稳定的重要因素。体重的压力和外来的冲击力多集中在这些部位,故受伤机会较多。

【病因病机】

腰部急性损伤多系突然遭受间接暴力所致。在日常活动中,由于腰部活动时姿势不正确、用力不当或用力过度,或猛烈搬扛重物时姿势不当,所搬物体重心离躯干中轴过远,使肌肉负荷过度或肌肉收缩不协调,或对客观事物估计不足,毫无思想准备地突然做某项动作,如站立、弯腰,甚至咳嗽、喷嚏等,致使腰肌无准备地骤然收缩;或跌扑闪挫,使腰部过度后伸或前屈,肌肉、韧带受到剧烈扭转、牵拉等,均可使腰部肌肉、筋膜、韧带、关节囊或滑膜等软组织急性损伤,从而造成局部瘀血肿胀、疼痛、活动受限。

中医学对本病有较深刻的认识。《金匮翼》载:"瘀血腰痛者,闪挫及强力举重得之。盖腰者,一身之要,屈伸俯仰,无不由之,若一有损伤,则血脉凝涩,经络壅滞,令人卒痛不能转侧,其脉涩,日轻夜重者是也。"说明腰部遭受间接暴力后,腰部损伤,血脉受损,造成腰部气血涩滞、经络不通、肌肉拘急而发为疼痛。

【诊断】

(1)常有明显的外伤史。患者损伤较重者,随即发生腰部剧痛,活动不便,坐、卧、翻身都有困难,甚至不能起床,咳嗽、深呼吸时疼痛加重。有些患者在腰扭伤时腰部疼痛并不剧烈,还能连续工作,数小时或1~2天后,腰痛才逐渐加剧。

(2)疼痛:腰部一侧或两侧剧烈疼痛,疼痛多呈持续性,部位局限固定,患者多能指出疼痛部位。

(3)压痛点:损伤局部有明显的压痛点,部分患者可伴有下肢牵扯痛,压痛点多在腰骶关节、第三腰椎横突尖和髂嵴后部。

(4)肌肉痉挛:多数患者有单侧或双侧腰部肌肉痉挛,多发生在骶棘肌、腰背筋膜等处。这是疼痛刺激引起的一种保护性反应,站立或弯腰时加重。

(5)脊柱侧弯:疼痛引起不对称性的肌肉痉挛,可改变脊柱正常的生理曲线,多数表现为不同程度的脊柱侧弯畸形,一般是脊柱向患侧侧弯。疼痛和肌肉痉挛解除后,此种畸形可自行消失。

(6)直腿抬高试验阳性,骨盆旋转试验阳性有助于确诊。

(7)X线检查:一般软组织损伤时,X线片无异常表现。对于严重腰扭伤患者,应拍腰骶部正、侧位X线片,必要时拍斜位片,以排除关节突、嵴部或横突骨折。

【推拿治疗】

1. 治疗原则

舒筋通络、活血散瘀、消肿止痛。

2. 基本操作

(1)患者取俯卧位,自然放松。医者站于患者一侧,用㨰法在压痛点周围治疗,逐渐移至疼痛处,然后在伤侧顺骶棘肌纤维方向用㨰法操作,往返3～5遍,配合腰部后伸被动活动,幅度由小到大,手法力度由轻到重。

(2)医者用拇指点压、弹拨等手法依次点压肾俞、腰阳关、志室、大肠俞、环跳及阿是穴,在点压穴位时应加以按揉或弹拨,以产生酸、麻、胀感觉为度;可调和气血,提高痛阈,从而减轻疼痛。

(3)患者俯卧,医者先施腰椎后伸扳法扳动数次,然后用腰部斜扳法,常可听到患者腰部有"咯嗒"声响。此法可调整后关节紊乱,使错位的关节复位、嵌顿的滑膜回纳。

(4)上法结束后,再以推拿揉捏法自上而下施术3～5遍,最后直擦腰部两侧膀胱经,横擦腰骶部,以透热为度,达到温经通络、活血散瘀、消肿止痛之目的。

【注意事项】

(1)损伤早期要减少腰部活动,卧硬板床休息,以利于损伤组织的修复。

(2)手法治疗要求轻柔、舒适,避免造成新的损伤。

(3)注意局部保暖,病情缓解后,宜做腰部后伸活动,后期宜加强腰部肌肉锻炼,如前屈后伸、左右侧屈、左右回旋等,以促进气血循行,防止粘连,增强肌力。

【按语】

本病多发生于青壮年体力劳动者。长期从事弯腰工作的人和平时缺乏锻炼、肌肉不发达者,也易患本病。推拿治疗本病有显著疗效,这是因为手法能舒筋通络、活血散瘀、改善血液循环,使损伤的组织修复,并对小关节紊乱、滑膜嵌顿者,可纠正其紊乱,使嵌顿的滑膜复位。本病若治疗及时、手法运用恰当,疗效颇佳;若治疗不当或失治,可致损伤加重,或转变成慢性腰痛。

任务三 慢性腰肌劳损

慢性腰肌劳损是指腰背部肌肉、筋膜、韧带等软组织的慢性损伤,局部出现无菌性炎症,从而引起腰背部一侧或两侧的弥漫性疼痛。西医称本病为"腰背肌筋膜炎""功能性腰痛",中医典籍称之为肾虚腰痛。在慢性腰痛中,本病占有相当大的比重。本病多见于青壮年人,有时外伤史不明显,常与职业和工作环境有一定关系。

【病因病机】

慢性腰肌劳损是一种积累性损伤,主要由于腰部肌肉疲劳过度,如长时间弯腰工作,或由于习惯性姿势不良,或由长时间处于某一固定体位,致使肌肉、筋膜及韧带持续牵拉、痉挛,肌肉内的压力增加,血供和代谢受阻,这样肌纤维在收缩时消耗的能量得不到补充,产生大量乳酸,加之代谢产物得不到及时清除,积聚过多,引起水肿、粘连。如此反复,日久可导致组织变性,形成慢性劳损。由于急性损伤之后未得到及时正确的治疗,或治疗不彻底,或反复多次损伤,致使受伤的腰肌筋膜不能完全修复,局部存在慢性无菌性炎症,微循环障碍,乳酸等代谢产物堆积,刺激神经末梢而引起症状,受损的肌纤维变性或瘢痕化,也可刺激或压迫神经末梢而引起慢性腰痛。此外,由于先天畸形,如隐性骶椎裂,使部分肌肉和韧带失去附着点,从而减弱了腰骶关节的稳定性;一侧腰椎骶化或骶椎腰化,两侧腰椎间小关节不对称,使两侧腰背肌运动不一致,造成部分腰背肌代偿性劳损。

> 成人推拿技术

中医学认为,久病体虚或素体虚弱者,复感风、寒、湿邪侵袭,可妨碍局部气血运行,促使和加速腰背肌肉、筋膜和韧带紧张痉挛而变性,从而引起腰痛。

【诊断】

(1)有长期腰痛史,反复发作。腰骶部一侧或两侧酸痛或胀痛不适,时轻时重,缠绵不愈。腰痛在休息、加强保暖、适当活动后减轻,在劳累、遇阴雨天时加重。

(2)腰背部压痛范围较广泛,压痛点多在骶髂关节背面、骶骨背面和腰椎横突等处,轻者压痛多不明显,重者伴随压痛,可有一侧或双侧骶棘肌痉挛僵硬、感觉迟钝。

(3)腰部活动基本正常,一般无明显障碍,但有时有牵掣不适感;不能久坐、久站,不能胜任弯腰工作,弯腰稍久便直腰困难;常喜双手捶击,以减轻疼痛;急性发作时,诸症明显加重,可有明显的肌肉痉挛,甚至出现腰段脊柱侧弯、下肢牵掣作痛等表现。神经系统检查多无异常,直腿抬高试验阴性。

(4)X线检查:除少数可发现腰骶椎先天性畸形和老年患者椎体骨质增生外,多无异常发现。

【推拿治疗】

1. 治疗原则

舒筋通络,温经活血,解痉止痛。

2. 基本操作

(1)患者取俯卧位,医者先用深沉而柔和的㨰法沿两侧足太阳膀胱经从上向下施术5～6遍,力量由轻到重;然后用掌根在痛点周围按揉1～2分钟。

(2)医者以双手拇指依次按揉两侧三焦俞、肾俞、气海俞、大肠俞、关元俞、膀胱俞、志室、秩边、阿是穴等穴位,以酸胀为度,并配合腰部后伸被动运动数次。

(3)以点按、弹拨手法施于痛点及肌痉挛处,反复3～5遍,以达提高痛阈、松解粘连、解痉止痛的目的。

(4)患者取侧卧位,医者与患者面对面,施以腰部斜扳法,左、右各1次;再取仰卧位,做屈髋屈膝被动运动,以调整腰椎后关节紊乱。

(5)患者取俯卧位,医者先用㨰法、揉法在腰臀及大腿后外侧依次施术,往返3～5遍;然后用掌擦法直擦腰背两侧膀胱经,横擦腰骶部,以透热为度,达到活血通络之目的;最后用虚掌拍击腰骶部,结束治疗。

【注意事项】

(1)在日常生活和工作中,嘱患者注意姿势正确,尽可能变换体位,勿过度疲劳。

(2)宜睡硬板床,同时配合牵引及其他治疗,如湿热敷、熏洗等。

(3)加强腰背肌肉锻炼,注意局部保暖,节制房事。

【按语】

慢性腰肌劳损是一种动静力性损伤,主要由腰肌疲劳过度引发,大多发生于姿势不良或长期从事弯腰及负重劳动者,引起腰背部肌肉和筋膜劳损,也可因先天畸形和肾虚而致。推拿治疗本病有较好疗效,但关键是要消除致病因素,即改变原来的腰部超负荷现象,才能达到满意的治疗效果;平时应加强腰背肌锻炼,如飞燕式、五点支撑法、拱桥式锻炼,早、晚各一次,每次各做 10～30 下,有助于提高腰背肌力,以利于本病的治疗和减少复发。

任务四　髂腰韧带损伤

髂腰韧带损伤是以第五腰椎一侧或两侧深在性疼痛,腰部活动受限为主要表现的一种病症。

髂腰韧带为一肥厚而强韧的三角形韧带,起于第四、第五腰椎横突,呈放射状止于髂嵴的内唇后半。髂腰韧带覆盖于腰方肌筋膜的加厚部,它的内侧与横突间韧带和骶髂后短韧带相混。髂腰韧带具有稳定腰骶关节以及限制第五腰椎过度前屈和旋转的作用。

【病因病机】

由于腰骶关节处于腰部活动的枢纽,且活动频繁,承受的压力最大,因此当腰部过度前屈或前屈位突然扭转腰部时极易引起一侧或两侧的髂腰韧带急性损伤。长期从事腰部过度前屈和旋转运动,则易引起慢性积累性劳损。髂腰韧带损伤与腰 5 横突韧带退行性变也有密切关系。腰 5 横突增生或双侧不对称,引起双侧髂腰韧带应力不对称,容易出现劳损,且增生的腰 5 横突尖部靠近或触及髂骨的前缘,在活动时位于横突尖与髂嵴前缘之间的髂腰韧带容易反复摩擦、挤压而损伤。此外,腰骶椎的先天变异,如腰椎骶化或骶椎腰化、脊柱隐性裂等,使髂腰韧带的位置发生改变,失去力学稳定性,从而易发生损伤。髂腰损伤以慢性损伤多见,病久可致脉络失和、寒凝气滞,气血运行不畅,以致疼痛缠绵。

【诊断】

(1)有腰部的外伤或慢性劳损史。一侧或两侧髂腰部深在性疼痛,但指不出明确的痛点,急性损伤时疼痛剧烈,可呈持续性钝痛、牵扯样痛;慢性劳损时则酸胀隐痛,久坐、久站、晨起或劳累后加重。腰部前屈或向健侧侧屈时,疼痛加重。疼痛可反射至腹股沟内侧、大腿内上部及同侧下腹部,也可沿同侧臀部向大腿后外侧放射,但一般不过膝。

(2)在第四腰椎和第五腰椎外侧缘以及髂骨嵴之间的髂角处有深在性压痛,腰部屈伸、侧屈、旋转活动受限。

(3)神经系统检查多无异常,直腿抬高试验阴性。

(4)X 线检查除少数可发现第五腰椎轻度前移或患侧横突增长外,多无异常表现。

【推拿治疗】

1. 治疗原则

舒筋通络,消肿止痛,松解粘连,理筋整复。

2. 基本操作

(1)患者取俯卧位,医者立于患者一侧,用擦法在其腰骶部膀胱经自上而下反复操作 5～8 遍,然后用掌根按揉法,用力由轻到重,逐渐深透,操作 3～5 分钟,以达舒筋通络之目的。

(2)依次点压腰阳关、肾俞、大肠俞、气海俞、关元俞、痛点各约 1 分钟,以得气为度。

(3)用双手拇指在压痛点上方自棘突旁把骶棘肌向外下方分推,由上而下,直至髂后上棘,反复操作 3～5 遍。

(4)患者先取俯卧位,医者为其做腰椎后伸扳法;然后患者侧卧,行腰部斜扳法,左、右交替各一次；然后嘱患者仰卧，医者以一手握患侧下肢踝部，另一手扶按膝部，做缓慢的摇髋运动，以外展、外旋为主，并配合拔伸牵抖数次。

(5)患者俯卧，医者拿捏患者腰骶部3~5遍，直擦腰部两侧膀胱经，横擦腰骶部，以局部透热为度。

【注意事项】

(1)急性期手法宜轻柔，后期或慢性损伤手法宜稍重。

(2)治疗期间应适当休息，治愈后1~2个月内要避免过多腰部负重和活动，以避免复发。

(3)局部保暖，避免受风着凉。

【按语】

本病在临床中并不少见，但因损伤后疼痛深在，且触压不到，给诊断和治疗都带来一定困难，常出现误诊、误治，故患此病后，被治愈者不多，大多数患者年久不愈。嘱患者平时宜加强腰背肌锻炼，如飞燕式、拱桥式等；弯腰搬物姿势要正确，注意避免腰部过度屈曲、侧弯或扭转。

任务五　梨状肌综合征

梨状肌综合征是指梨状肌损伤导致炎性水肿、充血、肌束痉挛，从而刺激压迫坐骨神经，引起臀部和下肢放射性疼痛的一种病症。本病属于周围神经卡压综合征。

梨状肌起自骶骨前面，向外经坐骨大孔止于股骨大转子。在坐骨大孔处，肌的上、下缘均有空隙，分别称为梨状肌上孔和梨状肌下孔，孔内均有神经和血管通过，梨状肌的主要作用是外展、外旋髋关节。

【病因病机】

当髋关节过度外展、内旋、外旋或由下蹲位突然站立时，梨状肌过度牵拉而致损伤；慢性劳损、肩扛重物、久站、久蹲、受凉，均可损伤梨状肌。梨状肌损伤后，局部充血、水肿、痉挛，或反复损伤导致梨状肌肥厚，使梨状肌下孔狭窄，通过该孔的坐骨神经受到压迫刺激而发生本病。此外，由于部分妇科疾患（如盆腔、卵巢或附件炎症）以及骶髂关节发生炎症时，也可能波及梨状肌，影响通过梨状肌下孔的坐骨神经而产生相应的症状。

【诊断】

(1)常有过度外展、内旋、外旋或久站、久蹲等损伤史，部分患者有受凉史。

(2)臀部疼痛，并沿坐骨神经分布区域放射；髋内收、内旋受限，并可加重疼痛。

(3)梨状肌体表投影处有压痛，可触及条索状较硬或隆起的梨状肌束。

(4)直腿抬高试验在60°之前时疼痛明显，超过60°，疼痛反而减轻；梨状肌紧张试验阳性。

(5)做普鲁卡因梨状肌坐骨神经处局部注射，疼痛立即缓解或消失，可作为诊断依据之一。

【推拿治疗】

1. 治疗原则

舒筋活络，解痉止痛。

2. 基本操作

(1)患者取俯卧位，医生立于其患侧，掌根按揉臀部3~5分钟，然后在大腿后外侧上下往返按揉3~5遍。

(2)用拇指依次按压环跳、承扶、殷门、委中、阳陵泉、昆仑、阿是穴各1~2分钟;然后以掌在梨状肌体表投影区顺肌纤维走行方向反复推压5~8次,再以肘尖深按梨状肌2分钟。

(3)用拇指从上至下弹拨梨状肌8~10次,手法由轻到重。

(4)从上至下拿揉腰骶部、臀部、下肢后外侧3~5次,重点拿揉梨状肌投影部和压痛点。

(5)医者一手托患侧下肢,一手按压髋部及臀部,做患侧髋部后伸、外展、外旋等被动运动数次;最后横擦臀部和腰骶部,以透热为度。

【注意事项】

(1)梨状肌位置较深,手法治疗时不可因位置深在而施用暴力,以免造成新的损伤。

(2)急性损伤期,手法宜轻柔,宜卧床休息1~2周。休息时,将患肢保持在外旋、外展位,避免髋关节旋转,有利于梨状肌的松弛。

(3)缓解期应加强髋关节和腰部的功能锻炼,如飞燕式锻炼、仰卧起坐等。

(4)注意局部保暖,防止受凉。

【按语】

本病预后良好,推拿疗效满意,治愈后一般不易复发;用普鲁卡因和强的松做痛点封闭,可消炎止痛,对本病的治疗有良好的辅助作用,可选择使用。对个别非手术治疗无效者,可行手术切断梨状肌,以解除坐骨神经受压。

任务六　肩周炎

肩周炎是指肩关节周围肌肉、韧带、肌腱、滑液囊、关节囊等软组织的慢性无菌性炎症引起的肩部疼痛和功能受限的肩部疾病,中医典籍称之为"漏肩风""冻结肩""五十肩"等。本病多单侧发病,好发于50岁左右的中老年人,女性略多于男性。本病起病缓慢,病程较长,有一定自愈倾向,预后较好。

【病因病机】

肩关节是人体全身各关节中活动方向最多和活动范围最大的关节,肩部的肌腱、韧带等软组织经常受到肩关节大范围活动的牵拉和摩擦挤压,容易慢性劳损,形成慢性无菌性炎症而成为原发性肩周炎。此外,肩关节的各种拉伤、扭伤、挫伤等外伤可使肩部肌肉、韧带部分断裂,组织间出血而产生瘢痕、粘连等,最后出现肩关节运动功能障碍。肩部受凉是本病的一个诱发因素,受凉可使肩关节周围血流缓慢,肌肉紧张、痉挛,长期的肌肉痉挛导致代谢产物蓄积、营养障碍而产生无菌性炎症,最终形成肌肉、肌腱、韧带的挛缩、炎性粘连,肩部疼痛、活动受限等。

颈椎病也是引起肩周炎的常见原因。颈椎骨质增生,压迫脊神经,可引起肩部软组织神经营养障碍。此外,上肢外伤后肩部固定过久,肩周组织继发萎缩、粘连而发为本病。

中医学认为,本病因年老体衰,气血亏虚,筋失所养,血虚生痛,久之则经脉拘急而不用;或久居湿地,夜寐露肩当风,外感风寒湿邪,寒凝血滞,经脉拘急而疼痛,寒湿之邪客于筋肉则屈伸不利,痿而不用。

【诊断】

(1)发病缓慢,起病多隐匿,大多无外伤,少数有肩部外伤或上肢外伤。

(2)早期肩部呈阵发性疼痛,以后疼痛逐渐加剧,为钝痛或刀割样痛,且呈持续性,昼轻夜重,甚至不得安睡,尤其不能向患侧侧卧,疼痛可放射至颈项、背部及肘部,气候变化或劳累后疼痛加重。肩关节周围可触到明显的压痛点,压痛点多在肱二头肌长头腱沟、肩峰下滑囊、喙突、冈上肌附着点等处。

(3)初期患者因疼痛而活动受限,但肩关节本身尚有相当范围的活动度,随着病情发展,肩周软组织广泛粘连,肩关节各个方向的主动和被动活动均严重受限,以外展、外旋、后伸受限明显。当肩关节外展时,可出现典型的"扛肩"现象,梳头、洗脸、穿衣、举臂、向后结带均感困难;严重时,肘关节功能受限,屈肘时不能摸肩。

(4)病程较长者,可出现肌肉萎缩,以三角肌、冈上肌、冈下肌最为明显。

(5)X线检查:肩周炎是软组织病变,初期常无异常,后期可以在肱骨大结节附近软组织内出现钙化斑,对诊断有一定价值。

【推拿治疗】

1. 治疗原则

本病在早期就应积极治疗。早期应舒筋活血、通络止痛,粘连期应松解粘连、滑利关节,以促进关节功能恢复。

2. 基本操作

(1)患者取坐位,医者用㨰法在患肩由病变外缘向中心操作,力量由轻到重,在病变中心重点操作,反复5～8遍。

(2)患者取坐位,医者一手托住患肢手臂使其微微外展,另一手以㨰法和拿法在肩部和上臂操作,同时配合患肢的被动外展、外旋、内收、上举等活动,操作3～5分钟。

(3)患者取坐位,医者用拇指按揉患者缺盆、肩井、肩髃、肩贞、肩前、天宗、臂臑、曲池、合谷等穴位,每穴约半分钟。

(4)患者取坐位,医者一手托住患肢肘部,一手扶住患肩,以肩关节为轴心进行肩关节摇法,幅度由小到大,以患者能耐受为度,操作5～8次。

(5)根据患肩功能障碍程度,可选用肩关节外展扳法、内收扳法、旋内扳法、上举扳法等操作,操作2次或3次;然后要求患者沉肩屈肘,医者站于患肩外侧,用双手握住患肢腕部稍上方将患肢提起,用提抖的方法向上牵拉,活动幅度逐渐增加,用力不能过猛,操作3～5次。

(6)患者取坐位,医者双手握住患肢手腕部,做小幅度快频率的上肢抖法,操作1分钟;然后用搓法由肩部到前臂反复搓动,以透热为度。

【注意事项】

(1)本病早期以肩部疼痛为主,手法宜轻柔,以舒筋活血、通络止痛,加速渗出物的吸收,促进病变肌腱及韧带的修复。对晚期粘连较重的患者,以摇、扳手法为主,并配合肩关节各方向的被动活动,以松解粘连、滑利关节。

(2)肩关节的主动功能锻炼对疾病的康复以及病程的缩短十分重要,所以必须循序渐进、持之以恒地坚持功能锻炼,直到痊愈。锻炼时,可根据情况选择下列方法。

1)爬墙活动:患者面对墙壁,用双手或单手沿墙壁缓慢向上摸高爬动,使上肢尽量高举,然后缓慢向下回到原处,反复进行,循序渐进,不断提高爬墙高度。

2)体后拉手:双手向后,由健侧手拉住患侧腕部,渐渐向上提拉,反复数次。

3)甩手锻炼:患者站立,做肩关节前屈、后伸、内收、外展动作,幅度由小到大,反复进行。

4)环转运动:患者站立,将患侧上臂由前向后数次,再由后向前数次,做环转运动,反复数次。

(3)注意局部保暖,防止受凉。

【按语】

本病主要是肩周的肌肉、肌腱、韧带、关节囊等软组织的慢性无菌性炎症,预后良好,一般均能恢复功能。推拿疗法对本病是较为有效的,但由于病程较长,因此需耐心坚持治疗。如果是因为骨折而继发的肩周炎,须待骨折痊愈后方可进行手法治疗。

任务七 肩峰下滑囊炎

肩峰下滑囊炎又称三角肌下滑囊炎,是指各种急、慢性损伤刺激肩峰下滑囊,使滑囊发生充血、水肿、增厚、粘连等无菌性炎症变化,主要表现为肩部疼痛和外展功能受限的一种病症,中医典籍称之为"肩痹"。

西医学认为,肩峰下滑囊位于三角肌下面、冈上肌上面,分为肩峰下和三角肌下两部分。肩峰下滑囊位于肩峰、喙肩韧带与冈上肌之间,三角肌下滑囊位于三角肌上部与冈上肌肌腱止点之间,两囊之间可能有一个薄的中隔,但大多数是相通的。肩峰下滑囊是全身最大的滑囊之一,具有滑利肩肱关节、减少磨损、不易劳损的特点,它将肱骨大结节与三角肌、肩峰突隔开,滑囊内部有滑液膜覆盖,主要功能是使肱骨大结节在肩峰下运动灵活,不至于发生摩擦。因此,肩峰下滑囊对肩关节的运动十分重要,被称为第二肩关节。

【病因病机】

当肩部受到外力的直接撞击或肩部在外展位遭受间接暴力,如跌倒时手、肘着地,暴力沿上臂传达至肩部,引起肱骨头和肩峰挤压滑囊,可造成急性肩峰下滑囊炎。本病以慢性损伤多见,多继发于肩周软组织的退化和慢性劳损,尤其与冈上肌肌腱的损伤、炎症关系最为密切。因为冈上肌肌腱在肩峰下滑囊的底部,所以当冈上肌肌腱有病变时,很容易波及肩峰下滑囊。

中医学认为,本病系体虚后复感风寒湿邪,或跌扑闪挫,致气血不通,经脉痹阻而使肩部疼痛、功能受限。

【诊断】

(1)有肩部急、慢性损伤史,或继发于冈上肌腱炎。

(2)肩外侧深部疼痛,运动时加重,尤以外展、外旋时更甚;疼痛可向肩胛、颈部、上肢放射。急性期可出现肩部广泛性疼痛,慢性期疼痛多不剧烈。

(3)肩关节功能受限,以外展、外旋为著。为减轻疼痛,肩部常处于内收、内旋位。

(4)在肩峰下、大结节等处压痛较明显。

(5)当急性期滑囊组织肿胀和积液时,肩的外形较为圆隆、肿胀;病程较长的,可出现肩部肌肉萎缩;X线检查多无异常。

【推拿治疗】

1. 治疗原则

急性期应消瘀止痛,手法宜轻柔;慢性期应舒筋通络、活血止痛、滑利关节,以防止滑囊粘连和恢复肩关节功能。

2. 基本操作

(1)患者取坐位,医者一手托其患肢于稍外展位,用㨰法在肩部周围施术2~3分钟,重点在肩外侧,然后揉肩部2~3分钟,再拿肩部及上臂、前臂2~3分钟,手法由轻到重。

(2)患者取坐位,医者点按患者肩井、天宗、肩髃、肩髎、臑俞、臂臑、曲池、合谷,每穴各1分钟。

(3)对于慢性期有粘连而致肩部活动受限的患者,应加强肩关节的被动运动。患者取坐位,医者以一手的拇指按压臑俞,其余四指按压在肱骨大结节处,以另一手托住患者肘部,用托肘摇法摇动肩关节,顺时针、逆时针各5~8次,摇动幅度由小到大。

(4)患者取坐位,医者双手握住患肢腕部,抖患肢10秒左右,要求使抖动波传至肩关节;然后搓上肢3~5次;最后在肩部施以擦法,以透热为度。

【注意事项】

(1)对于急性期的患者,手法一定要轻柔,手法治疗后宜使上臂固定在外展位制动休息。

(2)慢性期应加强患肢的被动和主动运动。嘱患者平时应坚持肩部功能锻炼,如进行肩部环绕运动。方法如下:下肢站立不动,全臂用力,两手自胸前由内下向前上、外后、下内翻转,先前臂旋后,手心向内,然后前臂旋前,手心向外,方向相反,左起右落,右起左落,相继进行,反复数次。

(3)注意肩部保暖,防止受凉。

(4)在手法治疗时,可配合红花油、冬青膏等药进行揉擦,局部可配合热敷。

【按语】

本病推拿效果较好,但本病常继发于其他疾病,所以针对性地治疗原发病有利于本病的康复。

任务八　肱骨外上髁炎

肱骨外上髁炎又称外侧疼痛综合征、前臂伸肌总腱炎、肱桡滑囊炎等,是指肱骨外上髁周围软组织的急、慢性损伤,以局部疼痛、前臂旋前功能受限为主要表现的一种病症。本病好发于某些特殊职业的中老年人,如网球运动员、炊事员、木工、水电工、前臂用力的产业工人等,尤其以网球运动员多见,故该病又名"网球肘"。

【病因病机】

肱骨外上髁是肱桡肌以及前臂的桡侧腕长、短伸肌,指总伸肌,尺侧腕伸肌等伸肌肌腱形成的总腱附着部。当前臂旋前、伸腕、伸指、屈肘时,均有牵拉力作用于肱骨外上髁;急性或慢性反复过度牵拉均可导致肱骨外上髁周围软组织损伤。本病发病可因急性的扭伤或拉伤引起,但大多数是因慢性劳损所致,多见于反复做前臂旋转、伸腕、伸指的成年人。长期前臂旋转、伸腕、伸指等动作可以使前臂伸肌群劳累且处于紧张状态,前臂伸肌肌腱附着部受到反复牵拉,从而引起肱骨外上髁处的骨膜、滑膜、肌腱等软组织慢性劳损,形成慢性无菌性炎症,出现出血、渗出、粘连、疼痛反应。

该病属于中医典籍所说的"肘痛""肘部伤筋"等范畴。中医学认为,本病系患者气血亏虚,复感风寒湿邪,致使局部气血凝滞,瘀阻经筋,流注关节而发病。

【诊断】

(1)肘后外侧疼痛,做前臂旋转、提、拉、推、端等动作时(如拧毛巾、扫地、提热水瓶等)疼痛加重,可沿前臂外侧放射至腕和手部。

(2)肱骨外上髁及其周围有明显压痛,以及沿伸腕肌走行方向有广泛压痛;局部多不肿胀,或肿胀不明显;前臂旋转和握物无力。

(3)密耳试验和伸肌紧张试验阳性:肘关节稍弯曲,腕关节尽量屈曲,使前臂完全旋前,然后将肘关节伸直,在伸直时引起肱骨外上髁处疼痛,即为密耳试验阳性。患者握拳、屈腕,医者以手按压患者手背,患者抗阻力伸腕时肘外侧疼痛,即为伸肌紧张试验阳性。

(4)X线检查常为异常表现,偶可见肱骨外上髁处有骨质密度增高的钙化阴影。

【推拿治疗】

1. 治疗原则

舒筋活血,通络止痛。

2. 基本操作

(1)患者取坐位,医者立于患者病侧,一手托住患肢,另一手用大鱼际揉3~5分钟,再用一指禅推3~5分钟,然后拿捏肱桡肌,拿起后可左右摆动,反复5~8次。

(2)患者正坐,医者点按其曲池、肘髎、手三里、合谷、阿是穴各0.5~1分钟,然后用拇指指腹在肱骨外上髁痛点处由外向肘窝方向推挤并弹拨肌筋3~5次,以松解腕伸肌的附着点。

(3)患者正坐,医者一手由背侧握住患者腕部,另一手掌心顶托肘后部,拇指按压在肱桡关节处,握腕之手使患者腕关节掌屈,并使肘关节做屈、伸交替的动作,同时另一手于肘关节由屈曲变伸时在肘后部向前顶推,使肘关节过伸、肱桡关节间隙加大,如有粘连时,可撕开桡侧腕伸肌粘连。反复操作3~5次。

(4)患者正坐,医者从患者上臂直至前臂搓揉上肢3~5次,然后用擦法擦肘外侧及前臂,以透热为度。

【注意事项】

(1)急性期行推拿手法宜轻柔;病程较长者,手法可适当加重。

(2)防治结合,以防为主,少做前臂旋转、伸腕等动作,勿提重物;注意局部保暖,避免寒冷刺激。

(3)平时应加强肘部和上肢功能锻炼,如太极云手、砍肘、甩手等。

【按语】

推拿治疗肱骨外上髁炎预后较好,对相关周围神经通道病变进行治疗,可以显著提高疗效。对于病程较短的患者,可辅以局部封闭疗法,以加强疗效、缩短病程。平日亦可自我按摩,方法如下:取坐势,将患臂置于腹前,用健侧手掌在肘外侧部做环形按揉约5分钟;做患侧肘关节主动屈伸以及前臂旋前、旋后活动各20次;用健侧手掌在患侧肘外侧部沿前臂上下擦动,以局部透热为度。

任务九　腕管综合征

腕管综合征又称迟发性正中神经麻痹、腕管狭窄症,是指正中神经在腕管内受压,引起的以手指麻木为主要表现的一种病症。不恰当及长时间使用鼠标时容易患本病,故本病又名"鼠标手",好发于女性,一般单侧发病。

【病因病机】

腕管是指由腕掌侧横行韧带与腕骨所构成的骨纤维管道。管道背面由8块腕骨构成,掌面由腕横韧带构成,呈拱桥形态。管内有拇长屈肌腱、指浅屈肌腱、指深屈肌腱共9条指屈肌腱和正中神经通过。腕管在正常情况下有一定容积,指屈肌腱在管内滑动不会影响正中神经。当腕管内容积减小,或腕管内容物增大时,可使腕管相对狭窄,从而压迫正中神经,发为本病。腕骨骨折、增生、脱位,腕横韧带损伤增厚,或腕管内脂肪瘤、腱鞘囊肿等占位性病变,均可使腕管内容积相对减小。临床上特别多见的是某些长期从事手腕部活动的人群,因为掌指和腕部频繁活动,指屈肌腱和正中神经反复与腕横韧带摩擦,导致肌腱和滑膜水肿、增生,使腕管内容物增大,管腔相对变窄,从而压迫正中神经。

中医学认为,本病多因急、慢性损伤,血瘀经络,以及风寒湿侵袭,致使气血不通、经脉受阻而发病。

【诊断】

(1)早期患手桡侧3个半手指感觉过敏,麻木或刺痛,夜间、晨起、劳累、温度增高时疼痛加剧,甩动手指后减轻;患肢发冷、发绀,手指活动不利,握力减弱。

(2)病程较长者,大鱼际萎缩、麻痹,拇指外展肌力减弱,或3个半手指的感觉消失,不能掌侧外展。

(3)叩诊试验阳性,即轻叩腕管正中神经,患者出现拇、示、中三指的放射性麻木、疼痛。屈腕试验阳性,即患者腕关节极度屈曲1分钟,可引起拇、示、中三指放射性麻痛。

(4)X线检查可发现局部骨质异常或腕横韧带钙化,腕骨陈旧性骨折、脱位等骨性改变。

【推拿治疗】

1. 治疗原则

舒筋通络,活血化瘀。

2. 基本操作

(1)患者取坐位,将掌心朝上,置于桌上。医者用拇指轻揉法和一指禅推法在患者前臂上沿手厥阴心包经反复操作5~8次,重点操作大鱼际和腕管部,手法由轻到重。

(2)患者取坐位,医者点按患者曲泽、内关、大陵、阳池、合谷、鱼际、腕部痛点,以酸胀为度。

(3)患者取坐位,手背朝上。医者用双手的示、中、环、小指和掌心握持住患者的大、小鱼际,将拇指指端按入患者腕关节背侧间隙内,在拔伸的同时缓缓摇转腕关节,然后将手腕在拇指按压下背伸到最大限度,随之屈曲,并左右旋转患者手腕2次或3次;再于患侧大鱼际处进行弹拨,反复3~5次。

(4)患者取坐位,医者搓患者腕关节半分钟,然后从掌侧部到前臂施以擦法,以透热为度。

【注意事项】

(1)推拿结束后,用温经通络的药膏外敷,腕部用纸板固定于休息位;病情缓解后,可结合中药外洗,有利于病情的好转。

(2)对于因骨折、脱位引起本病者,应在骨折愈合、脱位整复后,再施以推拿治疗。

(3)平时加强功能锻炼,如伸臂勾臂、转体旋臂、手功练习等。

【按语】

推拿疗法对本病虽疗效较好,但易复发。腕管综合征是一种常见病,主要与以手部动作为主的职业有关,键盘,特别是鼠标,是最常见的"腕管杀手";此外,方向盘也成为一大"腕管杀手"。为了预防"鼠标手",嘱患者平时应养成良好的坐姿,确保使用鼠标时手腕伸直,工作期间经常伸展和松弛手腕,可缓慢弯曲手腕,每小时反复做10秒钟,可有效预防本病。

任务十 损伤性髋关节炎

损伤性髋关节炎是指由于创伤、慢性积累性劳损或继发于髋关节其他病变等原因,引起髋关节的关节软骨损伤、退变,关节软骨磨损、脱落、增生以及滑膜充血、关节囊变厚、关节间隙狭窄,出现髋关节疼痛、活动受限等临床表现的一种无菌性炎性病症。本病好发于髋关节骨折伴脱位患者以及中年以后髋关节活动频繁者。

髋关节由股骨头和髋臼构成,为人体中一个完善的杵臼关节,髋关节外包关节囊,周围由许多坚韧的韧带和丰厚肌群固定,其主要功能是负重和保证髋关节多方向、大范围的运动。

【病因病机】

当遭受外界的直接暴力打击,或因为髋关节的病变,如髋关节骨折或脱位损伤严重者、股骨头缺血坏死,以及长期的慢性积累性劳损,均可引起损伤性髋关节炎,表现为关节软骨发生退行性改变,失去光泽和弹性,逐渐变薄、变硬,可以脱落成为关节游离体。关节周缘发生骨与骨的代偿性增生,软骨下骨质可有囊性变。关节滑膜可呈现为水肿、渗液和肥厚。

【诊断】

(1)有髋部外伤史或积累性劳损,多发生于40岁以上的中老年人,发病缓慢,多呈慢性进行性加重。

(2)关节疼痛:初期患者多表现为髋关节疼痛、活动不利,以清晨起床时明显,活动后可减轻;当关节囊短缩后,由于在步行时可刺激囊内神经而出现疼痛,甚至发生持续性疼痛;骨赘形成早期,患者一般无明显症状,但若过度活动,受轻微外伤或局部感受寒冷等刺激,增生的骨赘就可引起周围组织炎性改变,从而引起关节疼痛、活动受限等症状。

(3)活动障碍:屈伸、外展及内外旋转活动明显受限,髋关节呈内收屈曲畸形。

(4)局部压痛,以腹股沟处明显。急性创伤常伴有肿胀,患者多无全身症状。

(5)X线检查:骨关节边缘骨质增生,关节间隙狭窄,关节面不平整,软骨下骨质硬化囊性变,有时可发现游离体;晚期股骨头变形,骨质致密。

【推拿治疗】

1. 治疗原则

活血化瘀,通络止痛,滑利关节。

2. 基本操作

(1)患者取俯卧位,医者用㨰法在患者臀部操作3~5分钟,重点在髋关节的部位,同时配合髋关节后伸和外展的被动运动,幅度由小到大,到患者略感疼痛为止。不可用暴力猛扳。

(2)患者取俯卧位,医者用掌根在患者髋部做按揉法,力量应深沉有力,操作3~5分钟;用双手拇指点拨环跳,点按风市、居髎、秩边、阿是穴等穴,每穴0.5~1分钟。

(3)患者取仰卧位,医者用手掌从腹股沟至膝部施以揉法,反复操作4~5遍;然后令患者屈膝屈髋,医者一手扶膝部,一手扶踝部,做髋关节摇法,配合髋关节外展和内旋、外旋的被动运动,幅度以患者略感疼痛为度,操作3~5次。

(4)患者取侧卧位,使患侧在上。医者在患者髋关节部位用掌擦法进行操作,以透热为度。

【注意事项】

(1)急性创伤,手法宜轻,宜制动休息。

(2)慢性期患者应进行适当的体育锻炼,并长期坚持。

(3)局部保暖,忌食寒性食物。

【按语】

推拿治疗退行性髋关节炎有较好的临床效果。推拿手法可加快局部的血液循环,促进新陈代谢,延缓关节软骨退变。对于已形成的退行性关节炎,手法具有活血祛瘀、滑利关节的作用,对本病初期的无菌性炎症,可使其疼痛消失、水肿消除、活动恢复、症状缓解;而对于本病晚期症状,亦有明显的作用,可以改善症状,防止粘连。

任务十一 退行性膝关节炎

退行性膝关节炎又称增生性膝关节炎、肥大性膝关节炎、老年性膝关节炎,是指由于膝关节退行性改变和积累性关节劳损引起的以关节软骨变性、骨质增生为主要病理表现的一种病症。本病好发于中老年人,女性多于男性。

膝关节由股骨、胫骨和髌骨的关节面构成。各关节面均覆盖有一层软骨,其有防止摩擦、缓冲外来冲击力的作用。关节囊内面有滑膜覆盖,对维护膝关节的活动起重要作用。膝关节是人体最大的关节之一,负重大,活动量大,其结构复杂且不稳定,容易发生损伤。

【病因病机】

本病的病因目前尚不明确,一般认为主要与年龄、遗传、肥胖、关节创伤和过度使用膝关节有关,尤其与年龄和关节的过度使用关系密切。随着年龄的增长,骨关节系统逐渐衰退,关节软骨变性,弹性和黏性下降,导致关节面磨损,出现退行性改变。在遗传方面,骨关节炎多有家族聚集的倾向。肥胖增加了关节的负重,由于超负荷等因素反复持久刺激而引起关节软骨面和周围软组织慢性积累性劳损。关节创伤,膝内、外翻畸形等,均可造成关节受力不均或关节面不光滑,从而加速关节的退变。膝关节活动频繁,长期过度使用,造成慢性积累性关节磨损,导致关节软骨反应性增生,经骨化而形成骨赘。

由于以上原因,早期关节软骨变性,出现关节软骨变薄或消失;后期关节囊纤维化增厚,滑膜肿胀肥厚,关节软骨面增生,骨赘形成,从而出现关节活动受限和疼痛。

中医学认为,本病是因年老体弱,肝肾亏虚,气血不足,筋骨失养,或因人体正气亏虚,风寒湿邪侵袭,痹阻经络关节;或邪停经络,久则影响气血运行,气滞血瘀,痹阻关节等所致。

【诊断】

(1)起病缓慢,中老年肥胖患者多见,往往有劳损史。

(2)膝关节疼痛:早期疼痛为发作性,后期为持续性,上下楼梯、晨起时、从坐位站立时、劳累后疼痛明显。

(3)膝关节活动受限,跑、跳、跪、蹲时尤为明显,甚则出现踮跛行,但无强直。

(4)膝关节周围有压痛,关节活动时可有弹响或摩擦感,后期可出现股四头肌萎缩。

(5)X线可见关节骨质增生,关节间隙变窄,胫骨髁间嵴变尖,胫股关节面模糊,髌韧带钙化。

【推拿治疗】

1. 治疗原则

舒筋通络,活血止痛,滑利关节。

2. 基本操作

(1)患者取仰卧位,医者施行揉法和擦法,自患肢大腿下段部至小腿,沿外侧、前侧、内侧进行往返操作各2~3分钟,以股四头肌和膝髌周围为重点操作部位;然后按揉伏兔、阴市、血海、梁丘、膝眼、足三里、阳陵泉、阿是穴各0.5~1分钟。

(2)患者取俯卧位,医者用擦法施于大腿后侧、腘窝、小腿后侧,往返操作3~5次;点按殷门、委中、承山各0.5~1分钟。

(3)患者取仰卧位,医者用拇指弹拨患肢股四头肌肌腱、膝髌韧带、内侧副韧带、外侧副韧带各2~3分钟。患者俯卧,医者弹拨患者腘窝部的股二头肌、半腱肌、半膜肌的肌腱各2~3分钟,然后大力拿捏大腿后群肌和腓肠肌,并将其搓热。

(4)患者取仰卧位,屈膝屈髋。医者一手扶住患肢髌骨,一手握住其小腿远端,做膝关节摇法、屈伸运动,操作5~8次。

(5)患者取仰卧位,医者抱搓患者膝关节,以透热为度。

【注意事项】

(1)嘱膝关节肿痛严重者应卧床休息,避免超负荷的活动与劳动,以减轻膝关节的负担。

(2)应在充分休息的前提下,进行适当的功能锻炼,以改善膝关节的活动范围及加强股四头肌力量,如膝关节伸屈活动、双手抱膝左右摇动等。

(3)注意保暖;肥胖患者应减肥。

【按语】

退行性膝关节炎是中老年人常见的疾病之一。膝关节的发病率比其他负重关节为高。实验表明,人体功能的退化、增生是一种代偿性生理现象。经X线观察发现,同是一种膝关节增生现象,有的人可出现临床征象,而有的人则无临床征象,其原因是致病因素除关节局部增生的刺激外,还与膝关节腔内容物过度磨损、关节腔内压力增高等密切相关。本病在治疗后配合中药外敷和熏洗,可提高疗效。

任务十二　膝关节创伤性滑膜炎

膝关节创伤性滑膜炎是指膝关节损伤后引起的滑膜无菌性炎症反应,分为急性创伤性和慢性劳损性两种炎症。本病是一种常见病、多发病,可发生于任何年龄。

在膝关节内,除股骨下端、胫骨平台、髌骨的关节软骨面和半月板的表面无滑膜覆盖外,在膝关节囊纤维层的内面及交叉韧带、髁间窝和髁间隆起处都有滑膜被覆。在膝关节的前方及两侧,滑膜膨出构成髌上囊,与关节腔相通。滑膜血运丰富,滑膜细胞可分泌滑液。滑液具有润滑关节、营养关节软骨、减少摩擦、散发关节活动时所产生的热量的作用。

【病因病机】

急性创伤性滑膜炎多因膝关节急性损伤,如扭伤、挫伤、骨折、暴力打击、外科手术等引起,滑膜充血、渗出、水肿,造成关节囊积液、血肿。慢性滑膜炎常由急性创伤性滑膜炎失治迁延而成,或由其他慢性劳损(如膝关节骨性关节炎)刺激滑膜产生炎性渗液而成。关节滑膜在长期炎性刺激下,逐渐增厚,纤维机化,引起关节粘连,影响正常活动,久之,股四头肌萎缩,严重影响膝关节的功能。

中医学认为,本病属于痹病、"鹤膝风"范畴。《内经》有"脾主肌肉,四肢,主运化;肝主筋,藏血;肾主骨,主髓"之记载;《济生方》云:"皆因体虚,腠理空疏,受风寒湿气而成痹也。"故本病乃肝肾亏虚、气血不足、风寒湿邪侵袭,导致经络瘀阻不通,发为肿痛。

【诊断】

(1)急性患者有明显的外伤史。

(2)疼痛、肿胀:急性者,疼痛多剧烈,膝关节肿胀,且逐渐加重,一般伤后5～6小时出现髌上囊处饱满膨隆,皮温增高;慢性者,疼痛多缓,膝关节酸痛,沉重无力,可进行性加重,肿胀多不明显。

(3)膝关节活动不利,尤以伸直和完全屈曲时胀痛明显;髌骨周围有压痛,髌上滑囊处或原发损伤处压痛明显。

(4)浮髌试验阳性:即患者仰卧,将膝关节伸直、股四头肌完全放松,使髌骨能向两旁随意活动。医者一手压住髌上囊,将髌上囊的积液挤入关节腔,另一手示指尖轻柔而快速地点压髌骨,即能感到髌骨的上下浮动。

(5)做膝关节穿刺可抽出较多的滑液,呈淡黄色或淡红色液体,白细胞计数小于 $0.5 \times 10^9/L$。

【推拿治疗】

1. 治疗原则

急性创伤性滑膜炎不宜行推拿治疗,一般宜在急性期之后再用推拿治疗。其治则为活血化瘀,消肿止痛,祛风散寒,除湿通痹。

2. 基本操作

(1)患者仰卧,医者用揉法、擦法和拿法在患肢大腿前侧和膝关节周围操作3～5分钟,手法宜柔和。

(2)患者仰卧,医者点按其伏兔、梁丘、膝眼、足三里、阴陵泉、三阴交等穴各 0.5~1 分钟;然后擦膝关节两侧,以透热为度。

(3)患者俯卧,髌骨部垫一软垫。医者擦其腘窝 2 分钟;然后按揉委中、承山,以酸胀为度;最后擦腘窝,以透热为度。

(4)对于髌上囊处局部肿胀明显者,嘱其仰卧,医者一手握患肢踝部,另一手按住髌骨上缘肿胀处,使膝关节极度伸直,然后充分屈曲,最后再伸直。施行手法后,往往肿胀消散、疼痛减轻。

【注意事项】

(1)在急性期,膝关节有大量积液时要制动,不宜行手法治疗;待积液肿胀减轻后,再进行推拿治疗,并进行适度的活动。

(2)手法宜轻柔,以防再次损伤滑膜,产生更多的积液。

(3)注意保暖,避免膝部着凉。

(4)对严重积液、膝张力过大者,可用关节穿刺法,将液体抽出以减压。

【按语】

本病在急性期应积极治疗,如果失治、误治,发展为慢性病症,则病程较长,容易反复。对本病的治疗,处理好制动与活动的关系尤为重要,因为活动可以防止肌肉萎缩和关节粘连,但过度活动会加重滑囊水肿和出血,制动虽有利于积液的吸收,但易引起肌肉萎缩、关节稳定性减弱、关节粘连僵硬。所以在治疗过程中既要使肌肉不发生萎缩,又要防止关节内积液增加。在创伤早期,嘱患者做股四头肌自主收缩,以防肌肉萎缩;晚期则做膝关节屈伸活动,防止或解除粘连。膝关节功能锻炼禁忌暴力,不宜过度活动。

任务十三　踝关节扭伤

踝关节扭伤是指踝关节过度内、外翻产生踝部韧带损伤,引起局部肿胀、疼痛和功能障碍的一种病症,一般分为内翻扭伤和外翻扭伤,临床上以内翻造成外侧副韧带损伤多见。任何年龄均可发生本病,尤以青壮年多见。中医典籍称本病为"踝缝伤筋"。

内侧副韧带起自内踝,向下呈扇形附于足舟骨、距骨、跟骨,比较坚韧,不易损伤。外侧副韧带分为前、中、后三束,均起于外踝。前束为距腓前韧带,止于距骨颈;中束为跟腓韧带,止于跟骨外侧面的隆起处;后束为距腓后韧带,止于距骨后突。外侧副韧带不如内侧副韧带坚韧,故容易损伤。

【病因病机】

本病多因行走或跑步时突然踏在不平的地面上,或上下楼梯、走坡路不慎失足,或在骑自行车、踢球等运动中不慎跌倒,足底过度内、外翻所致。因为内侧副韧带比较坚韧,不易损伤,所以本病常见外侧副韧带损伤,内侧副韧带仅在踝关节极度背伸而又受到内翻应力时才会损伤。韧带损伤后,局部出血,组织液渗出,刺激末梢神经,引起疼痛和功能障碍。

中医学认为,本病多因跌扑闪扭或外力直接打击,踝部经筋扭挫、气血凝滞、经络瘀阻所致。

【诊断】

(1)有明确的踝部扭伤史。

(2)伤后踝部即觉疼痛,跛行或不能着地行走;伤处压痛、肿胀明显,甚至局部有瘀斑,踝关节活动受限。

(3)内翻造成外侧副韧带损伤时,疼痛、肿胀主要发生在外踝前下方;外翻造成内侧副韧带损伤时,肿胀、疼痛主要发生在内踝前下方。

(4)X线检查对本病虽没有直接意义,但可以排除骨折和脱位。若损伤较重,应拍被动强力内翻或外翻位的照片,可见距骨倾斜的角度增大,以帮助判断韧带损伤的程度。

【推拿治疗】

1. 治疗原则

本病的治疗原则是活血化瘀,消肿止痛,舒筋通络。需要注意的是,伤后24小时内不宜按摩,以免加重出血。

2. 基本操作

(1)医者一手固定患者足部,另一手在踝关节周围用一指禅推法、掌揉法进行轻柔缓和的按摩,操作3~5分钟。

(2)患者仰卧,医者以拇指点揉患者丘墟、太溪、昆仑、申脉、阳陵泉,力量由轻到重,每穴操作半分钟。

(3)患者仰卧,医者用拇指从上到下单方向沿受伤韧带走向推抹,一直推抹到足趾,反复10~20次。

(4)医者一手握住患者足跖部,另一手握住足跟部,并用拇指按在伤处,两手稍用力向下牵引,同时进行小幅度的内翻和外翻活动,操作2~3分钟。

(5)患者仰卧,医者搓擦患者内、外踝关节,以透热为度。

【注意事项】

(1)扭伤早期,肿胀甚者不宜用手法治疗,宜局部冷敷止血,瘀肿减轻后再行推拿治疗。进行手法操作时要轻快、柔和,禁用暴力。扭伤较重、有大块青紫瘀斑者,施用手法时要从远到近,慢慢接近瘀斑。

(2)如果踝关节韧带损伤轻者,可用绷带或胶布将踝关节固定于韧带松弛位,即外侧副韧带损伤于足外翻位固定,内侧副韧带损伤于足内翻位固定。韧带撕裂严重者,也可采用石膏托按上述方法固定,约3周后拆除外固定即可。

(3)外固定期间,应嘱患者练习足趾的屈伸活动和小腿肌肉收缩活动;拆除外固定后,要逐渐练习踝关节的内、外翻以及跖屈、背伸活动,以预防粘连、恢复踝关节的功能。

(4)注意踝部保暖,避免重复扭伤。

【按语】

踝关节扭伤多有外伤史,若伴有骨折、脱位及韧带断裂,应在痊愈后方可采用手法治疗。对于单纯的踝关节扭伤,关节稳定性未受损的患者,推拿效果较好。对韧带完全断裂的患者,应按踝部骨折处理。嘱患者平日应加强锻炼,增强体质,改善关节的稳定性。

目标检测

1. 简述落枕的推拿治疗目的及操作方法。
2. 简述急性腰肌损伤与慢性腰肌劳损的推拿治疗原则及推拿手法。
3. 简述肩关节周围炎推拿治疗的目的。
4. 简述2~3种肩部功能锻炼的方法。
5. 简述肩峰下滑囊炎手法治疗的目的和临床症状。
6. 简述肱骨外上髁炎的病因和推拿治疗的目的。
7. 简述腕管综合征的主要症状。
8. 简述推拿治疗退行性膝关节炎的常用手法和步骤。
9. 简述退行性膝关节炎的X线表现。

项目三　内、妇、五官科疾病

学习目标

本项目对内、妇、五官科疾病进行论述，并详细介绍了各科临床常见疾病的病因病机、诊断及推拿治疗，包括分型治疗及注意事项。

【知识要求】

掌握内、妇、五官科疾病的分型治疗及具体操作方法；熟悉内、妇、五官科疾病的病因病机及临床表现。

【能力要求】

能够独立诊断、治疗常见的内、妇、五官科疾病；能够在治疗的同时指导患者进行适当的功能锻炼。

任务一　头　痛

头痛为患者自觉头部疼痛的病症。风、寒、湿、热等邪外侵，风阳火毒上扰，痰浊瘀血阻滞，致经气不利、气血逆乱，或精气营血亏虚、清阳不升、脑神失养等，均可导致头痛。除脑系疾病、头颅损伤以及眼、口、鼻等病外，许多全身性疾病也可以导致头痛。头痛既可以是症状，还可以是独立的病种，如偏头痛等。

【病因病机】

头为诸阳之会，凡外感诸邪，或内伤杂病，均能引起头部的气血不利，经脉不调，清阳不能正常升降，从而出现不同部位、不同性质的疼痛。

(1)外感头痛：多由起居不慎、坐卧当风引发。其感受外邪以风为主，多夹寒、热、湿邪。风为阳邪，"伤于风者，上先受之"，风又为百病之长，常常夹寒、夹热、夹湿侵犯人体。若夹寒者，寒邪为阴邪，易伤阳气，使清阳受阻，寒凝气血，气滞血瘀，脉络瘀滞，流通不畅则失养，络脉绌急而发头痛；若夹热邪，风热上炎，扰于清窍，气血逆乱而致头痛；若夹湿邪，蒙闭清窍，致使清阳不升，浊阴不降，头痛乃作。

(2)内伤头痛：与肝、脾、肾三脏关系密切。因于肝者，情志内伤，肝气不舒，郁而化火，上扰清窍；火盛伤阴，肾水不足，水不涵木，肝失濡养，导致肝肾阴亏于下，肝阳亢扰于上而致头痛。因于脾者，劳倦过度，或病后体虚，脾胃虚弱，化源不足，营血亏少，不能上荣于脑；饮食不节，嗜酒肥甘，脾失健运，痰湿内生，上蒙清窍，阻遏清阳而致头痛。因于肾者，多因先天禀赋不足，肾精久亏，脑髓空虚而致头痛。此外，外伤跌扑、久病入络，使血行瘀滞，脉络瘀阻，不通则痛，亦可致头痛。

【诊断】

引起头痛的原因很多，用推拿的方法治疗头痛，首先要排除颅内的器质性疾病，明确诊断后方能用推拿手法治疗,属于外感、内伤头痛者,一般都能缓解;对于偏头痛、颈源性头痛者,效果尤为明显。适合行推拿治疗的头痛可以分为以下四型。

1. 外感头痛

起病急,有感受外邪史,或头痛连及项背,或头痛欲裂,或头痛如裹;可伴有发热、恶寒或恶风、身困、鼻塞流涕、咽痛、干咳等症状。

2. 颈源性头痛

起病或急或缓,有经常反复落枕或有长期伏案工作的病史,头痛连及项背,同时可见颈项活动不利,或有头晕、恶心、畏光、眼胀等,在患侧风池及其周围,以及颈椎上部后关节附近可触及明显的压痛、结节或条索状物。

3. 偏头痛

反复发作的一侧或两侧头痛,或伴有头晕、恶心等症状,女性多于男性,发作前多有先兆,多由精神紧张、忧郁、睡眠不好等引起。

4. 内伤头痛

(1)肝阳头痛:头痛而眩晕,心烦易怒,夜寐不安,面红口苦,或兼有胁肋疼痛、胀满,舌红,苔少或薄黄,脉弦细或有力。

(2)血虚头痛:头痛而晕,面色少华,心悸,神疲乏力,舌质淡,苔薄白,脉细弱。

(3)痰浊头痛:头痛昏蒙,胸脘痞闷,纳少呕恶,苔白腻,脉濡。

(4)肾虚头痛:头痛而空,眩晕耳鸣,少寐多梦,腰膝酸软,遗精带下,舌红少苔,脉细无力。

【推拿治疗】

1. 治疗原则

头痛总的治疗原则是舒筋通络、行气活血、镇静止痛。外感头痛治以祛风解表为主,手法可偏重,时间不宜太长;颈源性头痛以颈椎周围操作为主,辅以颈椎部的整复手法;偏头痛以头颞侧部操作为主;内伤头痛除头面部操作外,还要注意整体调整,使脏腑阴阳平衡。

2. 基本操作

患者取坐位或仰卧位。

(1)施术者以双拇指点按攒竹、百会,用拇指或中指(仰卧位)按揉风池,按压肩井,点按曲池、合谷,配合振颤法操作,每穴1~2分钟;施开天门操作法20~40次;施推坎宫操作法30~60次,结合按揉鱼腰穴,以酸胀、微痛为度;用拇指或中指按揉或点揉双侧太阳穴,配合振颤法,操作1~3分钟。

(2)用双手拇指或示、中指推抹前额,缓慢而稍重地往返交替操作10~20遍,并揉按印堂、神庭、阳白、头维、承泣、四白、上关、角孙等腧穴,每穴1~2分钟。

(3)以双手拇指从前额的中线分推角孙、率谷,力量由轻而重,以有酸胀、痛可以忍受为度,操作20~30遍;用双手拇指指端顶按督脉由神庭至百会,力量稍重,反复5~10遍;以单手五指指甲背侧着力,斜压头皮,由前额向后项部做梳推法操作,反复10~20遍;用单手拇指由神庭推,过百会,至风府,反复10~20遍。

(4)以单手五指指端着力,从前向后沿督脉、两侧膀胱经、双胆经至风池,做拿五经操作法,力量稍重,反复5~10遍;用一手掌扶前额,另一手拿揉两侧的风池,再沿项部筋肉缓慢捏拿,从风池向下移至颈项根部,此为拿风池颈项法,反复操作6~9遍,使患者有酸胀感,以能忍受为度。

(5)点揉两侧的风池、风府,由轻到重,以出现较强的酸胀感为佳,操作2~3分钟;按揉大杼、肺俞各1分钟;用擦法擦后项筋肉,由上而下,操作3~5分钟;运摇颈部,各方向缓慢操作3~5遍。

(6)以十指指腹着力,在患者头皮做快速向上的抓拿,操作15~20次;以双手示、中指交叉紧贴后项部,进行快速擦法操作1~2分钟;用一手拿扶前额,另一手以小指尺侧缘着力,在患者头部、后项部进行叩击操作1~2分钟;在肩背部做拍法操作;最后拿肩井结束。

3. 辨证操作

(1)外感头痛:具体如下。

1)风寒头痛:用擦法在项背部斜方肌上操作约3分钟;指按揉肺俞、风门,每穴1~3分钟;掌直擦背部两侧膀胱经,以透热为度;用拍法拍击背部两侧的膀胱经,至皮肤发红为度。

2)风热头痛:指按揉大椎、肺俞、风门,每穴约1分钟;拿曲池、合谷约1分钟;用拍法拍击背部两侧膀胱经,以皮肤微红为度。

3)风湿头痛:指按揉大椎、合谷各1分钟;提捏印堂及项部皮肤,以微红为度;再施拍法拍击背部两侧膀胱经,以皮肤微红为度。

(2)颈源性头痛:可参阅"颈椎病"的治疗方法进行。

(3)偏头痛:用一指禅推法、扫散法在头颞侧部足少阳胆经扫散10~30遍;按揉太阳、头维1~3分钟;再以较重力量按揉双侧风池1~3分钟。

(4)内伤头痛:具体如下。

1)肝阳头痛:按揉肝俞、阳陵泉、太冲、行间,每穴1分钟;推桥弓穴,从上向下操作30次,两侧交替进行;扫散头两侧足少阳胆经,各操作50次。

2)血虚头痛:按揉中脘、气海、关元、足三里、三阴交,每穴约1分钟;直擦背督脉及膀胱经至发热并内透;摩腹部5~8分钟。

3)痰浊头痛:一指禅推中脘、天枢、气海、关元,每穴约1分钟;指按揉脾俞、胃俞、大肠俞、足三里、丰隆,每穴约1分钟;横擦脾俞、胃俞,以透热为度;摩腹部5~8分钟。

4)肾虚头痛:按揉肾俞、命门、腰阳关、气海、关元、太溪,每穴约1分钟;直擦背督脉及膀胱经,横擦肾俞、八髎,均以透热为度。

【注意事项】

(1)嘱患者应适当参加体育锻炼,增强体质;并注意保暖防寒,抵御外邪侵袭。

(2)保持心情舒畅,避免不良情绪刺激;不宜过度劳累,保证足够的睡眠。

(3)饮食宜清淡,勿进肥甘之品,戒烟忌酒。

(4)对头痛剧烈,或进行性加剧,同时伴有恶心、呕吐者,应考虑其他器质性病变,须进一步完善相关检查。

任务二 眩 晕

眩晕在中医典籍中又称"头眩""掉眩""冒眩""风眩"等。"眩"指眼花,"晕"指头晕。眩晕是以自觉头晕眼花、视物旋转动摇为主要表现的一类病症,轻者如坐舟船,旋转不定,不能站立,闭目即止;重者可伴有恶心、呕吐、汗出,甚则猝倒等症状。眩晕症状常见于西医学的内耳性眩晕、颈性眩晕、椎-基底动脉血管、贫血、高血压、脑血管病等疾病。

【病因病机】

本病的病位在脑,病因为脑髓空虚,清窍失养;或痰火上逆,扰动清窍,发病与肝、脾、肾三脏关系密切。眩晕以肝阳上亢、气血亏虚多见。

(1)肝阳上亢:多因素体阳盛,肝火上亢,发为眩晕;或因长期忧郁恼怒,气郁化火,使肝肾阴精暗耗,肝阳不能内敛,虚阳上扰清空,发为眩晕;或肾阴亏虚,不能养肝,水不涵木,阴不维阳,肝阳上亢,发为眩晕。

(2)痰浊中阻:多因恣食肥甘,损伤脾胃,健运失司,水谷不化精微而聚湿生痰,痰湿中阻,则清阳不升,浊阴不降,发为眩晕。

(3)肾精不足:先天不足,或劳伤过度,均能导致肾精亏耗,不能生髓;脑为髓之海,髓海不足,上下俱虚,发为眩晕。

(4)气血亏虚:多因久病不愈,耗伤气血;或失血之后,虚而不复;或脾胃虚弱,运化失司,气血生化乏源,以致气血两虚,气虚则清阳不展,血虚则脑失所养,皆能发生眩晕。

(5)瘀血内阻:多因跌扑损伤,致使脑部外伤,瘀血内留,阻于经脉,以致气血不能荣于头目;或瘀血停于胸中,蒙闭心窍,心神飘摇不定;或妇人产时感寒,恶露不下,血瘀气逆,并走于上,迫扰心神,干扰清窍,皆可发为眩晕。

【诊断】

1. 肝阳上亢

眩晕耳鸣,头痛而胀,每因烦闷或恼怒而加重,急躁易怒,面色潮红,少寐多梦,口苦,舌红,苔薄黄,脉弦。

2. 痰浊中阻

视物旋转,头重如裹,胸脘痞闷,呕恶欲吐,少食多寐,舌苔白腻,脉濡滑。

3. 肾精不足

眩晕,神疲健忘,腰膝酸软,遗精耳鸣,失眠多梦;或伴四肢不温,舌质淡,脉沉细;或伴五心烦热,舌质红,脉弦细。

4. 气血亏虚

头晕眼花,动则尤甚,心悸失眠,神疲懒言,面色苍白,唇甲不华,饮食减少,舌质淡,脉细弱。

5. 瘀血内阻

眩晕,头痛,或健忘,失眠,心悸,精神不振,面唇紫暗,舌有瘀斑或瘀点,脉弦涩或细弦。

【推拿治疗】

1. 治疗原则

调整阴阳,补虚泻实。肝阳上亢,治以平肝潜阳,清利头目;痰浊中阻,治以化痰降逆;肾精不足,治以滋阴潜阳,填精补髓;气血亏虚,治以补气养血;瘀血内阻,治以活血化瘀。操作手法要轻柔和缓,力度深透即可,时间宜长些,同时注意观察患者的感受,配合全身整体推拿调理,背部手法宜重,以"得气"为度,四肢则辨证选用推拿手法操作。

2. 基本操作

(1) 头面及颈部操作：具体如下。

1) 患者取仰卧位或坐位，身体放松，自然呼吸，静心闭目。医者坐在患者头顶端或立于患者前侧，用双手拇指交替从印堂推至神庭6~9遍，从印堂分推至两侧的太阳穴6~9遍，再揉按双侧的太阳穴半分钟。此为起始手法。

2) 重点用一指禅推或双手拇指、中指揉按前额的印堂、神庭、阳白及眼眶周围的睛明、攒竹、鱼腰、丝竹空、承泣、四白、瞳子髎，反复3~6遍，手法力度由轻逐渐加重，以酸胀舒适为度，频率不宜太快；再分抹前额和眼眶，从内向外，抹至太阳穴。

3) 用大鱼际揉摩前额，从印堂至太阳穴（左、右相同），往返操作10遍左右，以使患者前额有微微发热的舒适感为佳。

4) 用双手拇指按揉头部，从印堂向后至风府，从两侧太阳穴向后至风池反复揉按3~5分钟，头顶力量可重些，两侧宜轻；再嘱患者改端坐位，医者站在患者后方，从前发际开始到后发际处用五指拿顶（拿五经法），反复操作6~9遍，以开窍醒神。

5) 以一手手掌扶前额，另一手的拇、中指按揉两侧的风池，以酸胀为度。

6) 用扫散、拿五经法，缓慢从前发际向后至风池，从风池捏拿颈项肌至颈项根部，反复6~9遍。

7) 双手拇指用较重手法拿肩井，按揉大杼、肺俞，各半分钟，以使肩井部有酸胀舒适感为佳。

8) 叩击、拍打颈、肩、背部，再推擦大椎及背部膀胱经，至发热为度，最后双手指捏拿肩井，宜稍用力，以酸胀为度。

(2) 腰背部操作：具体如下。

1) 患者取俯卧位，医者用擦法在腰段脊柱两旁的膀胱经反复操作6~8遍，以疏通背部经络，以使其感觉有舒适放松感为佳。

2) 重点采用一指禅推或双拇指按揉肺俞、心俞、肝俞、脾俞、肾俞，调理脏腑功能。

3) 配合捏拿、掌按揉、五指捏拿、空拳叩击、虚掌拍打膀胱经，重点是五脏背俞穴，约3分钟。

4) 横擦五脏背俞穴及膈俞，直擦背部膀胱经，以温热为度。

(3) 四肢部操作：具体如下。

1) 重点按揉上肢穴位，如曲池、神门、内关等，每穴约1分钟，要求有明显酸胀感。

2) 配合辅助手法，捏拿、搓抖上肢，从肩至腕部，以放松上肢的关节。

3) 擦股内侧，使之透热；按揉下肢阳陵泉、足三里等穴，每穴约1分钟，要求有明显酸胀感。

3. 辨证操作

(1) 肝阳上亢：重点推心俞、肝俞、肾俞、命门，每穴1分钟；捏拿曲池2分钟，按揉双侧三阴交2分钟，点按双侧太冲约2分钟；自太溪沿小腿内侧面推至阴谷，各10~15遍；按揉足底涌泉，再施擦法，以透热为度；推桥弓，以拇指或示、中指从上向下，左右交替操作各15~20遍。

(2) 痰浊中阻：重点分推或按揉膻中、中府、云门、中脘、建里、天枢等穴各约1分钟；按揉足三里、丰隆各约2分钟；按揉并横擦脾俞、胃俞，以透热为度。

(3) 肾精不足：推大椎，按揉翳风；横擦肾俞、命门一线，以透热为度；搓擦股内侧，以透热为度;按揉大肠俞,拿承山;按揉足底涌泉,再施擦法,以透热为度。

(4)气血亏虚:一指禅推或揉中脘、神阙、天枢;摩腹10分钟;按揉血海、足三里各约2分钟;按揉心俞、膈俞、脾俞、胃俞,各2～3分钟;横擦脾俞、胃俞一线,以左侧为主,以透热为度。

(5)瘀血内阻:揉按中脘、章门、期门、云门等穴各约2分钟;嘱患者屈曲膝关节,拿揉承山及小腿。

【注意事项】

(1)进行头部推拿时,应固定患者头部,手法应尽可能轻柔,尽量减少头部的晃动,防止头晕加重;慎重使用摇扳法。

(2)嘱患者应注意劳逸结合,且要保证足够的睡眠;保持心情舒畅、乐观。

(3)对肾精不足者,要节制房事,切忌纵欲过度;对痰浊中阻者,忌食肥甘厚味之物;素体阳盛者,忌食辛燥之品。

任务三 失 眠

失眠又称不寐,是以经常不能获得正常睡眠为特征的一类病症,主要表现为睡眠时间、深度的不足,以及不能消除疲劳、恢复体力与精力,轻者不易入睡或睡中易醒,醒后不能再睡,或时睡时醒,睡而不酣,重者可彻夜不能入睡。本病可单独出现,也可以与头痛、健忘、眩晕、心悸等同时出现。

【病因病机】

失眠病位多在心,由心神失养或心神不安所致。其发病与肝胆抑郁、脾肾虚弱、胃失和降密切相关。其病机或由思虑、劳倦过度,伤及心脾,心伤则阴血暗耗,脾伤则营血化源不足,血虚不能养心神,因此心脾两虚,而致心神不安,则不寐;或由禀赋不足,病后体虚,房劳过度,肾阴亏损,不能上济于心,心肾不交,水不制火,心火独亢,心神不宁,阴虚火旺而不寐;或由饮食不节,脾胃受伤,宿食停滞,运化失职,痰热内生,壅遏于中,扰乱心神,以致不寐;或由情志所伤,肝失条达,气郁不舒,郁而化火,火炎于上,扰动心神,心神不宁,以致不寐。

【诊断】

失眠一病,临床有虚、实之分,虚者多属心脾两虚、阴虚火旺,重在心、脾、肝、肾;实者多属肝郁化火、痰热内扰,重在肝、胃。本病临床常可分为四型。

1. 心脾两虚

多梦易醒,心悸健忘,头晕目眩,神疲肢倦,饮食无味,面色不华,舌质淡,苔薄,脉细弱。

2. 阴虚火旺

心烦不寐,心悸健忘,头晕耳鸣,腰膝酸软,颧红潮热,手足心热,口干少津,舌质红,少苔,脉细数。

3. 痰热内扰

心烦不寐,多梦,头重,头晕目眩,胸闷脘痞,不思饮食,口苦痰多,舌质红,苔黄腻,脉滑或滑数。

4. 肝郁化火

心烦不寐,急躁易怒,胸胁胀痛,头痛面红,目赤口苦,不思饮食,口渴喜饮,便秘尿黄,舌质红,苔黄,脉弦数。

【推拿治疗】

1. 治疗原则

调理脏腑,镇静安神。心脾两虚者,治以补益心脾;阴虚火旺者,治以滋阴降火;痰热内扰者,治以化痰清热;肝郁化火者,治以疏肝泻热。推拿手法应轻柔和缓,力度不宜太重,以患者感觉舒适为度,尤其是对穴位刺激时,"得气"即可,操作时间宜长些。同时,还应注意加强心理疏导及暗示。

2. 基本操作

(1)头面及颈肩部操作:具体如下。

1)患者取仰卧位或坐位,医者用开天门、推坎宫3遍为起始手法。

2)一指禅推或指按揉前额及眼眶周围印堂、神庭、睛明、阳白、太阳穴、攒竹、鱼腰、丝竹空、承泣、四白、瞳子髎等穴,反复操作3～6遍,以安神定志。

3)拇指和中指指振睛明1分钟,分抹眼眶3～6遍,以开窍醒神。

4)一指禅推或按揉头部百会、四神聪、太阳穴等穴,再用扫散法扫散头部两侧足少阳胆经20～30遍,以疏通经络、镇静安神。

5)用五指拿头部五经(督脉、膀胱经、胆经),按揉风池,捏拿肩井1～3分钟,以疏通经络、理气活血、安神定志。

(2)腹部操作:具体如下。

1)患者取仰卧位,医者用一指禅推法推腹部,如中脘、天枢、神阙、气海、关元等穴,每穴约1分钟,以调理脾胃功能,达到健脾理气和胃的作用。

2)捏拿、分推腹部3～6遍,以增加胃肠道的活动,达到和胃理气的目的。

3)掌揉摩腹部,先顺时针,再逆时针方向反复操作3～6分钟,以达到温胃散寒、健脾理气的目的。

(3)腰背部操作:具体如下。

1)患者取俯卧位,医者用㨰法在腰背部膀胱经及督脉往返操作,重点是心俞、肝俞、脾俞、肾俞、命门等穴,时间持续约5分钟,达到疏肝理脾、健脾温肾的目的。

2)用掌推擦腰背部膀胱经及督脉,至发热、内透为度,达到疏通经络、温补肝肾的目的。

3)用捏脊法,从尾骶到大椎,操作3～5遍。

3. 辨证操作

(1)心脾两虚:指按揉神门、天枢、足三里、三阴交,每穴约1分钟,以养心安神、调理心脾;直擦背部督脉及膀胱经,至发热、内透,达到补益心脾的目的。

(2)阴虚火旺:推桥弓,先推一侧桥弓20次,再推另一侧桥弓20次,以平肝潜阳;擦两侧涌泉、太溪,至透热为度,以滋补肾阴。

(3)痰热内扰:按揉神门、内关、丰隆、足三里、手三里,每穴1～2分钟,以健脾化痰、安神定志;横擦脾俞、胃俞、八髎,至透热为度,以健脾祛湿。

(4)肝郁化火:指按揉肝俞、胆俞、期门、章门、太冲,每穴1～2分钟,以平肝降火;搓胁肋约1分钟,以疏肝理气。

【注意事项】

(1)嘱患者睡前不要吸烟、饮酒、喝茶和咖啡等,避免看刺激性的书和电视、电影,每日用热水浸泡足部20~30分钟。

(2)适当参加体育锻炼,以增强体质;生活起居要有规律,早睡早起;解除思想顾虑,避免情绪波动,心情要开朗、乐观。

(3)注意劳逸结合,特别要节制房事。

(4)对其他疾病引起的失眠,应积极治疗原发病,方能取得良好效果。

任务四 胃 痛

胃痛又称胃脘痛,是以上腹部近心窝处疼痛为主症的消化系统疾病,也是临床常见的一个症状。胃痛是因各种不良因素的长期刺激,使胃之气机紊乱,络脉失和所致。中医古籍称本病为"心痛""胃心痛""心腹痛""心下痛"等,俗称"心口痛",与心系之"真心痛"有本质区别。西医学的胃和十二指肠的各种炎症、溃疡、痉挛、胃神经症等疾病,如以腹部疼痛为主要表现时,均可参考本任务内容进行论治。肝炎、胆囊炎、胰腺炎、阑尾炎、肾盂肾炎、心绞痛等疾病出现胃脘痛时,应结合西医学检查予以鉴别。

【病因病机】

胃痛的部位虽在胃,但与肝、肾关系非常密切。本病的常见病因有情志、饮食、劳倦、受寒等,其发病机制包括两个方面:一是气机阻滞,"不通则痛";二是胃失温煦或濡养,"不荣则痛"。

(1)病邪犯胃:多因感受寒邪或过食生冷,寒邪客于胃脘,致气机凝滞,胃气不和,寒邪收引而痛,暴饮暴食亦可使脾胃受伤,食滞胃肠,气机不利而胃痛。

(2)肝气郁结:多因忧郁恼怒,情志不遂,肝气失于疏泄,横逆犯胃,胃失和降,而致胃痛;肝气郁结,日久不愈,既可化火伤阴,又可导致瘀血内结,则疼痛每多缠绵难愈。

(3)脾胃虚寒:素体不足、劳倦过度、饥饱失常、久病不愈等,均可损伤脾胃,使中焦虚寒,胃络失于温煦而发生疼痛。

【诊断】

胃为多气多血之腑,故胃痛初起,病多在气分,迁延日久,则深入血分,所以胃痛日久不愈,均可形成瘀血内停。

1. 病邪阻滞

(1)寒邪者:胃脘疼痛突作,畏寒喜暖,得热痛减,遇寒加剧,口淡不渴或渴喜热饮,舌苔白,脉紧。

(2)食滞者:胃脘胀闷,甚则疼痛,嗳腐吞酸;或呕吐不消化食物,其味腐臭,吐后痛减;或大便不爽,得矢气或便后稍舒,舌苔厚腻,脉滑或实。

2. 脏腑失调

(1)肝气犯胃:胃脘胀满,攻撑作痛,连及两胁,胸闷嗳气,善叹息,大便不畅,得矢气则舒,遇烦恼郁怒则痛作或痛甚,舌苔薄白,脉弦。

(2)脾胃虚寒:胃痛隐隐,绵绵不休,喜暖喜按,劳累或受凉后发作或加重,泛吐清水,纳食减少,手足不温,大便溏薄,舌淡苔白,脉软弱或沉细。

以上胃脘痛诸证,病邪阻滞者多为急性疼痛,脏腑失调者多为慢性疼痛。病邪阻滞者治疗收效较快,但若未及时治愈,也可能转为慢性。临床各证可单独出现,也往往相互影响,而出现虚实并见、寒热错杂、阴阳并损的证候,临证时必须辨证审因,灵活掌握。

【推拿治疗】

1. 治疗原则

本病治疗以理气和胃止痛为主。凡病邪阻滞者,辨其邪而使其去之;肝气郁滞者,宜疏肝理气;脾胃虚寒者,宜温中散寒;瘀血内停者,则治以活血化瘀。

2. 基本操作

(1)胃脘部操作:患者取仰卧位,腹部放松,呼吸自然,平心静气。医者先用一指禅推法在胃脘部操作,操作的部位是从鸠尾开始,沿任脉向下至中脘、下脘、天枢、神阙、大横、气海、关元,重点是上述穴位,力量由轻到重,适度加力,速度缓慢均匀,幅度尽可能大些,以患者能忍受为度,可理气和胃止痛。

(2)用掌按揉、捏拿、分推腹部3~6分钟,以沿肋弓分推至脐部的分推法为主,可以促进胃肠活动,疏通经络,理气止痛。

(3)用以上腹部为主的摩腹法操作5分钟,使热量渗透于胃腑,达到疏理胃脘气机、温胃散寒、热至痛止的目的。

(4)配合按揉足三里2~3分钟,以健脾和胃止痛。

(5)背部操作:医者用擦法,从背部脊柱两旁沿膀胱经顺序而下至三焦俞,重点在脾俞、胃俞等腧穴,往返4~5遍,可疏通经络、调整脏腑功能。

(6)用较重的拇指按揉法于膈俞、肝俞、脾俞、胃俞、三焦俞操作3~6分钟,达到止痛的目的。

(7)在背部沿膀胱经循行路线自上而下施以推擦法,以左侧胸椎7~12节段为主,至透热为度,可使患者热至痛止。

(8)肩臂及胁部操作:医者拿揉患者肩井后,循臂肘而下,在手三里、内关、合谷等穴做较强的揉按刺激,每穴约1分钟;再搓抖肩部及上肢,搓摩两胁肋,由上而下,往返数次,可疏肝理气、疏通经络。

用一指禅推、摩胃脘部,为缓解胃脘疼痛之要法,且能宽胸利膈、理气止痛;摩腹可温中补虚,配合按揉足三里,则其效更佳;按揉背部诸穴,有较好的止痛之功;拿肩井可通调周身气血,对缓解胃脘痛有较好的效果。

3. 辨证操作

(1)寒邪犯胃:用较重的点、按法点按脾俞、胃俞约2分钟,再用横擦法于背部胸椎7~12节段(左侧为主)操作,以透热为度,可达到温胃散寒的目的。

(2)食滞:按顺时针方向摩腹,重点在中脘、天枢,同时按升结肠到乙状结肠的顺序顺时针摩腹,操作要求从轻到重,由慢到快;再按揉脾俞、胃俞、大肠俞、八髎、足三里,每穴约1分钟,可达到消食导滞、理气止痛的目的。

(3)肝气犯胃:用柔和的一指禅推法或揉法自天突向下至中脘治疗,重点在膻中,然后轻柔地按揉两侧章门、期门约3分钟;再用较重的点、按法作用于肝俞、胆俞、脾俞、胃俞约2分钟,加强搓摩胁肋的操作,可疏肝理气、调理肝脾。

(4)脾胃虚寒:用轻柔的按揉法或一指禅推法作用于气海、关元,每穴约2分钟,动作轻柔,速度缓慢,操作时间可适当延长;再按揉足三里,直擦背部督脉、横擦背部胸椎7~12节段(左侧为主)以及腰部肾俞、命门,以透热为度,能温胃散寒止痛。

疼痛剧烈者,先在背部脾俞、胃俞附近压痛点用较重的点按法连续刺激2分钟左右,待疼痛缓解后,再辨证治疗;也可按揉内关、合谷、梁丘、足三里,手法要重,每穴2~3分钟,能达到痛点转移、理气止痛的效果。

【注意事项】

(1)对胃痛持续不已、疼痛较剧烈者,应嘱其卧床休息;对虚寒性胃痛者,除服药外,可用热水袋热敷患处,以减轻疼痛。

(2)胃痛患者宜食清淡、易消化的食物,可少食多餐,切忌暴饮暴食,或饥饱不匀,忌食烈酒及辛辣刺激性食物。胃痛持续不已者,应在一定时间内进流质或半流质食物。

(3)嘱患者要保持精神愉快、性格开朗。

(4)出现大量黑便或吐血者,应及时住院救治。

任务五 便 秘

便秘是指大便秘结不通,排便时间延长;或粪便干燥坚硬,难以排出;或大便并不干结,欲大便而艰涩不畅的一种病症。便秘多见于各种急、慢性疾病中,可以只是其中的一个症状。本篇所论便秘,是以便秘为主要症状的疾病。

【病因病机】

便秘虽属大肠传导功能失常,但与脾胃及肾脏的关系甚为密切。燥热内结,津液不足,不能濡润肠道,则为热秘;情志失和,肝气不舒,气机郁滞,则为气秘;劳倦内伤,身体衰弱,气血不足,鼓摄无力,则为虚秘;过食生冷,寒凝胃肠或脾肾阳虚,滋生内寒,发为冷秘。由于其他疾病而兼见大便秘结者,不在本篇论述范围之内。

【诊断】

便秘的一般症状是排便困难,经常三五日或六七日才能大便一次。部分患者虽大便次数正常,但粪质干燥,坚硬难排;或少数患者时有便意,大便虽并不干燥,但排出艰难。另有一部分患者由于便秘腑气不通,浊气不降,往往有头痛、头晕、腹中胀满甚则疼痛、脘闷嗳气、食欲减退、睡眠不安、心烦易怒等症。长期便秘时,会引起痔疮、肛裂。

(1)热秘:大便干结,小便短赤,面红身热,或兼有腹胀腹痛,口干口臭,舌红苔黄或黄燥,脉滑数。

(2)气秘:大便秘结,欲便不得,嗳气频作,胸胁痞满,甚则腹中胀痛,纳食减少,舌苔薄腻,脉弦。

(3)虚秘:①气虚便秘,虽有便意,临厕努挣乏力,挣则汗出短气,便后疲乏,大便并不干硬,面色㿠白,舌淡苔薄,脉虚。②血虚便秘,大便秘结,面色少华,头晕目眩,心悸,唇舌淡,脉细涩。

(4)冷秘:大便艰涩,排出困难,小便清长,面色㿠白,四肢不温,喜热恶冷,腹中冷痛,或腰脊酸冷,舌淡苔白,脉沉迟。

【推拿治疗】

1. 治疗原则

推拿治疗便秘的原则是利肠通便,但是还需进一步审证求因,辨证论治。凡实证胃肠燥热者,宜清热降浊;气机郁滞者,宜疏肝理气;虚证之气血亏损者,宜健脾和胃、补益气血;阴寒凝结者,宜温中散寒。

2. 基本操作

患者取仰卧位,医者居于患者右侧,在中脘、天枢、关元、大横等穴用轻快的一指禅推法、摩法进行操作,使热量深透至腹部,以增强肠胃的蠕动;然后嘱患者改取俯卧位,医者在其背部脾俞、胃俞、肝俞、大肠俞用一指禅推法进行操作,接着用指按法、揉法按揉肾俞、长强,指按足三里,搓、抹腹部结束。

3. 辨证操作

(1)胃肠燥热:直擦八髎穴,以透热为度;按揉足三里、大肠俞,以酸胀为度。

(2)气机郁滞:摩膻中、章门、期门,按揉膈俞、肝俞,均以酸胀为度,擦两肋及腹部气海、关元、大横,以疏肝理气,最后直擦腰骶部八髎穴,以理气通便。

(3)气血亏损:横擦胸上部、背部及腰骶部,均以透热为度;接着按揉足三里、支沟,以酸胀为度。

(4)阴寒凝结:横擦脘腹部和腰骶部,以透热为度;直擦背部督脉,以透热为度。

【注意事项】

(1)嘱患者养成定时排便的习惯。

(2)嘱患者保持心情舒畅,进行适当活动。

(3)适当配合食疗,如阴血亏虚者用黑芝麻、核桃仁、松子仁等分,研末,加蜂蜜冲服,颇为有效。

任务六 面 瘫

面瘫是以突发面部麻木、口眼㖞斜为主要表现的痿病类疾病,多由风邪入中面部,痰浊阻滞经络所致。本病可发生于任何年龄、任何季节,多数患者为20~40岁,男性多于女性,多出现单纯性的一侧面颊筋肉弛缓,无半身不遂、神志不清等症状。本病相当于西医学的周围性面神经麻痹或周围性面神经炎。

【病因病机】

本病多因劳累过度,机体正气不足,脉络失养,卫外不固,腠理松懈,风寒或风热乘虚入中面部经络,致气血痹阻,经筋功能失调,筋肉失于约束而致纵缓不收,出现口眼㖞斜。

【诊断】

(1)以口眼㖞斜为主症,常在睡眠醒来时发现一侧面部肌肉板滞、麻木、瘫痪,额纹消失,眼裂变大,露眼流泪,鼻唇沟变浅,口角下垂且歪向健侧,病侧不能皱眉、蹙额、闭目、露齿、鼓颊;部分患者初起有耳后疼痛,还可出现患侧舌前2/3味觉减退或消失、听觉过敏等表现;病程迁延日久,可因瘫痪肌肉出现挛缩,口角反牵向患侧,甚则出现面肌痉挛,形成"倒错"现象。

(2)风寒:见于发病初期,面部有受凉史,口眼㖞斜,舌淡,苔薄白,脉浮紧。

(3)风热:见于发病初期,多继发于感冒发热,口眼㖞斜,兼见舌红,苔薄黄,脉浮数。

(4)气血不足:多见于恢复期或病程较长的患者,口眼㖞斜,兼见肢体困倦无力、面色淡白、头晕等症。

【推拿治疗】

1. 治疗原则

活血通络,疏通经筋。推拿治疗以面部操作为主,手法用力方向应向太阳穴、耳前,患侧手法较健侧手法操作要重,可配合运用适量润滑油作为介质,以便于手法操作。

2. 基本操作

(1)用双手拇指抹法,自印堂交替向上推抹至神庭;再分推前额、眼眶、面颊,为起始手法。

(2)患者取仰卧位,医者用一指禅推法或按揉法,自印堂开始,经阳白、太阳穴、四白、睛明、迎香、地仓、颧髎、颊车,往返5~6遍,每穴约1分钟,可疏通面部经络、活血通络。

(3)从印堂分抹至太阳穴及眼眶,再自睛明、四白、迎香沿两侧颧骨抹向耳前三穴,按揉牵正、承浆、翳风,每穴约1分钟,可理筋止痛。

(4)以掌揉摩面部前额、面颊,向太阳穴、下关方向操作3分钟;再以双手掌搓热,热敷眼及面部,以透热为度,可温经通络、散寒温经。

3. 辨证操作

(1)风寒:加点按揉风池、肺俞,每穴1~3分钟,以祛风散寒、通络牵正。

(2)风热:加捏拿曲池1~3分钟,推擦大椎穴,可疏风散热、疏通经筋。

(3)气血不足:加按揉建里、中脘、足三里等,每穴1~3分钟,可补益气血、濡养经脉。

【注意事项】

(1)推拿治疗具有良好的效果,是目前治疗本病安全有效的首选方法之一。

(2)刺激眼周面部穴位时,注意在一个疗程中刺激量应逐渐加大。

(3)嘱患者面部应避风寒,外出时应戴口罩、眼罩;因眼睑闭合不全,故灰尘容易侵入,每日点眼药水2~4次,以预防感染。

(4)指导患者进行自我按摩和叩齿、鼓腮等锻炼。

任务七 痛 经

妇女在行经前后或正值行经期间,小腹及腰部疼痛,甚至剧痛难忍,常伴有面色苍白、头面部冷汗淋漓、手足厥冷、泛恶呕吐等症,并随着月经周期发作,称为痛经,亦称经行腹痛。本病的中医病名与西医病名同名,可分为原发性痛经(功能性痛经)和继发性痛经。

【病因病机】

1. 气滞血瘀

素多抑郁,或所欲不遂,均可使肝气郁结,郁则气滞,气为血帅,气滞则血不畅行,经血滞于胞中而作痛;经期产后,余血内留,蓄而成瘀,"不通则痛",发为痛经。

2. 寒湿凝滞

久居阴湿之地，或经期冒雨、涉水、游泳，或月经将行时贪食生冷，以致风冷寒湿或从外感，或由内伤，寒湿客于冲任、胞宫，导致经血凝滞、运行不畅，发为痛经。

3. 气血虚弱

多因脾胃素弱，化源不足，或大病久病之后，气血俱虚，冲任气血虚少，行经后血海更虚，不能濡养冲任、胞脉，"不荣则痛"，发为痛经；或体虚阳气不振，不能运血，经行滞而不畅，亦可导致痛经。

4. 肝肾虚损

多因先天禀赋虚弱，肝肾本虚，或因多产房劳，损及肝肾，或久病及肾，肾精亏耗，肝血亦虚，以致精亏血少，冲任不足，胞脉失养，于经行之后精血更虚，冲任胞脉失于濡养，而致痛经。

【诊断】

1. 气滞血瘀

经期或经前小腹胀痛，行经量少，淋漓不畅，血色紫暗，有瘀块，块下则疼痛减轻，胸胁乳房作胀，舌质紫暗，舌边或有瘀点，脉沉弦。

2. 寒湿凝滞

经前或经期小腹冷痛，甚则牵连腰脊疼痛，得热则舒，经行量少，色黯，有血块，畏寒便溏，舌苔白腻，脉沉紧。

3. 气血虚弱

经期或经净后，小腹绵绵作痛，按之痛减，经色淡，质清稀，面色苍白，精神倦怠，舌淡苔薄，脉细弱。

4. 肝肾虚损

经期或经前小腹绵绵作痛，喜温喜按，腰膝酸软，经色淡，质清稀，面色苍白，精神倦怠，舌淡苔薄，脉细弱。

【推拿治疗】

1. 治疗原则

通调气血，调经止痛。气滞血瘀者，宜行气活血、祛瘀止痛；寒湿凝滞者，宜温经散寒、祛瘀止痛；气血虚弱者，宜补气养血、和中止痛；肝肾亏损者，宜滋补肝肾、养血止痛。

2. 基本操作

(1)患者取仰卧位：自膻中至中极抹任脉8～10遍；顺时针方向摩少腹约5分钟；一指禅推或揉气海、关元、中极，往返2～3遍；按揉气海、关元各1分钟；拿揉血海、三阴交、合谷各1分钟。

(2)患者取俯卧位：擦腰部脊柱两旁及骶部约4分钟；一指禅推或按揉肝俞、脾俞、膈俞、肾俞、八髎穴各1分钟，以酸胀为度；擦肾俞、八髎及腰骶部，以透热为度。

3. 辨证操作

(1)气滞血瘀：加按揉章门、期门、肝俞、膈俞各半分钟；掐太冲半分钟；拿血海、三阴交3～5次，以酸胀为度；从后向前斜擦两胁7～8遍；叩打八髎穴8～10次。

(2)寒湿凝滞:直擦背部督脉8～10次;横擦腰部肾俞、命门8～10次,以透热为度;两指分点太溪,以有热感为度;按大椎、曲池、丰隆各1分钟;拿风池3～5次;按揉血海、三阴交各1分钟。

(3)气血虚弱:直擦背部督脉8～10次;横擦左侧背部8～10次,以透热为度;按揉脾俞、胃俞、足三里各1分钟;按揉中脘2～3分钟;振关元3分钟。

(4)肝肾亏损:按揉肝俞、肾俞、血海、筑宾、涌泉各1分钟,月经来潮前一周治疗2次,以后每月在月经前一周治疗2次,连续3个月为1个疗程。

【注意事项】

(1)经期注意保暖,避免受凉;注意经期卫生,禁止房事。
(2)适当休息,不要过劳;保持情绪稳定,避免暴怒、忧郁。
(3)注意饮食调理,忌食寒凉、生冷、辛辣等刺激性食品。
(4)由于痛经病因复杂,病情容易反复,因此必须坚持治疗。

任务八 鼻 渊

鼻渊是以鼻流浊涕,如泉下渗,量多不止为主要特征的病症,临床常伴有头痛、鼻塞、嗅觉减退、久者虚眩不已等。本病相当于西医的鼻窦炎,为鼻科常见病之一。

本病根据发病特点,分为实证、虚证两类。实证起病急、病程短;虚证多数由急性期诊断与治疗不当而逐渐转化而来,因此病程长,缠绵不愈。本病多见于北方,不但影响患者的工作、学习,而且易引起严重并发症,导致不良后果。

【病因病机】

1. 实证

(1)肺经风热:肺主皮毛,开窍于鼻,风寒外侵,郁久化热,风热邪毒袭表犯肺,邪毒壅遏肺经,失于清肃,循经上犯,结滞灼伤鼻窍而为病。

(2)胆腑郁热:胆为刚脏,内寄相火,其气通于脑;情志抑郁,恚怒失节,胆失疏泄,气郁化火,循经上犯,移热于脑,伤及鼻窍,燔灼气血,腐灼肌膜,热炼津液而为涕;邪热犯胆,胆经热移,上蒸于脑,迫津下渗而为病。《济生方·鼻门》指出:"热留胆腑,形移于脑,遂致鼻渊。鼻渊者,浊涕下不止也,……"

(3)脾胃湿热:脾胃互为表里,胃脉循于鼻侧,素食肥甘厚味,湿热内生,邪困脾胃,运化失常,清气不升,浊阴不降,湿热邪毒循经上蒸,停聚窦内,灼损窦内肌膜而为病。

2. 虚证

(1)肺气虚寒:久病体弱,病后失养,诸脏虚损,肺气不足,卫阳虚弱,故易为邪毒所犯,且因正虚,清肃不力,邪毒易于滞留,上结鼻窍,凝聚于鼻窦,伤蚀肌膜而为本病。

(2)脾气虚弱:饮食不节,劳倦过度,思虑郁结,损伤脾胃,以致脾胃虚弱,运化失常;气血精微生化不足,清阳不升,鼻窍失于气血之养,邪毒久困,肌膜败坏而成浊涕,形成鼻渊;或因脾虚生湿,湿浊上犯,困结鼻窍,浸淫鼻窦,腐蚀肌肤而为病。

【诊断】

本病在临床中以鼻流浊涕而量多、涕从鼻腔上方向下流为其特征,同时伴有头痛、鼻塞、嗅觉减退、鼻内肌膜红赤或淡红肿胀、眉内及颧部有压痛等症状及体征。必要时,可结合 X 线辅助诊断,以排除其他疾患。

1. 实证

(1)肺经风热:涕黄或黏白而量多,间歇或持续鼻塞,嗅觉减退,鼻内肌膜红肿,眉间及额部有叩击痛或压痛。全身表现可见发热恶寒,头痛,胸闷,咳嗽痰多,舌质红,苔微黄,脉浮数。

(2)胆腑郁热:涕黄浊,黏稠如脓样,量多,有臭味,嗅觉差,头痛剧烈。全身表现兼有发热,口苦,咽干,目眩,耳鸣耳聋,寐少梦多,急躁易怒,舌质红,苔黄,脉弦数。专科检查:鼻黏膜肿胀,眉间及额部叩击痛与压痛明显。

(3)脾胃湿热:涕黄浊而量多,鼻塞重而持续,嗅觉消失。全身表现可有头晕,头痛剧烈,体倦,脘腹胀闷,食欲不振,小便黄,舌质红,苔黄腻,脉濡或滑数。专科检查:鼻腔内红肿,尤以肿胀更甚。

2. 虚证

(1)肺气虚寒:鼻涕白黏,鼻塞或轻或重,遇风、冷天气以上症状加重。全身表现可见头昏脑胀,形寒肢冷,气短乏力,咳嗽痰多,舌质淡白,苔薄白,脉缓弱。专科检查:鼻内肌膜淡红、肿胀,鼻甲肥大。

(2)脾气虚弱:涕白黏稠,量较多而无臭味,鼻塞较重,嗅觉减退。全身表现可有肢困乏力,食少腹胀,便溏,面色萎黄,舌质淡,薄白,脉微弱。专科检查:鼻内囊膜淡红或红,肿胀明显。

【推拿治疗】

1. 治疗原则

通利鼻窍。

2. 基本操作

(1)实证:患者取坐位或仰卧位,医者用推法从睛明开始,沿鼻旁至迎香,反复治疗,压力由轻至重,至面部肌肤微红,时间持续约 2 分钟;然后用拇指或中指的顶端或指腹点按揉面部的迎香、印堂、太阳穴,上肢部的合谷、曲池,颈项部的风池及下肢的足三里,均以较强刺激的治疗为主,每次治疗的时间以鼻部通气为度。

(2)虚证:按揉头面颈部的百会、上星、通天、迎香、风池等穴位,每穴操作 1~2 分钟,交替反复操作,同时配合点法、振法,增强治疗疗效,最后以按揉合谷结束治疗。

3. 辨证操作

(1)肺经风热:按揉肺俞、风门、大椎,点压尺泽、曲池、合谷等穴各约 2 分钟。

(2)胆腑郁热:加胁肋部,用摩、按、揉手法,从腋下直至第十二肋间隙;然后用点、按、揉背部的肝俞、胆俞、膈俞,其压力由轻至重,每次治疗约 5 分钟。

(3)脾胃湿热:按揉脾俞、胃俞、大椎、足三里、阴陵泉各 2 分钟,点压曲池、合谷各 1 分钟。

(4)肺气虚寒:擦肺俞、风门、脾俞、肾俞,至热透为度。

(5)脾气虚弱:擦脾俞、胃俞、肾俞至热透,按揉足三里、关元、气海 3 分钟,摩腹 5 分钟。

【注意事项】

(1)明确诊断,必须注意区别急性与慢性的关系,推拿主要用于慢性鼻窦炎的治疗,对鼻塞、流涕的疗效尤为显著。

(2)对过敏性鼻窦炎应及早查找过敏原,进行有针对性的治疗。

(3)嘱患者经常坚持体育锻炼,适应外界对黏膜的刺激,增强机体的抵抗力,预防感冒。

任务九 糖尿病

糖尿病是指因内分泌代谢紊乱所致,以高血糖以及多饮、多食、多尿、消瘦等为主要表现的临床病症,中医学称之为"消渴"。

【病因病机】

本病以40岁以上人群为多见,与遗传、自身免疫及环境因素相关,少数患者的发病与病毒感染有关。精神创伤及某些药物是诱发或加重本病的因素。本病的基本病理变化是由于胰岛素绝对或相对不足,以及靶组织细胞对胰岛素敏感性降低,引起了糖、脂肪、蛋白质以及水、电解质的代谢紊乱。

中医学认为,"消渴"的发生主要是由于先天禀赋不足、饮食不节、情志失调,导致了脏腑阴阳失调,使阴津亏损,燥热偏盛,气阴两虚,津液敷布失调而成。其病位主要是肺、胃、肾三脏。肺主气,为水之上源,肺受燥热所伤,则津液不能敷布,水液直趋而下,故多尿;肺不布津,故多饮。胃为水谷之海,胃为燥热所伤,胃火炽盛,故多食。肾主水,主藏精,肾受燥热所伤,气化失常,不能主水,故多尿;肾失固摄,精微下注,故尿有甜味。

【诊断】

成年患者常因早期无症状而难以确定发病日期,其病程较长,常在糖尿病的并发症出现后才被发现。青年和儿童一般发病较急,症状也较重。

1. 典型症状

本病的典型症状即代谢紊乱所引起的"三多"症状。

(1)多尿:由于血糖浓度增高,大量葡萄糖从肾脏排出,尿渗透压增高,肾小管对水的回收量减少,所以产生多尿,每日尿量多为3~5L,甚至可达10L以上。

(2)多饮:因多尿失水而烦渴多饮,饮水量与尿量成正比。

(3)多食:糖不能被利用并大量丢失,使机体处于半饥饿状态,为补充体内能量来源,患者易饥多食。

(4)消瘦:由于糖的利用障碍,脂肪与蛋白质分解加剧,因此导致身体逐渐消瘦。

2. 并发症

糖尿病患者日久可引起心脑血管、肾与视网膜等多系统损害,病情严重或发生应激时常并发酮症酸中毒、高渗性昏迷等。

酮症酸中毒的发生,可因糖尿病未经治疗或控制不当,也可因感染、外伤、手术、妊娠等情况而引起。其主要表现为肢体软弱无力,极度口渴,厌食,恶心呕吐,呼吸加快,呼气有烂苹果样气味,尿量初期增多,晚期减少,甚至发生尿闭,皮肤干燥,舌唇干,呈樱桃红色。当循环衰竭时,心跳加快,血压下降,四肢厥冷,呈嗜睡状态而渐入昏迷。

3. 血糖升高

血糖升高是诊断糖尿病的主要指标,空腹血糖正常范围为3.9~5.6mmol/L;尿糖阳性是诊断糖尿病主要依据;当血糖高于正常范围,又未达到诊断糖尿病的标准时,可以做口服葡萄糖耐量试验,应在清晨空腹时进行,成人口服75g葡萄糖,2小时后测量血糖,低于7.8mmol/L属正常。

【推拿治疗】

1. 治疗原则

调理脏腑,养阴清热,益气补肾。推拿疗法适合治疗轻、中型糖尿病,对病情较重或合并有并发症的患者,应配合其他疗法。

2. 基本操作

(1)患者取仰卧位,医者用手掌面着力,在患者胸腹部施以推法1~2分钟、揉法1~2分钟、按法1~2分钟、摩腹1~2分钟;以中指面着力,按揉膻中、期门、章门、鸠尾、中脘、梁门、神阙、气海、关元、天枢、中极诸穴各0.5~1分钟;振颤中脘、建里、水分、关元诸穴各0.5~1分钟。

(2)患者取俯卧位,医者用手掌着力,自上而下按揉患者腰背脊柱两侧华佗夹脊穴和膀胱经2~3分钟;以两手拇指面着力,点揉脊柱两侧华佗夹脊穴及膀胱经肺俞、心俞、肝俞、胆俞、脾俞、胃俞、肾俞、大肠俞诸背俞穴各0.5~1分钟;拿揉腰部1~2分钟;拿揉肩井1~2分钟;按揉百会1~2分钟。

3. 辨证操作

(1)肺热津伤:按揉中府、云门、尺泽、合谷、足三里、三阴交诸穴各1分钟;擦涌泉1分钟,以透热为度。

(2)胃热炽盛:按揉足三里、上巨虚、下巨虚、三阴交、解溪诸穴各1分钟;揉涌泉1分钟。

(3)肾阴亏虚:按揉曲池、合谷、足三里、三阴交、太溪诸穴各1分钟;擦腰骶部2分钟,以透热为度。

【注意事项】

(1)适当控制饮食,以豆类、蔬菜、鸡蛋等为宜,少食含糖量高的食物。

(2)可配合中、西医药物治疗。

(3)生活要有规律,适当参加文体活动可促进糖的利用,有利于疾病康复。

【按语】

应让糖尿病患者了解糖尿病及其并发症的发展过程,熟悉长期饮食治疗的重要意义,把血糖、血脂、血压控制在正常范围,预防各种并发症,这是医患双方共同的目标。

目标检测

1. 引起头痛的病因主要有哪些?内伤头痛分为几型?治疗头痛的基本原则是什么?
2. 眩晕的发生和哪些脏腑关系密切?推拿治疗时应注意哪些问题?
3. 失眠一般分为几种证型?和哪些脏腑关系密切?在推拿治疗期间,患者应注意哪些问题?
4. 简述寒邪犯胃和脾胃虚寒的推拿治疗。
5. 便秘分为几种证型?在推拿治疗的同时还应注意哪些问题?
6. 简述面瘫的基本治疗操作及注意事项。
7. 引起痛经的主要原因有哪些?简述痛经的基本治疗操作及注意事项。
8. 简述糖尿病的诊断要点及手法治疗。

模块三　成人推拿临床治疗

项目四　康复科疾病

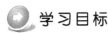学习目标

本项目对康复科疾病进行论述,并详细介绍了康复科临床常见疾病的病因病机、诊断及推拿治疗,包括分型治疗及注意事项。

【知识要求】

掌握康复科疾病的分型治疗及具体操作方法;熟悉康复科疾病的病因病机及临床表现。

【能力要求】

能够独立诊断、治疗常见的康复科疾病;能够在治疗的同时指导患者进行适当的功能锻炼。

任务一　偏　瘫

偏瘫又称半身不遂,指因脑血管意外所致,以患者出现一侧肢体瘫痪、口眼㖞斜、舌强语涩等为主要症状的一种临床病症,多见于有高血压病史的老年人,中医古籍称之为"中风""卒中""偏枯"。推拿治疗对促进肢体的功能恢复具有一定的效果。

【病因病机】

西医学认为,本病主要因高血压和动脉硬化所致,心脏病、糖尿病、高脂血症等也是常见的易发因素。当人体血压突然升高时,可造成动脉血管壁的破裂,出现脑出血,大量血液渗入脑实质内,从而引起患者的昏迷和瘫痪,经过一定的时间,患者的脑部血块可逐步液化、吸收,受损的脑组织由纤维组织所代替而形成后遗症;或者由于脑血栓形成及脑栓塞造成脑血管腔狭窄或闭塞,导致脑组织局部缺血或供血不足,如缺血时间较长或侧支循环代偿不良,缺血的脑组织可发生坏死、软化,从而出现偏瘫等中枢神经症状。此外,血液病、恶性肿瘤、先天性脑血管畸形等也可引起本病的发生。

中医学认为,本病是为风所害。《诸病源候论》指出:"中风者,风气中于人也。"不论是外感之风还是内动之风,必以肝木为之内应。肝喜条达,肝阳易升,肝气以疏泄为顺,若肾阴不足,或肝血亏损,则可致肝阳上亢,肝风内动,气血逆乱,上扰清窍,神明不能自主,故患者出现意识模糊、神志不清;肝主筋且藏血,血虚阴亏,筋脉失养,因而口眼㖞斜、舌强语涩、肢体偏废不用。

【诊断】

(1)以一侧肢体瘫痪无力、口眼㖞斜、舌强语謇等为主要症状。初期患肢可出现软弱无力、感觉迟钝或稍有强硬、功能活动受限,以后逐渐趋于强直挛缩。患侧肢体姿势常发生改变,或出现畸形等。

(2)测血压,做神经系统、眼底等检查,脑部 CT 扫描,磁共振检查可发现异常。

(3)检查肢体的肌力、关节功能活动范围、感觉及肌肉萎缩程度,可帮助诊断疾病的轻重。

【推拿治疗】

1. 治疗原则

本病以早期治疗为主,一般在中风发生后 2 周开始,适宜用推拿治疗。治则为舒筋通络、行气活血,以促进肢体功能恢复。

2. 基本操作

(1)头面、颈项部操作:患者取坐位或仰卧位,医者施行推印堂至神庭 2~3 分钟;用一指禅推法自印堂依次推睛明、阳白、鱼腰、太阳、四白、迎香、下关、颊车、地仓、人中诸穴,往返推 1~3 次,并配合抹法与按揉法 2~3 分钟;以扫散法施于头部两侧(重点在少阳经)1~2 分钟;拿五经 1~2 分钟;擦面部 1~2 分钟。患者取坐位或俯卧位,医者施行拿揉颈项部两侧 2~3 分钟;按揉风府 0.5~1 分钟;拿揉风池、肩井 2~3 分钟。

(2)上肢部操作:患者取坐位或侧卧位,医者施行擦法自患肢肩部至手腕,沿外侧、前侧、内侧进行往返操作 2~3 分钟,以肩关节、肘关节及其周围为重点推拿部位,在进行手法操作的同时配合患肢外展和肘关节屈伸的被动活动;按揉曲池、尺泽、手三里、合谷诸穴各 1 分钟;推抹腕部、手背、手掌各 1 分钟;理五指 1~2 分钟,同时配合腕关节及指间关节屈伸被动活动;捻五指 1~2 分钟,可配合拔伸手指 1 分钟。患者取坐位,医者施行擦法于患侧肩胛骨周围及颈项部两侧 2~3 分钟,在进行手法操作的同时配合患肢向背后回旋上举及肩关节外展内收的被动功能活动;拿揉上肢,自肩部拿至腕部,往返 3 或 4 次,同时配合活动肩、肘、腕关节;施行肩关节、肘关节、腕关节摇法各 4~6 次;以搓法自肩部搓至腕部,往返 2 或 3 次。

(3)背部及下肢部操作:患者取俯卧位,医者按揉患者脊柱两侧,自上而下 2 或 3 次,重点在天宗、心俞、肝俞、胆俞、脾俞、胃俞、肾俞等穴;擦脊柱两侧 2~3 分钟;擦臀部、大腿后部、小腿后部各 1~2 分钟,以腰椎两侧、环跳、殷门、委中、承山及跟腱部为重点推拿部位,同时配合腰部后伸和患侧髋关节后伸的被动活动。患者取仰卧位,医者拿揉患肢向下至踝关节及足背部 2~3 分钟,重点在伏兔、膝眼、足三里、解溪诸穴,同时配合髋关节、膝关节、踝关节的被动屈伸活动和下肢的内旋动作;拿揉委中、承山、解溪诸穴各 1~2 分钟;按揉风市、梁丘、膝眼、阳陵泉、解溪诸穴各 1 分钟;搓下肢 1~2 分钟。

3. 辨证操作

(1)肝阳上亢:推腰背部,沿督脉与膀胱经自上而下 2 或 3 次;按揉膀胱经诸背俞穴,自上而下 2 或 3 次;推桥弓 2~3 分钟;擦腰骶部 2~3 分钟。

(2)气滞血瘀:一指禅推上脘、中脘、下脘、气海、关元诸穴并按揉之,各 1 分钟;摩腹 2~3 分钟;按揉百会、足三里诸穴各 1 分钟;擦督脉 2~3 分钟。

【注意事项】

(1)嘱患者情绪要稳定,生活要有规律,忌烟酒,忌食生辣等刺激性食物。

(2)病情好转后,患者可进行全身性功能锻炼,促进肢体功能的恢复,不可过度疲劳。

(3)可配合中药、针灸、理疗等方法进行治疗,内、外兼治有利于病情的好转。

【按语】

本病病程的长短与康复有直接关系,所以尽早对本病进行治疗是十分重要的。一般认为,本病在病情基本稳定后,便可接受推拿治疗,治疗应以"治痿独取阳明"为指导,重点在手、足阳明经,其次是膀胱经。病程在半年以内者为初期,治以活血化瘀为重;病程在半年以上者,则为后期,治以补益气血为主,重在扶正固本、强筋壮骨。病程若在1年以上者,则推拿效果较差。

任务二　脊髓损伤后遗症

脊髓损伤是指因各种不同伤病因素损害了脊髓结构与功能,引起损伤水平以下运动、感觉、自主功能的改变。

通常脊髓损伤引起受累平面以下的肢体发生的瘫痪病症,称为截瘫。损伤在颈膨大及其以上者,上、下肢均出现瘫痪,称为高位截瘫;损伤部位在颈膨大以下者,不论损伤平面在胸段或腰段,则肢体瘫痪仅出现于下肢,称为低位截瘫。脊髓损伤可分为外伤性的和非外伤性的脊髓损伤。

脊柱由7个颈椎、12个胸椎、5个腰椎、1块骶骨和1块尾骨所组成,其间借椎间盘、小关节和韧带相连接,组成了一个完整的脊椎骨。脊柱既是人体躯干的支柱,又是人体负重、运动、缓冲震荡和平衡肢体活动的重要结构。此外,脊柱还有支持和保护内脏、脊髓的功能。脊椎管内容纳脊髓,脊髓的被膜分三层,自外而内,依次为硬脊膜、蛛网膜和软脊膜。在脊髓的横切面上,其外周为白质,中央为灰质。白质主要由密集的神经纤维所组成,灰质主要由大量细胞体、树突和神经末梢所组成,以传导运动及感觉,完成周围神经与大脑之间的信息传递。

【病因病机】

开放性的脊髓损伤多由战时火器外伤引起;闭合性的脊髓损伤多由交通事故、高处坠落、重物压砸、房屋倒塌等意外事故引起,是脊椎骨折与脱位的严重并发症。脊椎骨结核、肿瘤及椎间盘突出等病症也可损伤或压迫脊髓。

临床上根据脊髓损伤的程度,可将其分为脊髓休克、脊髓受压、脊髓破坏三种病理性改变。损伤了脊髓内锥体束(中枢神经元)可产生痉挛性瘫痪,损伤了周围神经元则表现为弛缓性瘫痪。

(1)脊髓休克:脊髓无明显的器质性损伤,脊髓周围也无压迫性水肿及其他占位性病变,仅表现为功能暂时性传导中断;临床症状为损伤平面以下发生弛缓性不完全瘫痪;一般在1~3周后可逐渐恢复。

(2)脊髓受压:属于继发性损伤,可由下列各种因素引起,形成对脊髓神经的机械性压迫。①移位的椎体、骨碎片、异物、突入的椎间盘及黄韧带等。②硬膜内或硬膜外出血,引起硬膜内、外压力增高,压迫脊髓。③脊髓损伤后,局部组织发生充血、水肿,引起血运障碍,水肿加重,使脊髓受压更为严重,时间一般持续1~2周。如果这些压迫因素能及时消除,脊髓功能可以完全或大部分恢复,否则脊髓因血液循环障碍,就会发生萎缩、缺血性坏死、液化及瘢痕形成,导致永久性瘫痪。

(3)脊髓断裂(脊髓本身器质性损害):发生脊髓完全横断,神经细胞受到破坏,神经纤维束断裂,脊髓内出血和血肿,出现不可恢复的终生瘫痪。

中医学认为,脊髓损伤使人体督脉受损,督脉有统帅全身诸阳经的作用,督脉损伤,阳气不足,则发生截瘫;同时,督脉损伤,气血不通,还会出现气滞血瘀,若殃及肝肾,会出现肝肾不足之象。

【诊断】

(1)有严重的外伤史或其他方面的脊柱病史。

(2)感觉障碍：损伤平面以下部位的浅、深感觉均消失，临床重点检查痛觉和关节的位置觉，可以根据其感觉丧失平面来推断损伤部位及病情的进展。

(3)运动功能障碍：检查肌力，判断瘫痪的程度(肌力按 0～5 分级法测定)。痉挛性瘫痪者肌张力增高，弛缓性瘫痪者肌张力减弱。若截瘫时间较长，可发生肌肉萎缩、无力，关节僵硬。

(4)反射：痉挛性瘫痪损伤平面以下生理反射亢进；弛缓性瘫痪生理反射消失。

(5)大、小便失禁。

(6)自主神经系统的功能发生紊乱，如出现高热、无汗、大便秘结等。

(7)病变部位 X 线检查的正位与侧位片可显示椎骨骨折、脱位以及病变的部位性质与程度；CT 检查可以确定病变的位置、形态与范围，为手术治疗提供确切的依据。

【推拿治疗】

1. 治疗原则

补肾益气，温经通络，舒筋活血。脊髓损伤经过前期的手术和药物治疗，脊髓功能逐渐恢复，症状缓解。早期推拿治疗对促进患者肢体的功能康复、预防肌肉萎缩和关节僵直有着积极的作用。

2. 基本操作

以胸腰段的脊髓损伤为例。

(1)患者取俯卧位，医者推患者背腰部两侧夹脊穴及膀胱经循行线 4～5 分钟，操作前应涂红花油；点揉督脉循行线、两侧相应的夹脊穴和膀胱经腧穴 4～5 分钟；捏脊 4～6 次；擦腰骶部 2～3 分钟，以透热为度；自臀部开始，按揉两下肢各 2～3 分钟；拿捏两下肢各 2～3 分钟；点揉环跳、委中、承扶、承山诸穴各 1 分钟；擦腰骶、臀以及大腿后部 2～3 分钟。

(2)患者取仰卧位，医者拿揉患者两下肢各 2～3 分钟；擦两下肢各 2～3 分钟；揉拨足三里、阳陵泉、解溪诸穴各 1 分钟；摇髋、膝、踝关节各 5～8 次；屈伸髋、膝、踝关节各 2 或 3 次；擦大腿前外侧、前侧与小腿前外侧各 1～2 分钟；搓下肢 1～2 分钟；捻五趾 1～2 分钟。

3. 辨证操作

(1)气血虚弱：擦腰背两侧膀胱经 2～3 分钟；按揉腰背两侧膀胱经肺俞、心俞、肝俞、脾俞、肾俞、大肠俞诸背俞穴各 0.5～1 分钟；点揉肾俞、八髎、长强诸穴各 0.5～1 分钟；拿肩井 1 分钟；拍打腰骶部 1 分钟。

(2)脾肾阳虚：揉摩腹部 3～5 分钟；点振天枢、气海、关元诸穴各 1 分钟；按揉曲池、合谷、足三里、三阴交、太溪诸穴各 1 分钟；擦腰骶部 2 分钟，以透热为度。

【注意事项】

(1)应指导患者尽早进行各种功能活动，1 周后即可开始上肢锻炼，3 个月后可练习坐起，然后学习扶拐站立。

(2)可配合针灸、理疗和中药内服进行治疗。

(3)鼓励患者鼓起生活的勇气，树立战胜疾病的信心；可采用不同体位方法进行锻炼，增强肢体的功能活动。

【按语】

刺激脊神经后支,达到刺激损伤段脊髓神经的作用;动作要轻柔,尤其是痉挛性瘫痪,以不引起肌肉痉挛收缩为度,弛缓性手法的力度可以加大,以促进血液循环,使萎缩的肌纤维增粗,恢复肌力。

任务三 骨及关节术后功能障碍

骨及关节术后功能障碍指骨与关节因外伤或疾病经西医手术治疗后,致关节发生不同程度的功能障碍,是一种临床常见的手术后遗症。通过康复治疗和患者的自身锻炼,可使受损的关节在短期内恢复基本功能。

【病因病机】

骨及关节手术后遗关节障碍分为骨性和肌性(粘连性)两类。关节内骨折或手术后,畸形愈合,使关节面破坏,导致了骨性关节功能障碍,妨碍关节活动。肌性关节功能障碍,如严重损伤,瘀肿较大,其原因如下:血肿机化,形成粘连;或是骨折迟缓愈合,疗程较长,不能按期进行各种功能活动;或是手法整复后,外固定过久;或切开复位不当,导致内固定物松脱、断裂等,妨碍功能恢复。

中医学认为,骨及关节术后功能障碍主要由骨及关节术后气血不足、气滞血瘀所致,气血不足,不能荣养筋脉,则筋脉挛缩;气滞血瘀,则关节粘连,导致功能障碍。

【诊断】

(1)有骨折、骨病的手术和外固定病史。

(2)关节功能活动障碍。

(3)关节附近肌肉发生失用性萎缩,肌腱、韧带、关节囊发生粘连和挛缩。

(4)关节肿胀、疼痛,活动时疼痛加重。

(5)摄 X 线片可排除骨与关节其他疾病。

【推拿治疗】

1. 治疗原则

舒筋活络,松解粘连。本任务内容重点介绍肘关节、膝关节粘连性功能障碍的治疗方法,其他关节的术后功能障碍可参照施治。

2. 基本操作

(1)肘关节功能障碍:患者取坐位,医者为患者㨰患肢,从上至下,往返3~5次;拿揉患肢,从上至下,往返3~5次;按揉上肢曲池、尺泽、曲泽、少海、小海、手三里、天井诸穴各1分钟;摇肘关节4~8次;屈伸肘关节4~8次;拔伸、扳肘关节1分钟,以松解粘连;弹拨筋结和挛缩处3分钟;抖患肢1分钟;擦肘关节1分钟,以皮肤发红、透热为度。

(2)膝关节功能障碍:患者取仰卧位,医者为患者推患肢,从上至下,往返3~5次;㨰患肢,从上至下,往返3~5次;拿揉患肢,从上至下,往返3~5次;按揉下肢梁丘、鹤顶、伏兔、血海、膝眼、阴陵泉、阳陵泉、足三里、委中诸穴各0.5~1分钟;搓揉患肢2分钟;抖患肢1分钟;屈、伸膝关节4~8次;拔伸、扳膝关节1分钟,以松解粘连;弹拨筋结和挛缩处3分钟;抖患肢1分钟；擦膝关节1分钟，以皮肤发红、透热为度。

3. 辨证操作

(1)气血虚弱：推腰背两侧膀胱经2～3分钟；按揉腰背两侧膀胱经肺俞、心俞、肝俞、胆俞、脾俞、胃俞、肾俞、大肠俞诸背俞穴各0.5～1分钟；拿肩井1分钟；拍打腰骶部1分钟。

(2)瘀血阻络：对于肘关节功能障碍患者，按揉上肢肩髃、臂臑、手三里、外关、合谷诸穴各1分钟；搓上肢2～3分钟。对于膝关节功能障碍患者，按揉下肢髀关、环跳、承扶、殷门、承山、太溪诸穴各0.5～1分钟；拍打下肢前、内、外侧2～3分钟。

【注意事项】

(1)实施推拿治疗前，应向患者做必要的心理疏导工作，增强患者的治病信心和勇气，积极配合治疗操作。

(2)制订治疗方案，依计划分疗程进行。

(3)手法治疗期间，在推拿前、后可配合中药熏洗。

(4)施行扳法松解粘连后，肿痛有时会加重，宜外敷消肿止痛的中药，可尽快缓解肿痛。

(5)对于病情较重的患者，可结合针灸、理疗、热敷。

(6)鼓励患者主动进行各种功能锻炼，以便对治疗起积极作用。

【按语】

手术后遗功能障碍的功能康复是一种较难解决的问题，依其存在的具体情况，宜采用循序渐进、由轻到重、由点到面的治疗方法，并应辅以必要的自我功能锻炼，切忌手法粗暴生硬，避免急于求成，应依靠患者的主观能动性积极配合治疗，往往可获得事半功倍的效果。

任务四　肌萎缩

肌萎缩是指肌肉因营养不良而发生的形态萎陷或肌纤维减少，甚至消失。肌萎缩属中医"痿证"范畴，临床主要表现为肌肉萎缩和瘫痪等。

本病多见于西医的多发性神经炎、急性脊髓炎、进行性肌萎缩、重症肌无力、周期性麻痹、肌营养不良症、癔症性瘫痪及其他中枢神经系统感染并发轻瘫的后遗症。

【病因病机】

西医学认为，肌萎缩的病因比较复杂，以肌组织自身的病变、神经受损或长期失用最为常见，因而可分为肌源性、神经源性及失用性三种类型。

中医学认为，本病主要是由于正气不足，感受温热毒邪，高热不退，或病后余邪未尽，低热不解，灼伤肺津，筋脉失于濡养，导致痿证发生；或湿热下注，浸淫经脉，阻碍了气血的运行，使筋脉肌肉弛纵不收而成痿证；或者脾胃受纳运化失常，津液气血生化之源不足，筋脉肌肉失养，渐成痿证。此外，先天禀赋不足，肾精、肝血亏虚，病久体虚，伤及肝肾，也可致痿。

【诊断】

1. 肌源性肌萎缩

(1)近端对称性肌萎缩，但无感觉障碍。

(2)肌电图检查：呈多相电位特征。

(3)实验室检查：血磷酸肌酸激酶及同工酶明显增高。

2.神经源性肌萎缩

(1)四肢肌肉萎缩，肌力减退。

(2)肌张力增高，腱反射亢进。

(3)周围神经受损所致的肌萎缩，有神经受损病史。

(4)肌电图：显示有肌纤维颤动，运动单位电位数目减少。

(5)实验室检查：脑脊液检查有轻度蛋白量增高；尿肌酐排出量减少，肌酸排量增高。

3.失用性肌萎缩

(1)多见于老年人或长期卧床者，以及骨与关节损伤用石膏、夹板长期固定者。

(2)有局限性的肌萎缩及关节僵硬。

(3)X线片上有骨质疏松和脱钙表现。

【推拿治疗】

1.治疗原则

健脾补肾，益气养血，舒筋活络，活血化瘀。推拿治疗痿证在于促进人体经络气血循行，增强肢体的代谢功能，增加肢体的营养供应，修复损伤神经组织，提高患肢神经的兴奋性，增加肌力，从而改善患肢的肌肉萎缩，增强患肢的运动功能。

2.基本操作

(1)上肢部操作：患者取仰卧位，医者为患者擦肩及上肢部2～3分钟，同时配合患肢的被动运动；按揉肩髃、臂臑、曲池、尺泽、手三里、外关、合谷诸穴各1分钟；推抹腕关节1分钟；捻掌指、指间关节2分钟；擦上肢部，以透热为度；搓上肢2分钟；抖上肢1分钟。

(2)胸腹部操作：患者取仰卧位，医者用一指禅推或拇指按揉中府、云门、膻中、中脘、下脘、气海、关元等穴各1分钟；分推胁肋1分钟，摩腹2分钟。

(3)下肢部操作：患者取仰卧位，医者为患者擦下肢前侧、内侧、外侧3～5分钟，同时配合下肢的被动运动；拿揉下肢2～3分钟；按揉阳陵泉、足三里、上巨虚、下巨虚、解溪等穴各0.5～1分钟。患者改取俯卧位，医者为患者擦下肢后侧、外侧、内侧3～5分钟，同时配合下肢的被动运动；拿揉下肢2～3分钟；按揉环跳、居髎、承扶、殷门、风市、委中、承山等穴各0.5～1分钟；推下肢1～2分钟；抖下肢1分钟。

(4)腰背部操作：患者取俯卧位，医者为患者按揉肺俞、肝俞、胆俞、脾俞、胃俞、肾俞、命门等穴各0.5～1分钟；推背部膀胱经1～2分钟；侧击腰背部1～2分钟；拍打腰骶部1～2分钟；擦背部督脉与膀胱经2分钟，以透热为度。

3.辨证操作

(1)肺热津伤：点揉肺俞、风门、肩外俞、天宗诸穴各0.5～1分钟；拿肩井1～2分钟；拿揉风池1分钟；侧击大椎1分钟。

(2)湿热浸淫：点揉足三里、上巨虚、下巨虚、丰隆、三阴交等穴各1分钟；揉涌泉1分钟；按揉委阳、承山各1分钟。

(3)脾胃虚寒：按揉中脘、梁门、神阙、气海、关元、天枢、归来等穴各0.5～1分钟；振颤中脘、建里、神阙等穴各0.5～1分钟。

(4)肝肾亏虚:点揉脊柱两侧华佗夹脊穴2~3分钟;擦命门,以透热为度;拿揉太溪1分钟。

【注意事项】

(1)应针对病因进行对症治疗,如周围神经受损引发的肌萎缩,恢复受损神经的功能是治愈疾病的关键。

(2)鼓励患者增强治疗的自信心,指导患者进行适当的功能锻炼。

(3)增加患者营养,给予高蛋白和富含维生素的饮食,适当给予B族维生素和维生素E。

(4)对于病情较重的患者,可结合穴位注射、体针和头针等治疗。

【按语】

肌萎缩病因复杂多样,且往往错失病初的最佳治疗时机,故应使患者树立持久治疗的信心。对本病来讲,确诊病因至关重要,如在全面治疗的同时侧重治本,则功到自然成。

任务五 截肢术后

截肢术是为挽救患者的生命而去除患肢或为安装假肢来改进肢体的功能而实施的不得已而为之的手术。截肢术后有10%~20%的患者可发生残端萎缩、疼痛及关节粘连功能障碍,给患者的康复过程与残肢重建带来很多不利的因素。推拿对促进残端血液循环、减轻疼痛、恢复关节功能均有重要的作用,同时,肢体重建后,可使患者逐渐过上正常人的生活,对患者心理创伤的康复也至关重要。

【病因病机】

(1)车轮碾压、机器绞轧导致的严重粉碎性骨折,软组织损伤重,肢体经外科手术无法修复,宜采用截肢术。

(2)骨骼与软组织感染,经抗感染无法控制,有导致全身感染的趋势,为了挽救生命,采用截肢术。

(3)肢体原发性恶性肿瘤在放疗、化疗不能控制癌症病情时,采用截肢术。其主要病理改变是术后神经断端被瘢痕组织所包绕固定,肌肉收缩,活动残肢时牵拉,产生疼痛;或者术后不注意活动患肢,导致患肢残端萎缩,关节粘连、挛缩,影响功能。

中医学认为,由于截肢手术耗伤了人体正气,使人体正气不足,气血虚弱,不能荣养肢体,因此残肢可发生萎缩。同时,由于截肢手术使人体肢体的一部分丧失,损伤了肢体经络,导致了人体经络气血不畅甚或不通,气滞血瘀,因此残肢会发生疼痛。

【诊断】

(1)各种原因截肢术后,残端发生萎缩、疼痛。

(2)残端的关节发生术后功能障碍。

(3)残端挛缩、水肿。

【推拿治疗】

1. 治疗原则

舒筋活血,消肿止痛,松解粘连。推拿手法宜轻柔,以点穴为主。

2. 基本操作

(1)上肢截肢术后：患者取坐位，医者为患者拿揉患肢，从上至下，往返3~5次；按揉上肢肩井、肩髃、肩髎、臂臑、曲池诸穴各1分钟；点揉曲垣、天宗、风门诸穴各1分钟；拿揉风池2分钟；摇肩关节4~8次；搓患肢残端2分钟；抖患肢1分钟；擦残端瘢痕1分钟，以皮肤发红、透热为度。

(2)下肢截肢术后：患者取俯卧位，医者为患者㨰患肢，从上至下，往返3~5次；拿揉患肢，从上至下，往返3~5次；按揉下肢髀关、风市、伏兔、血海、梁丘、膝眼、环跳、承扶、殷门、委中诸穴各0.5~1分钟；搓揉患肢残端2分钟；抖患肢1分钟；拿揉残端1分钟，要求动作轻柔，不增加患者疼痛。

3. 辨证操作

(1)气血不足：㨰腰背两侧膀胱经2~3分钟；按揉腰背两侧膀胱经2~3分钟；以两手拇指面着力，点揉膀胱经肺俞、心俞、肝俞、胆俞、脾俞、胃俞、肾俞、大肠俞诸背俞穴各0.5~1分钟。

(2)气滞血瘀：按揉腰背两侧膀胱经2~3分钟；以两手拇指面着力，点揉膀胱经肺俞、心俞、肝俞、胆俞、脾俞、胃俞、肾俞、大肠俞诸背俞穴各0.5~1分钟；侧击腰背部2~3分钟；摇髋关节4~8次；屈伸、扳髋关节1分钟。

【注意事项】

(1)创造和谐、温馨的治疗环境，使残肢患者同正常人一样，感受到社会的温暖。

(2)操作时应倍加注意治疗方法和效果，对疼痛敏感者，应以患者的舒适感为度。

(3)治疗过程中，应与患者进行不间断的、多角度的语言交流和情感沟通，用医者的真诚换取患者的信任，实现取得良好疗效的目的。

(4)可配合针灸、中药熏洗。

(5)应在安装假肢的基础上，加强功能锻炼，逐渐重建残肢的功能。

【按语】

截肢术后的推拿治疗重点之一是疼痛问题，这是因手术使神经通路失去完整性而发生的必然表现，除少部分患者需经手术治疗外，其余大部分患者可采取保守治疗。推拿治疗能够提高大脑高级中枢识别信号的能力，改善残肢的粘连、瘀血和水肿，从而既解决了舒筋活血止痛问题，又分散了患者的注意力，达到心理创伤康复的目的。

目标检测

1. 简述偏瘫的诊断及手法治疗要点。
2. 简述脊髓损伤后遗症的诊断及手法治疗要点。
3. 简述骨及关节术后功能障碍的诊断及手法治疗要点。
4. 简述肌萎缩的诊断及手法治疗要点。
5. 简述截肢术后的诊断及手法治疗要点。

模块四　成人推拿保健

项目一　全身保健推拿技术

学习目标

本项目详细介绍了成人全身保健推拿技术的手法要领与操作方法,包括头面部推拿,胸腹部推拿,上肢部推拿,下肢前、内、外侧部推拿,背腰部推拿,下肢后侧部推拿。

【知识要求】

掌握全身保健推拿的操作程序;熟悉全身保健推拿的手法要领。

【能力要求】

能够熟练地进行全身程序化保健推拿操作以及全身不同部位的程序化保健推拿操作,包括头面部、胸腹部、上肢部、下肢部、背腰部、颈项及肩部等部位的推拿操作。

全身推拿(按摩)保健是将人体各部位的推拿常规手法综合为一体,形成顺序连贯的程序(套路)化整体施术方法。要求施术者在操作中手法连贯协调,招式编排合理,从而达到既舒适又健身的目的。

全身推拿保健可以疏通经络,促进全身气血运行,清除全身疲劳,强筋健骨,改善脏腑组织器官功能。若长期坚持每周接受1或2次全身推拿保健,有强身健体、预防疾病、促进疾病康复和延年益寿的作用。

全身推拿保健施术顺序一般从头面部做起,然后按胸、腹、下肢前部、背、腰、下肢后部,最后颈肩及上肢的顺序依次进行,也可根据需要适当调整;施术体位一般是仰卧位、俯卧位和坐位。

任务一　头面部推拿

【手法要领】

头面部推拿手法操作要轻而不浮,柔和深透,由上而下,由前至后,由中间到两侧,由点及面,整体连贯,按经络循行规律施术。整个过程可分三个阶段:开始时手法轻松和缓;继而手法渐重,速度渐快;最后手法轻巧柔和,力度渐小,速度渐缓。

【操作方法】

受术者闭目仰卧,施术者站立或坐于其头前。

(1)分抹印堂(前额)至太阳穴:施术者以双手拇指螺纹面着力,从受术者两眉弓间印堂开始,经攒竹,沿眉弓上缘分别向两侧分抹至太阳穴,并顺势揉按太阳穴数次(图4-1),反复施术8~10次。起手时用力应稍重,分抹中力量逐渐减轻,并可稍行揉压。前额部可分为上、中、下三条线施术,即额上线(自前发际正中处沿发际向两侧分抹至太阳穴),额中线(自两阳白向两侧分抹,经阳白至太阳穴),额下线(自印堂分抹至太阳穴)。

(2)点压鱼腰:施术者以双手中指或拇指指端着力,点压鱼腰1分钟,然后以双手拇指螺纹面着力,自攒竹经鱼腰、丝竹空揉摩至上关,反复施术2或3次(图4-2)。

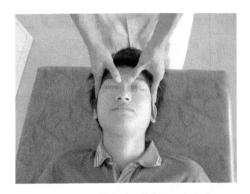

图4-1 分抹印堂(前额)至太阳穴

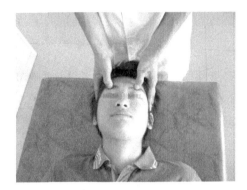

图4-2 点压鱼腰

(3)轻揉眼眶:施术者先用双手拇指指甲轻掐受术者两侧睛明约30秒,然后再以双拇指桡侧或螺纹面着力,从睛明起,自内向外,由下至上轻轻揉摩眼眶3~5圈(图4-3)。

(4)推摩迎香至颧髎:施术者先以双手拇指指端着力,点按受术者两侧迎香约30秒,然后以拇指螺纹面着力,自迎香起,经巨髎推摩至颧髎,反复施术3~5次(图4-4)。

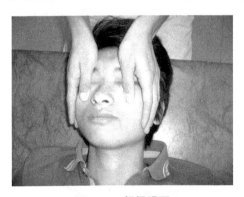

图4-3 轻揉眼眶

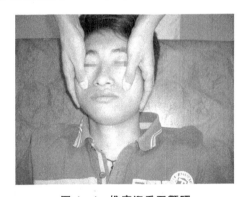

图4-4 推摩迎香至颧髎

(5)推抹水沟至地仓:施术者以双手拇指螺纹面着力,从受术者水沟向两侧推抹至地仓(图4-5),反复施术3~5次。

(6)揉摩下颌至太阳穴:施术者以双手四指螺纹面着力,轻摩受术者下颌处,并沿下颌外缘,经大迎摩至颊车;然后用中指螺纹面着力,揉按颊车30秒(图4-6);继上操作,施术者双手示、中、环三指并拢,以中指螺纹面为主着力,从颊车经下关轻揉至太阳穴,反复施术3~5次。

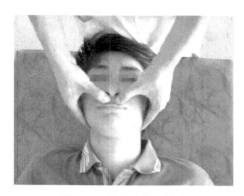

图 4-5　推抹水沟至地仓

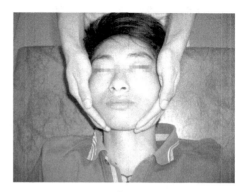

图 4-6　揉摩下颌至太阳穴

(7) 点揉印堂至百会：施术者以双手拇指指端或螺纹面着力，从受术者两眉间印堂开始，沿督脉向上，经神庭等穴，逐穴点揉至头顶百会（图 4-7），反复施术 3~5 次。其中，重点点揉印堂、神庭、百会各 30 秒。

(8) 点揉攒竹（或阳白）至络却（或承灵）：施术者以双手拇指指端或螺纹面着力，分别从受术者两攒竹（或阳白）开始，沿足太阳膀胱经（或足少阳胆经）循行走向，点揉各穴至络却（或承灵）（图 4-8），反复施术 3~5 次。其中，可重点点揉攒竹（或阳白）、络却（或承灵）各 30 秒。

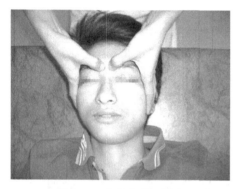

图 4-7　点揉印堂至百会

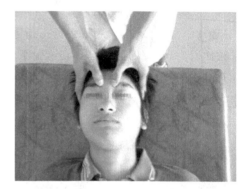

图 4-8　点揉攒竹至络却

(9) 勾点风池和风府：施术者双手中指微屈曲，以指端着力，分别勾点受术者双侧风池 1~2 分钟，并缓揉数下（图 4-9）；然后，一手扶持受术者前额部，用另一手中指勾点其风府 1~2 分钟，而后缓揉数下，反复施术 2~3 遍。勾点风池也可双侧分别施术。

(10) 五指梳抓头皮：施术者双手五指屈曲，并自然分开，以指端及螺纹面交替着力，从受术者头部两侧耳上的发际处向头发内对称做快速而有节律的梳抓，并缓慢移到头顶正中线，双手十指交叉梳抓搓动，如洗头状（图 4-10）。

(11) 掌叩头：施术者双手交叉做互握手状，掌内空虚，以下方手背为着力点，在受术者前额及头顶部上下轻轻叩击（手法熟练者，可随叩击动作而产生如同摇钱的声响）（图 4-11），施术 1~2 分钟。

(12) 轻揉耳郭：施术者以双手拇指和示指螺纹面相对着力，分别轻轻揉捏受术者两侧耳郭（图 4-12），反复施术 1~2 分钟，最后向下方轻轻牵拉耳垂 3~5 次。

模块四 成人推拿保健

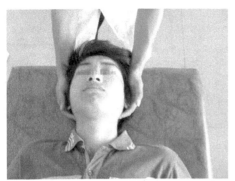

图4-9 勾点风池和风府

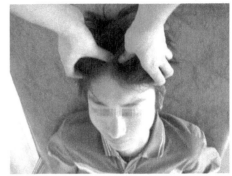

图4-10 五指梳抓头皮

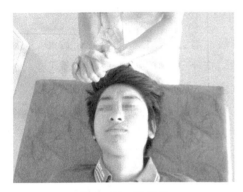

图4-11 掌叩头

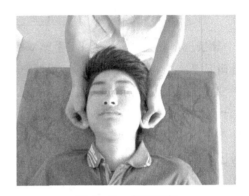

图4-12 轻揉耳郭

(13)头面推拿总收法:施术者以双手拇指螺纹面或大鱼际着力,先行分抹前额,揉运太阳穴,分抹眼球,抹揉迎香,并掐水沟、地仓;然后从耳前到耳上,推至耳后;继以双手小鱼际着力,沿颈项大筋(斜方肌)推理至双侧肩井,最后捏拿肩井2或3次收势。

任务二 胸腹部推拿

【手法要领】

胸腹部推拿手法操作应重视循经与取穴,配合呼吸节律,由胸及腹,连贯且有条理,左右照应。胸胁部施术宜轻巧灵活、节奏均匀,勿施粗暴,女性应忽略乳房部位;腹部施术应轻松柔和、均匀深透,摩运须热,按揉勿急,和缓顺应,勿伤脏器。

【操作方法】

受术者取仰卧位,保持呼吸均匀,腹肌放松;施术者站立或坐于其侧。

(1)掌根按压双肩:施术者以双手掌根同时着力,按压受术者双肩4~6次,并可同时用拇指指端着力,点压其中府或缺盆30秒(图4-13)。起手时应用力和缓,继而逐渐加强力度,然后缓缓放松按压。

(2)分推胸胁:施术者以双手拇指分置于受术者胸骨两侧的俞府处,其余四指抱定胸廓两侧,以全掌着力,向下推抚,并沿肋间隙由内向外逐肋分推至腋中线,直达乳根高处(图4-

14),反复施术3～5遍。女性应避开乳房区。

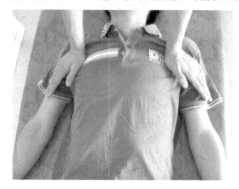
图 4-13 掌根按压双肩

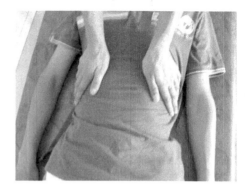
图 4-14 分推胸胁

（3）揉按胸部腧穴：施术者以一手或双手拇指螺纹面着力，从受术者天突开始，向下逐个揉按任脉诸穴至膻中；再从天突下的璇玑两侧俞府开始，向下逐个揉按足少阴经诸穴至神封；然后两手分别向外揉按俞府、气户各穴至中府和云门（图4-15），反复施术2或3次。

（4）搓摩双胁肋：施术者双手对称地分置于受术者两胁肋部，以五指的掌侧及全掌着力，从渊腋向下来回对搓其胁肋部至章门和京门之间，并可做上下往返移动5～10次（图4-16）。操作时压力不宜过重。

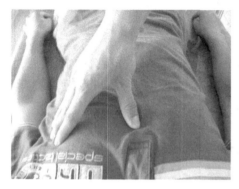
图 4-15 揉按胸部腧穴

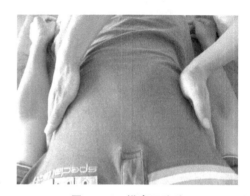
图 4-16 搓摩双胁肋

（5）全掌揉腹：施术者双手叠掌，全掌着力，从受术者右下腹开始，沿升、横、降结肠的方向顺时针轻揉全腹2～3分钟（图4-17）。手法要轻快、柔和、深透。

（6）揉拿腹直肌：施术者以两手四指分别置于受术者腹部两侧，向内合力将腹肌挤起，然后两手交叉，以双掌归拢扣合腹肌，使双手拇指置于腹肌一侧，余四指在腹肌另一侧，自上而下，揉拿提抖腹肌3～5次（图4-18）。

（7）摩腹：施术者以掌心置于受术者脐部，全掌着力，以脐为重心，先顺时针，后逆时针，各旋转轻摩脐部30次（图4-19）。

（8）点压腹部腧穴：施术者以拇指指端着力，或用示、中、环指指端着力，先沿受术者腹正中线任脉循行，由上至下分别点压上脘、中脘、下脘及气海、关元各穴，然后点压脐旁天枢（图4-20）。每穴点压约1分钟。

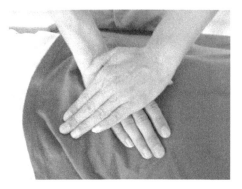
图 4-17 全掌揉腹

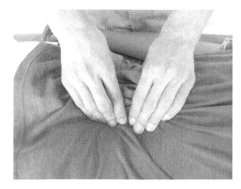
图 4-18 揉拿腹直肌

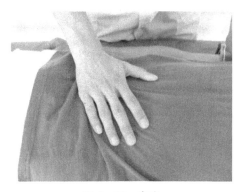
图 4-19 摩腹

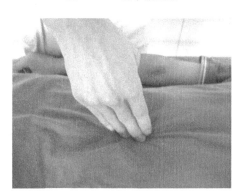
图 4-20 点压腹部腧穴

任务三 上肢部推拿

【手法要领】

上肢部肌肤薄弱,推拿操作手法宜柔和轻快。掐、拿应着重于腧穴,尤其是肩、肘、腕关节部位;揉、㨰、推须遵循经络;摇、抖灵巧到位,功力通臂贯肢;搓、理手臂要轻松灵活。诸法连贯配合,施术轻重有度,勿强拉硬扯。

【操作方法】

受术者取仰卧位,亦可取坐位,上肢放松,自然下垂;施术者站立其一侧。

(1)推抚上肢:施术者一手托住受术者一侧腕部,另一手全掌着力,从受术者腕部开始,向心推抚至腋窝处,而后再离心推抚至腕部(图 4-21),可左、右手换位操作,反复施术 3~5 次。

(2)揉拿上肢:施术者一手托住受术者一侧腕部,另一手拇指与其余四指相对着力,由肩至臂腕部,沿经脉循行或肌肉轮廓揉拿上肢肌肉和腧穴(图 4-22),反复施术 3~5 遍。

(3)揉按腕关节:施术者一手握住受术者一手手指,另一手四指托住其腕部,以拇指螺纹面着力,轻轻揉按腕关节 1~2 分钟,然后摇动腕关节数次(图 4-23);亦可两手托腕,双拇指同时对一侧腕关节施术。

(4)点揉上肢腧穴:施术者一手握住受术者对侧手掌,另一手托住其肘臂,用拇指指端或螺纹面着力,分别点按并轻揉曲池、手三里、内关、神门、合谷、劳宫等穴各 30 秒(图 4-24)。

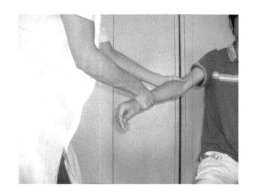

图 4-21 推抚上肢

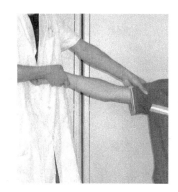

图 4-22 揉拿上肢

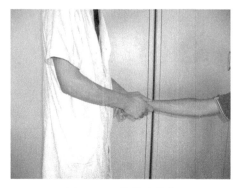

图 4-23 揉按腕关节

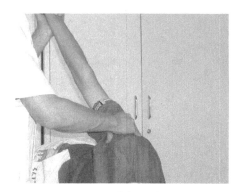

图 4-24 点揉上肢腧穴

(5)摇肩关节：施术者一手握受术者对侧肩关节，另一手扶持受术者肘部，先顺时针，后逆时针，环转摇动肩关节各3～5次（图4-25）。

(6)抖动上肢：施术者以双手同时握住受术者一手的大、小鱼际部，在稍用力牵拉的基础上，上下抖动上肢2或3次（图4-26）。

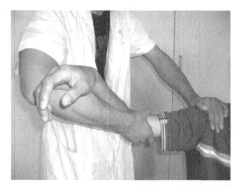

图 4-25 摇肩关节

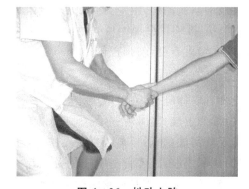

图 4-26 抖动上肢

(7)摇手腕：施术者以一手握住受术者腕关节上部，以使其固定；另一手与受术者掌面相对握住示、中、环和小指，并稍使之背屈，然后自内向外摇动受术者手腕3～5周。

(8)捻捋手指：施术者以一手扶托受术者腕部，另一手拇指与示指桡侧螺纹面相对着力，夹持受术者指根部，快速捻动，并向指端方向移动（图4-27）。施术时，应以捻动手指关节处为主,时间持续约30秒;然后再以屈曲的示、中指近侧关节的相对面着力,紧夹住受术者的手指根部,用力向指端方向迅速捋出,可听到施术者两指相撞发出一"嗒"的响声(图4-28)。一般按拇指至小指的顺序逐指施术。

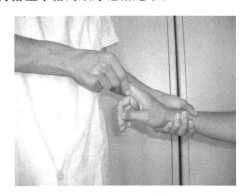

图4-27 捻手指

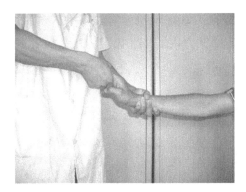

图4-28 捋手指

任务四 下肢前、内、外侧部推拿

【手法要领】

下肢部肌肉丰厚、韧带肌腱强劲,推拿操作手法宜深透有力,均匀持久。擦、运、揉、拿应遵经循筋,以线及面,幅度舒展宽阔,推抚勿浮,搓摩须热,拍叩有力而轻巧,运动准确有度。诸多手法配用灵活,技巧连贯,不可突施暴力。

【操作方法】

受术者取仰卧位,双下肢放松,自然伸直;施术者站于其一侧。

(1)推抚下肢前、内、外侧:施术者以全掌着力,紧贴受术者大腿根部,分别自股内侧离心推抚至足内踝;自髀关推抚至足背;自环跳推抚至足外踝,各3~5次(图4-29)。亦可酌情向心性推抚。

(2)揉拿下肢前、内、外侧:施术者以双手拇指与其余四指螺纹面相对着力,于受术者下肢股部前、内、外侧,循经脉自上而下揉拿至足踝部3~5次(图4-30)。

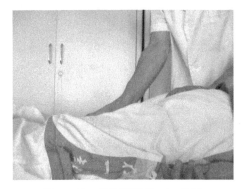

图4-29 推抚下肢前、内、外侧

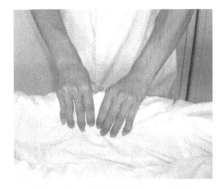

图4-30 揉拿下肢前、内、外侧

(3)揉压下肢前、内、外侧各腧穴：施术者以拇指螺纹面着力，循受术者下肢前、内、外侧经脉走向，分别点压并揉按各腧穴(图4-31)。其中，足三里、血海、阴陵泉、阳陵泉、三阴交等重点腧穴各施术1分钟。

(4)抱揉膝关节：施术者先以手掌心着力，置受术者髌骨上轻轻揉压1～2分钟；然后双手掌心相对着力，如抱球状，抱住受术者膝关节两侧，相对用力，轻揉膝关节1～2分钟(图4-32)。

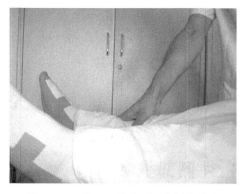

图4-31 揉压下肢前、内、外侧各腧穴

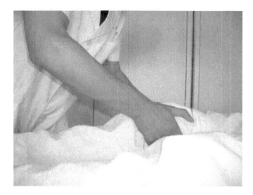

图4-32 抱揉膝关节

(5)拍叩下肢前、内、外侧：施术者双手以虚掌或空拳有节奏地自上而下分别拍叩或叩打受术者下肢前、内、外侧各3～5次(图4-33)。

(6)推摩足背：施术者一手托扶受术者足底，以另一手拇指螺纹面、大鱼际或掌根着力，推摩受术者足背10～20次(图4-34)。

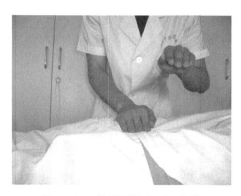

图4-33 拍叩下肢前、内、外侧

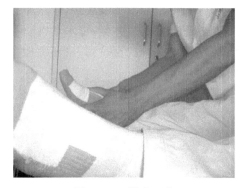

图4-34 推摩足背

(7)运动髋、膝、踝关节：施术者一手握托住受术者足跟部或踝部上方，另一手轻轻按扶住其膝部，使之被动屈髋屈膝各90°，双手协作，以髋关节为轴，分别做顺时针和逆时针环转摇动各5～10次；然后双手用力向胸部方向上推，使受术者髋、膝关节尽可能屈曲，再用力将此下肢向远端牵拉成伸直状态，可施术2或3次。最后，施术者一手握住受术者踝关节上方，另一手握住其足掌部，以踝关节为轴，先顺时针，后逆时针，环转摇动各5～8次(图4-35)。

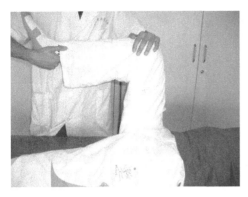
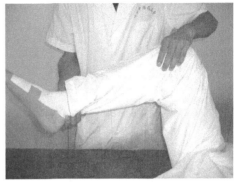
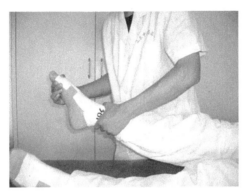

图 4-35 运动髋、膝、踝关节

任务五　背腰部推拿

【手法要领】

背腰部肌肤丰厚宽阔，推拿操作手法大多接触面大，且要求力达深透。推、抚宜广而不浮；按压要重而不滞；搓、揉均匀有力，动而不涩；叩拍节奏规律，轻重有度。诸手法需循经重穴，着力准确，背部手法当柔和而深透；脊柱正中部手法要力重而勿暴；腰肾部手法要轻巧；腰骶部手法应透达。

【操作方法】

受术者取俯卧位；施术者站其上部或一侧，并面向其头部。

(1) 推抚背腰及两肋：施术者以双手全掌着力，从受术者脊柱两侧大杼开始，沿足太阳膀胱经向下推抚至腰眼处，然后双手由两腋侧轻抚回原处，反复施术3~5次；然后平肩胛骨下缘高度，从夹脊穴开始，由内向外，逐肋分推至腋中线(图4-36)，反复施术2或3次。

(2) 按揉背腰部：施术者以双手或一手全掌着力，沿受术者督脉和足太阳膀胱经自上而下揉按3~5次。对需要增加力量、增强刺激的部位，可叠掌施术(图4-37)。

(3) 揉压背腰部腧穴：施术者以双手拇指指端或螺纹面着力，从受术者大杼开始，沿足太阳膀胱经向下逐穴揉压至膀胱俞(图4-38)；然后再从大椎开始，沿督脉向下逐穴揉压至腰俞，可施术3~5次。

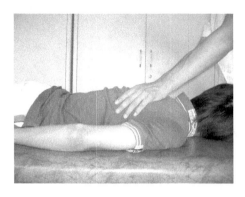
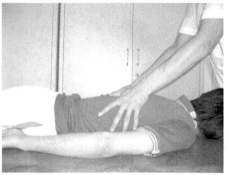

图 4-36 推抚背腰及两胁

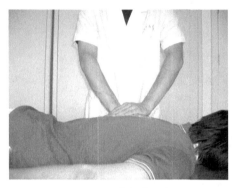
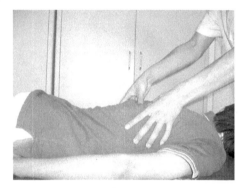

图 4-37 按揉背腰部　　　　　　图 4-38 揉压背腰部腧穴

(4)擦脊柱两侧:施术者以侧掌擦法或握拳擦法于受术者肩胛上下及脊柱两侧,自上而下反复施术 2~3 分钟(图 4-39)。

(5)拍叩背腰部:施术者可视受术者体质状况以及施术部位不同,分别采用拳叩、拍叩、切击、指弹等手法,于受术者背腰部反复施术 1~2 分钟。一般脊柱区宜拍叩,肩胛区及脊柱两侧宜拳叩,腰骶部宜切击,肾区叩击力量不宜过大(图 4-40)。

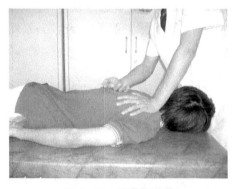
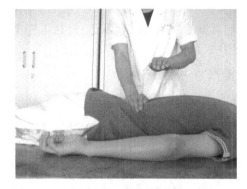

图 4-39 擦脊柱两侧　　　　　　图 4-40 拍叩背腰部

(6)按揉肾俞:施术者以双手拇指指端或螺纹面着力,分别按压并揉动受术者两侧肾俞(图 4-41)2~3 分钟。

(7)搓命门:施术者先对掌搓热双手,继而迅速以一手扶在受术者背部,另一手放置在命门处,快速搓擦命门及两侧肾俞,直至受术者自觉腰部温热,时间为1~2分钟(图4-42)。搓擦后亦可缓揉命门片刻,以增加热感的渗透力。

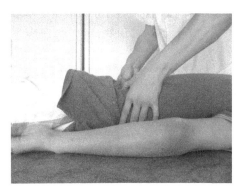
图4-41 按揉肾俞

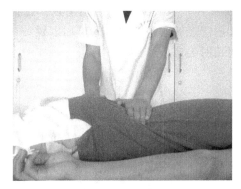
图4-42 搓命门

(8)直推背腰部:施术者一手扶持受术者肩部或臀部,另一手以掌根着力,沿脊柱两侧夹脊穴分布区自上而下直推3~5次。

任务六 下肢后侧部推拿

【手法要领】

下肢后侧肌肉丰厚,主要有足太阳膀胱经与足少阴肾经所过。推拿手法多以揉、拿、滚、按为主,其要领可参见本项目任务四(下肢前、内、外侧部推拿)。

【操作方法】

受术者取俯卧位,施术者站于其一侧。

(1)推抚下肢后侧:施术者以全掌着力,从受术者臀横纹处开始,沿足太阳膀胱经和足少阴肾经,离心推抚至足跟部,并握拿一下(图4-43),反复施术3~5次。

(2)揉拿臀部及下肢后侧:施术者以双手拇指与其余四指螺纹面相对着力,自上而下揉拿受术者臀部及下肢后侧(图4-44),反复施术3~5分钟。施术时,以臀部、股后侧肌群及腓肠肌为重点。

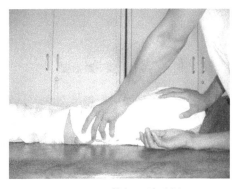
图4-43 推抚下肢后侧

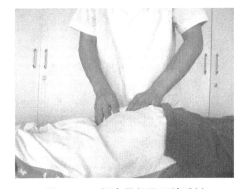
图4-44 揉拿臀部及下肢后侧

(3)滚臀部及下肢后侧:施术者以侧掌滚法或握拳滚法于受术者臀部及下肢后侧沿足太阳

膀胱经和足少阴肾经,自上而下反复施术3~5分钟(图4-45)。其中,臀部、股后侧及腓肠肌应作为重点施术部位。

(4)按压下肢后侧腧穴:施术者以拇指指端或螺纹面着力,自上而下,分别按压受术者下肢足太阳膀胱经腧穴各30秒,并可加以揉按(图4-46)。其中,环跳、承扶、殷门等肌肉丰厚处腧穴可用肘尖按压。

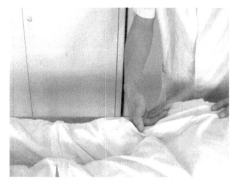

图4-45 擦臀部及下肢后侧

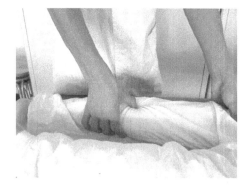

图4-46 按压下肢后侧腧穴

(5)拿揉昆仑、太溪:施术者以拇、示指螺纹面相对着力,拿揉受术者跟腱两侧昆仑和太溪1~2分钟。

(6)拍叩臀部及下肢后侧:施术者以双手空拳或虚掌有节奏地叩打或拍叩受术者臀部及下肢后侧1~2分钟(图4-47)。

(7)抱揉下肢后侧:施术者双手掌心相对,分别着力于受术者下肢后侧肌肉,并稍用力抱紧,从大腿上1/3处开始,自上而下揉动下肢后侧3~5次(图4-48),以腓肠肌为施术重点。

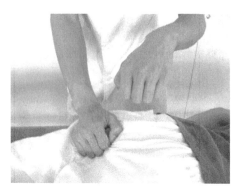

图4-47 拍叩臀部及下肢后侧

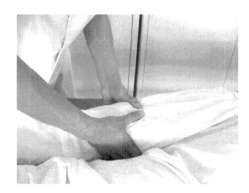

图4-48 抱揉下肢后侧

(8)推拿足部五脏反射区:施术者以一手托住受术者足背,另一手用拇指推掌法,分轻、中、重三步,由足跟向足趾方向推按心反射区3次;用单示指扣拳法自足跟向足趾外端压刮肝反射区3次;用单示指扣拳法向下按压脾反射区3次;用单示指扣拳法自外向内压刮肺、支气管反射区3次;用握足扣指法由足趾向足跟方向压刮肾反射区3~6次(图4-49)。具体操作参见本模块的项目二(足部反射区推拿保健技术)。

(9)捻捋足趾:施术者以一手扶托受术者足背,另一手拇指与示指桡侧螺纹面相对着力,夹持受术者足趾,并做快速捻动,且以捻动趾关节处为主,时间持续约30秒;然后在缓慢拔伸的基础上,向趾端方向迅速捋出,可听到施术者两指发出碰撞的声音(图 4-50)。一般按拇趾到小趾的顺序依次施术。

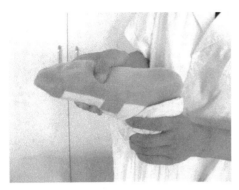

图 4-49 推拿足部五脏反射区

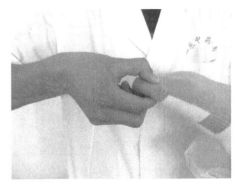

图 4-50 捻捋足趾

(10)推、搓、揉、叩足底:施术者以单手鱼际、掌根或双手拇指螺纹面着力,推、搓、揉受术者足弓、足底部各 3~5 次(图 4-51);最后以空拳有节奏地叩打受术者足跟部 3~5 次,时间为 3~5 分钟。

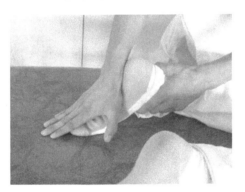

图 4-51 推、搓、揉、叩足底

任务七 颈项及肩部推拿

【手法要领】

颈项及肩部肌肉韧带发达,张力较高,又为诸阳经脉汇聚之所。推拿操作手法要求准确、稳定、渗透、灵活,慢而不滞,快而有序,轻重适宜,柔和深透,并注意施术方向、角度分寸和手法变化,切忌生硬力猛。

【操作方法】

受术者取坐位或俯伏位,亦可取俯卧位,保持颈肩部自然放松;施术者站其一侧或身后。

(1)擦颈项及肩:施术者先以双手掌小鱼际侧着力,从受术者后发际处开始,分别向下轻抚至大椎和两侧肩井各 2 或 3 次;继以侧掌擦法自一侧肩井开始,经项根部,沿颈肌向上擦至风池处;自大椎向上擦至风府处(图 4-52),反复施术 3~5 分钟,左侧颈部用右手操作,右侧颈部用左手操作。

(2)掌揉颈项至肩:施术者分别以双手掌大、小鱼际或掌根部着力,自受术者风府向下缓慢而有节律地揉至大椎;自风池向下揉至肩井(图4-53),反复施术2~3分钟。

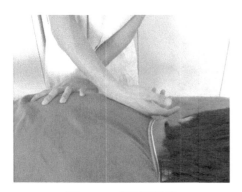

图4-52 擦颈项及肩

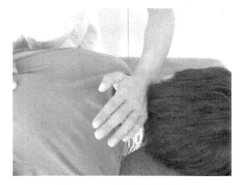

图4-53 掌揉颈项至肩

(3)拿揉颈项部:施术者一手轻扶受术者额部,另一手拇指与其余四指螺纹面相对着力,从受术者左、右侧风池向下,拿揉颈项部肌肉3~5分钟(图4-54)。

(4)按压棘突两侧:施术者以双手拇指指端着力,分别置于受术者项部棘突两侧,自上而下按压2或3次,并可施以轻揉手法(图4-55)。

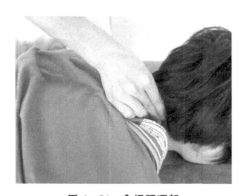

图4-54 拿揉颈项部

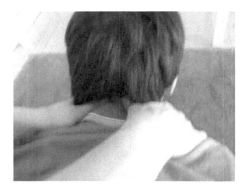

图4-55 按压棘突两侧

(5)按压颈肩部腧穴后,拿肩井收势:施术者以双手拇指螺纹面或指端着力,分别按压受术者颈项及肩部的风池、风府、大椎、肩井、秉风、曲垣、天宗等腧穴各1~2分钟(图4-56);然后,双手拇指与其余四指螺纹面相对着力,同时提拿其两侧肩井(图4-57),反复施术5~10次,缓缓收势。

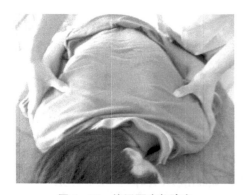

图4-56 按压颈肩部腧穴

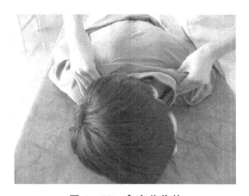

图4-57 拿肩井收势

目标检测

1. 简述头面部推拿的操作要点。
2. 简述胸腹部推拿的操作要点。
3. 简述上肢部推拿的操作要点。
4. 简述下肢前、内、外侧部推拿的操作要点。
5. 简述背腰部推拿的操作要点。
6. 简述下肢后侧部推拿的操作要点。

项目二　足部反射区推拿保健技术

学习目标

本项目对足部反射区推拿保健技术进行了总体论述，并详细介绍了足部不同反射区的定位、操作与主治，包括足部推拿的作用原理、足部反射区的分布规律及特点、足部反射区推拿常用手法、足部反射区的定位与手法应用、足部反射区的选区与配区、足部推拿操作程序、足部推拿注意事项。

【知识要求】

掌握足部62个反射区的定位；熟悉足部推拿的操作程序；了解足部反射区的分布规律。

【能力要求】

能够熟练地进行足部反射区常用手法操作及足部反射区的程序化保健推拿操作。

足部反射区推拿又称足部按摩（推拿），是施术者运用手指或指间关节的各种技巧动作对人体足部特定反射区施以有效的手法刺激，从而消除人体疲劳，缓解身心紧张状态，调节全身脏腑组织器官生理功能，达到增强体质、防病延年目的的养生保健方法。

足部推拿属传统中医推拿学范畴，其起源与经络腧穴学说密切相关。根据中医经络腧穴学的标本、根结、气街、四海理论，人体头、胸、腹、背与四肢（尤其是下肢）末端的腧穴存在着对应关系，并在生理功能、病理变化以及治疗作用方面彼此相互影响，刺激四肢末端腧穴可起到全身治疗和保健作用，从而为足部推拿的起源和产生奠定了理论基础。中国古籍《路史》、汉代司马迁《史记》、汉唐时期的《华佗秘籍》等文献中均有"摸足"治病的记载，然而由于中国封建礼教习俗的影响，足部推拿并没有得到应有的发展，以致在我国本土衰落失传。足部推拿技术在很早就流传到国外，并在西方各国得到应用和发展，且逐渐被系统化和完善。近年来，西方学者们用现代医学理论对足部推拿技术进行了整理和研究，将其奠定于神经反射理论的基础上，成为一门独立的学科。

20世纪初，足部推拿得以回归祖国，并得到逐步普及和发展。1991年7月，"中国足部反射区健康法研究会"经国家卫生部批准，在民政部注册登记成立，中国反射学专家杭雄文任理事长。从此，足部推拿疗法这一源于我国但已失传数百年的中医瑰宝，堂堂正正地"荣归故里"，并在祖国的大地上迅速地普及和发展起来。

任务一　足部反射区推拿常用手法

一、足部推拿保健的作用原理

人体有许多结构、功能相对完整或相对独立的部位，作为整个人体的一部分，它含有许多的整体信息，其与全身的健康有密切关系。按压刺激这些局部区域，对相关脏腑组织器官有调节作用。足是一个相对完整和独立的部位，足部推拿是人类数千年医疗保健实践经验的总结，通过对全足进行推拿刺激,可启动整个人体内部的自我调节机制,激发相关脏腑组织器官的潜能,发挥整个机体的"正向"调节作用,从而达到防病保健的目的。有关足部推拿的作用原理,主要有以下几个学说。

(一) 经络原理

中医学认为,经络是人体运行气血,沟通表里、内外、上下,联络五脏六腑、四肢百骸、五官九窍、筋骨皮毛的通路,同时在病理上也是传递病邪的途径,因而在治疗保健上则可作为输入治疗信息、发挥调节作用的窗口和纽带。人体十二经脉中有六条经脉直接到达足部,并在足部交会,即足三阴经与足三阳经,同时足六经也与另外六条经脉在头面、胸腹部相联络。而且,十二经脉的循行分布多有交会,并有奇经八脉纵横交错其间,因此加强了足部与各脏腑组织器官的联络,形成了全身的统一性和整体性。另外,在足部的38个腧穴中,有不少腧穴的位置与足部反射区的位置相一致,如侠溪与内耳迷路对应区一致,涌泉相当于腹腔神经丛对应区。根据中医经络腧穴学的标本、根结、气街、四海理论,人体头、胸、腹背与四肢(尤其是下肢)末端部的腧穴存在着对应关系,并在生理功能、病理变化以及治疗作用上彼此相互影响。由此可见,脏腑组织器官的功能异常可通过经络系统由足部反映出来,足部推拿也能通过经络这个通路疏通经络、行气活血、协调脏腑功能、调节阴阳平衡,从而发挥祛病健身的作用。

(二) 生物全息原理

生物全息理论认为,任何多细胞的生物体都是由一个受精卵或起始细胞通过细胞的有丝分裂而来,由此使得生物体上任何一个相对独立的部位都包含较多的整体信息,如人的耳、手、足、鼻、头、第二掌骨桡侧乃至每一块长骨都是一个这样的部位,它们都是整个机体的一个缩影,称为"全息胚"。足部也是这样,双足对应区的排列如同一个屈腿盘坐的人形,是理想的全息胚器官,与其他全息胚相比,具有独特的优越性:它有各层组织,是骨骼支架;它处于远离心脏的末端,距离大脑最远,在信息传导上有独特之处;足部的体积较大,足底面积也大,每个反射区就相应地增大了,因而包含的信息较丰富,复制的整体形象也就更清楚,容易辨认和掌握,且操作简便,可以自我推拿施术。所以,推拿足部作为一种防病保健方法,具有一定的优越性。

(三) 神经反射原理

人体是一个复杂的、各部位和各器官间有机联系的整体,它是靠复杂的体液、神经等能流系统来完成的。人体的体表和内脏到处都有丰富的感受器,当感受器接收到外界或体内环境的变化信息时就会引起神经冲动传导,沿传入神经到中枢神经,中枢神经进行分析综合产生新的神经冲动,再沿传出神经传至感受器官、腺体或肌肉等效应器官,使之做出相应的反应,这就是神经反射过程。足部分布着许多神经末梢构成的触觉、压觉和痛觉等感受器,处在人体最远离中枢神经的部位,其信息传递的途径是足部—脊髓—大脑,而脊髓又与各个脏腑器官相连接。足部存在着人体各部位和脏器的信息,同样,足部受到的刺激也可以传送到全身,是一个反应最为敏感而广泛的神经反射地带。因此,全身各部位和器官在足部都可找到相应的反射区,推拿足部某一个反射区时,通过神经反射作用,与某一相关部位或器官发生联系。一般来说,刺激反射区对相应器官有双向作用,即在该器官功能低下时可以提高其功能;在其功能异常兴奋时又可以使之抑制。总之,足部反射区推拿疗法有调整机体并使之趋于正常水平的保健作用。

(四)血液循环原理

心脏的节律性搏动使血液不停地在全身循环流动,成为机体内外物质运输和交换的重要途径。足部处于全身最低位置,离心脏最远,加之地心引力作用,血液流经足部速度最慢,血液中的有害代谢产物容易沉积下来,久而久之,足部就成为最需要清除代谢产物的部位。

足部推拿具有改善足各部位和反射区的血液循环,使其血管扩张、血流加速、血液量增大、促进器官组织新陈代谢及气体交换,从而增加组织细胞活动的作用。通过足部推拿,促进局部循环,使血流通畅,最后通过肾脏等排泄器官将体内沉积废物排出体外,从而改善全身脏腑组织器官功能,达到防病保健的目的。

二、足部反射区推拿常用手法

(一)单示指扣拳法

【动作要领】

一手握扶足部,另一手半握拳,示指弯曲,拇指固定于示指末节处,以示指的近侧指间关节为着力点,压刮足部反射区(图 4-58)。

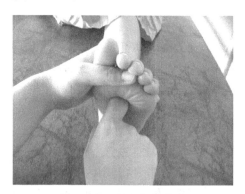

图 4-58 单示指扣拳法

【临床应用】

该手法应用最广,多用于点状和带状反射区,如额窦、垂体、头部、眼、耳、斜方肌、肺、胃、十二指肠、胰、肝脏、胆囊、肾上腺、肾脏、输尿管、膀胱、腹腔神经、大肠、心脏、脾脏、生殖腺、肩关节、肘关节、膝关节、上身淋巴腺、下身淋巴腺等。

(二)单拇指指腹按压法

【动作要领】

一手握扶足部,以另一手拇指指腹为着力点,按压足部反射区。

【临床应用】

该手法多用于一些带状反射区,并常用于年老体弱者及儿童,主要反射区有心脏(轻手法)、胸椎、腰椎、骶椎、外生殖器和尿道、髋关节、肛门和直肠、腹股沟、坐骨神经、下腹部等。

(三)单示指桡侧刮压法

【动作要领】

一手握扶足部,另一手拇指固定,示指弯曲呈镰刀状,以示指桡侧缘为着力点,刮压足部反射区(图4-59)。

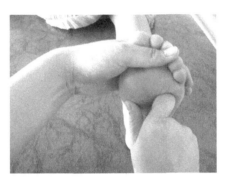

图4-59 单示指桡侧刮压法

【临床应用】

该手法多用于三角形及短带状反射区,如生殖腺、子宫或前列腺、尾骨(内侧和外侧)、胸部淋巴腺、内耳迷路等。

(四)拇指尖端按压法

【动作要领】

一手握扶足部,以另一手拇指指尖着力,按压足部反射区。

【临床应用】

该手法多用于点状反射区,如小脑及脑干、三叉神经、颈项、支气管、上颌、下颌、扁桃腺等。

(五)双指钳法

【动作要领】

一手握扶足部,另一手示指、中指弯曲呈钳状,夹住被推拿的反射区部位,拇指置示指中节桡侧,共同加压施力推拿足部反射区(图4-60)。

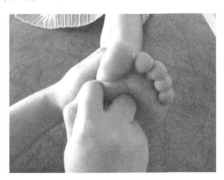

图4-60 双指钳法

【临床应用】

该手法只用于少数反射区,如颈椎、甲状旁腺、肩关节等。

(六)双拇指指腹推压法

【动作要领】

双手拇指与其余四指相对着力握扶足部,以双手拇指指腹同时施力,推压足部反射区。

【临床应用】

该手法多用于某些片状或带状反射区,如肩胛骨、胸(乳)腺等。

(七)双指扣拳法

【动作要领】

一手握扶足部,另一手半握拳,以示指、中指的近侧指间关节顶点着力,推拿足部反射区(图4-61)。

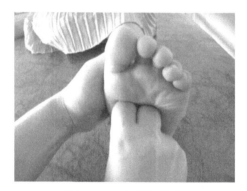

图4-61 双指扣拳法

【临床应用】

该手法只用于少数反射区,如小肠、肘关节等。

(八)双示指桡侧刮压法

【动作要领】

双手拇指与其余四指相对着力,握扶足部,以双拇指固定足部,双示指弯曲呈镰刀状,分别以桡侧缘同时施力刮压足部反射区。

【临床应用】

该手法多用于足背横带状反射区,如膈(横膈)膜。

任务二 足部反射区

人体的每个脏腑组织器官在双足都有其相对应的神经末梢终端,并固定于一定的体表范围,现代足部推拿学称之为足部反射区,这种反射区实际上就是机体其他组织器官与足部发生各种联系的"神经集结点"。当人体某个器官发生病变时,就会在双足相对应的反射区部位产生异常反应;同时,对反射区的有效刺激也可起到对相应器官功能状态的良性调节作用。足部推拿的医疗和保健正是通过运用各种手法,有目的地对相应反射区的有效刺激来实现的。

一、足部反射区的分布规律及特点

常用足部反射区共有62个,分别分布于双足底、足内侧、足外侧和足背,代表着人体的各个脏腑组织和器官。为了便于记忆和掌握足部反射区,有必要首先对其分布规律和特点进行研究和了解。

1. 足部反射区分布规律

足部反射区分布具有一定的规律。当双足并拢时,可以把足底看成是一个正坐着的人体(图4-62)。其中,拇趾相当于人体的头部;足底的前半部相当于人体的胸部,其中包含有肺和心脏;足底的中部相当于人体腹部,有胃、肠、胰等器官,并且右足有肝脏与胆囊,左足有肾脏与脾脏;足跟部相当于人体的盆腔,分别有子宫(或前列腺)、卵巢(或睾丸)以及膀胱、尿道和肛门等。足的内、外侧面可看成是一个坐位人的侧面(图4-63)。足的内侧构成足弓的一条线,相当于人体的脊柱,有颈椎、胸椎、腰椎、骶椎及尾骨;足的外侧构成的一条线,分别有肩、臂、肘、腿、膝等;拇趾跖侧为人体头后部,拇趾根部相当于颈,向下依次为胸、腰、骶、臀等部位。踝关节处相当于人体髋关节。

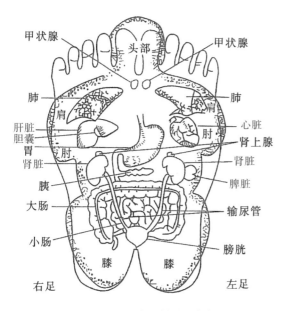

图4-62 双足底反射区分部概况

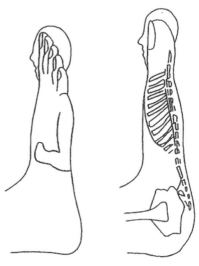

图4-63 足部侧面与人体关系图

2. 足部反射区分布特点

足部反射区虽呈规律性分布,但仍有以下特点应当了解。

(1) 人体的颈项以上组织器官在足部的反射区呈左、右交叉分布,即左侧的额窦、三叉神经、小脑及脑干、鼻、大脑半球、颈项、眼、耳等反射区分布于右足上,而右侧头颈部的同名反射区分布在左足上,颈项以下组织器官的反射区不发生交叉。

(2)双足的绝大多数反射区分布相同,仅有少数反射区只分布于左足或右足上,如心脏、脾脏、降结肠、乙状结肠及直肠、肛门反射区只分布在左足上,而肝脏、胆囊、盲肠及阑尾、回盲瓣和升结肠反射区只分布于右足上。

(3)多数反射区在同一足部只有一个位置,少数反射区在同一足部有两个或两个以上的位置,如眼、耳、生殖腺、肛门和直肠、肋骨、尾骨、髋关节、坐骨神经、扁桃腺、额窦等反射区有多个位置。

二、足部反射区的定位与手法应用

足部反射区是指足部一定范围内的区域,其边界并非绝对,有的反射区可相互重叠覆盖。在各反射区内有一个中心点,并可有一个或数个敏感点,一般中心点决定反射区的基本位置,而敏感点常与其当前机体状况有关,因而对敏感点的手法刺激与反射区推拿效果关系甚大。准确掌握足部各反射区的位置是实施足部推拿的首要环节,针对每个反射区合理的手法运用则是施术效果的重要保障。现将足部各反射区的定位及其手法应用按其名称的国际统一编号顺序予以分述,可以从几个方面分别掌握,即左足底(图4-64)、右足底(图4-65)、足背(图4-66)、足内侧(图4-67)、足外侧(图4-68)。

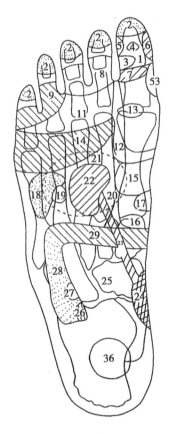
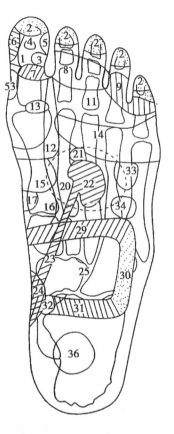

图4-64 左足底部反射区　　**图4-65 右足底部反射区**

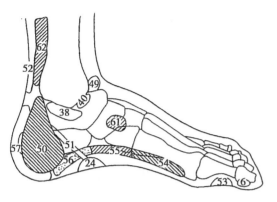

图 4-66 足背部反射区

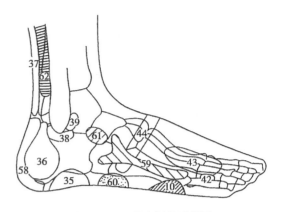

图 4-67 足内侧部反射区

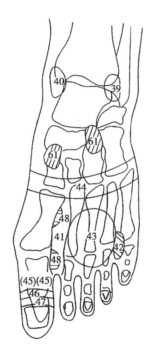

图 4-68 足外侧部反射区

1. 大脑

(1)定位:位于双足拇趾趾腹。大脑左半球反射区在右足,大脑右半球反射区在左足。

(2)操作:用拇指指腹从趾端向趾根推压。

(3)主治:高血压,脑血管病变,脑震荡,头晕,头痛,失眠,瘫痪,视力减退等。

2. 额窦

(1)定位:位于十个足趾的趾端,直径约 1cm。左侧额窦反射区在右足,右侧额窦反射区在左足。

(2)操作:拇指弯曲,指关节向内、外、后推压。

(3)主治:前头痛,头顶痛,以及眼、耳、鼻和鼻窦的疾患。

3. 小脑和脑干
(1)定位:位于双足拇趾根部与近节趾骨底的外侧。左小脑和脑干反射区在右足,右小脑和脑干反射区在左足。
(2)操作:用拇指指端向拇趾根部推压。
(3)主治:脑震荡,高血压,失眠,头痛,头晕,肌肉痉挛等。

4. 脑垂体
(1)定位:位于双足拇趾趾腹正中央。
(2)操作:拇指弯曲,用指关节定点按压。
(3)主治:内分泌失调的疾患,如甲状腺、甲状旁腺、肾上腺、性腺、脾、胰腺功能失调等,以及小儿生长发育不良、遗尿、更年期综合征等疾患。

5. 三叉神经
(1)定位:位于双足拇趾末节趾骨外侧。左侧三叉神经反射区在右足,右侧三叉神经反射区在左足。
(2)操作:用拇指指端和指腹向趾根施力推压。
(3)主治:偏头痛,面神经麻痹,腮腺炎,失眠,头痛,以及耳、眼、鼻、牙的疾患。

6. 鼻
(1)定位:位于双足拇趾末节趾骨前半内侧,延伸到拇趾趾甲的根部。左侧鼻反射区在右足,右侧鼻反射区在左足。
(2)操作:用拇指指端刮压。
(3)主治:急、慢性鼻炎,鼻出血,鼻窦炎,鼻息肉,以及感冒引起的鼻塞、流涕等。

7. 颈项
(1)定位:位于双足拇趾趾横纹处。左侧颈项反射区在右足,右侧颈项反射区在左足。
(2)操作:将示指、中指弯曲呈钳状,夹压并旋转扯拉拇趾。
(3)主治:颈项部扭挫伤,落枕,寰枢关节半脱位,高血压,颈椎病等。

8. 眼
(1)定位:位于双足足底第二、三趾骨近节趾骨和中节趾骨交界处。左眼反射区在右足,右眼反射区在左足。
(2)操作:用拇指推压法向左、右、上、下推压。
(3)主治:视神经炎,结膜炎,角膜炎,近视,远视,复视,斜视,青光眼,白内障,视网膜出血及睑腺炎等。

9. 耳
(1)定位:位于双足足底第四、五趾骨近节趾骨和中节趾骨交界处。左耳反射区在右足,右耳反射区在左足。
(2)操作:用拇指推压法向左、向右推压。
(3)主治:中耳炎,耳鸣,耳聋,重听,外耳道疖肿,腮腺炎等。

10. 肩关节
(1)定位:位于双足外侧第五跖骨与第五趾骨近节交界处。

(2)操作:用拇指指端由足趾向足跟方向推压。
(3)主治:肩关节周围炎,肩峰下滑囊炎,肱二头肌肌腱炎,冈上肌腱炎,肩关节外伤后遗症等。

11. 斜方肌
(1)定位:位于双足底,在眼、耳反射区的后方,第二、三、四趾跖趾关节后面,呈带状分布。
(2)操作:示指弯曲,以示指近侧指间关节由外向内刮压至拇趾根部。
(3)主治:肩背酸痛,菱形肌劳损,手指麻木、无力,肩关节疼痛及活动受限等。

12. 甲状腺
(1)定位:位于双足底第一、二跖骨前半部之间,并横跨第一跖骨中部。
(2)操作:以拇指指端及指腹由后向外上(拇趾根部)推压。
(3)主治:甲状腺功能亢进或低下,慢性甲状腺炎,地方性甲状腺肿,高血压等。

13. 甲状旁腺
(1)定位:位于双足掌内侧,第一跖趾关节处。
(2)操作:示指弯曲,以示指近侧指间关节着力揉按,或用拇指指腹推按。
(3)主治:甲状腺功能减退引起的缺钙症状(如筋骨酸痛、抽筋),手、足麻痹或痉挛,白内障等。

14. 肺和支气管
(1)定位:位于双足掌斜方肌反射区后方,第二至第五跖骨下方中部。
(2)操作:用双手拇指指腹由内向外推压。
(3)主治:上呼吸道感染,肺结核,咳嗽,哮喘,肺气肿,胸闷气促等。

15. 胃
(1)定位:位于双足第一跖骨中部,甲状腺反射区后。
(2)操作:拇指弯曲,用指间关节由该区向足跟方向按压。
(3)主治:胃脘痛,胃酸过多,胃溃疡,消化不良,胃下垂,急、慢性胃炎等。

16. 十二指肠
(1)定位:位于双足第一跖骨底与楔骨关节处,胰和胃反射区后方。
(2)操作:示指弯曲,用示指近侧指间关节从该区向足跟由轻到重刮压。
(3)主治:十二指肠球部溃疡,消化不良,腹部饱胀,呕吐酸水等。

17. 胰
(1)定位:位于双足足掌内侧缘,第一跖骨体后端,胃与十二指肠反射区之间。
(2)操作:示指弯曲,用示指近侧指间关节由胰反射区向足内侧(右足)及足外侧(左足)刮压。
(3)主治:胰腺本身的疾病(如胰腺炎、胰腺肿瘤等),消化不良,糖尿病。

18. 肝脏
(1)定位:位于右足足底第四、五跖骨体前段之间,肺反射区后方,相当于左足心脏反射区的位置。
(2)操作:用示指近侧指间关节向足趾方向推压。

(3)主治:急、慢性肝炎,肝硬化,肝大,肝功能不良,胸胁胀满,纳差等。

19. 胆囊

(1)定位:位于右足足底第三、四跖骨体中段之间,肝反射区之后,部分被肝反射区覆盖。

(2)操作:用示指近侧指间关节定点向深处顶压。

(3)主治:急、慢性胆囊炎,胆石症,消化不良,胆道蛔虫病等。

20. 腹腔神经

(1)定位:位于双足足底中心,在第一与第五跖骨之间,第二、三、四跖骨体前半部,呈椭圆形。

(2)操作:示指弯曲,用示指近侧指间关节在该区做弧形刮压。

(3)主治:胃肠神经症,腹泻,便秘,胃痉挛,呃逆,反酸等。

21. 肾上腺

(1)定位:位于双足足底第二、三跖趾关节的后内侧。

(2)操作:示指弯曲,用示指近侧指间关节定点向深处顶压。

(3)主治:心律不齐,晕厥,哮喘,心悸,心慌,关节炎等。

22. 肾脏

(1)定位:位于双足足底第一与第三跖骨之间,第二跖骨后半段下方。

(2)操作:示指弯曲,用示指近侧指间关节定点顶压。

(3)主治:肾脏疾病(如肾炎、肾结石、肾肿瘤、肾功能不全等),高血压,贫血,慢性支气管炎,斑秃,耳鸣,眩晕,水肿等。

23. 输尿管

(1)定位:位于双足足底,在肾脏反射区与膀胱反射区之间形成一条弧形的区域,前接肾脏反射区,后连膀胱反射区。

(2)操作:示指弯曲,用示指近侧指间关节从肾脏反射区向膀胱反射区方向推压。

(3)主治:输尿管结石,尿道炎症,输尿管积水、狭窄,排尿困难,泌尿系统感染等。

24. 膀胱

(1)定位:位于双足足底内侧,足舟骨下方稍突起处。

(2)操作:示指弯曲,用示指近侧指间关节定点按压。

(3)主治:肾、输尿管、膀胱结石,膀胱炎,其他泌尿系统疾患。

25. 小肠

(1)定位:位于双足足底,楔骨至跟骨前段的凹陷区域,被升结肠、横结肠、降结肠、乙状结肠和直肠反射区所包围。

(2)操作:四指弯曲,以近侧指间关节从前向后刮压。

(3)主治:小肠炎症,腹泻,肠功能紊乱,消化不良,心律失常,失眠等。

26. 盲肠和阑尾

(1)定位:位于右足足底跟骨外侧前缘,与升结肠相连。

(2)操作:示指弯曲,用示指近侧指间关节定点按压。

(3)主治:阑尾炎,下腹胀气等。

27. 回盲瓣
(1)定位：位于右足足底，距骨前缘外侧，盲肠区前方。
(2)操作：示指弯曲，用示指近侧指间关节定点按压。
(3)主治：下腹胀气，回盲瓣功能失常。

28. 升结肠
(1)定位：位于右足足掌外侧，小肠反射区外围，跟骨前缘，骰骨外侧，前行至第五跖骨底，呈竖条状区域。
(2)操作：用拇指指端或示指近侧指间关节由足跟向足趾方向刮压。
(3)主治：结肠炎，便秘，腹泻，便血，腹痛，结肠肿瘤等。

29. 横结肠
(1)定位：位于双足足底中间，小肠反射区前方，横越足掌，形成一条带状区域。
(2)操作：沿该区域刮压，右足向内，左足向外，用拇指或示指近侧指间关节推压。
(3)主治：便秘，腹泻，腹痛，结肠炎等。

30. 降结肠
(1)定位：位于左足足底外侧，沿骰骨外缘后行至跟骨前缘，呈竖条状区域。
(2)操作：用拇指或示指近侧指间关节向足跟方向推压。
(3)主治：便秘，腹泻，腹痛，结肠炎。

31. 乙状结肠和直肠
(1)定位：位于左足足掌跟骨前缘，呈横带区域。
(2)操作：用示指近侧指间关节从降结肠反射区向肛门反射区方向推压。
(3)主治：直肠炎，直肠癌，便秘，乙状结肠炎，结肠炎等。

32. 肛门
(1)定位：位于左足足底跟骨前缘内侧，直肠反射区末端。
(2)操作：用示指近侧指间关节定点按压。
(3)主治：直肠癌，肛周炎，痔疮，肛裂，便血，便秘，肛门脱垂。

33. 心脏
(1)定位：位于左足足底第四、五跖骨体前端之间，肺反射区后方。
(2)操作：用拇指指腹按压，向前为补，向后为泻。
(3)主治：心脏疾病(如心绞痛、心律失常、急性心肌梗死和心衰恢复期的康复治疗)，高血压，失眠，盗汗，舌炎，肺部疾患等。

34. 脾脏
(1)定位：位于左足足底第四、五跖骨底之间，心脏反射区后方。
(2)操作：用拇指指腹定点按压。
(3)主治：发热，炎症，贫血，高血压，肌肉酸痛，舌炎，唇炎，食欲不振，消化不良，皮肤病，免疫力低下等。

35. 膝关节
(1)定位：位于双足外侧，骰骨与跟骨间的凹陷处。

(2)操作:示指弯曲,用示指近侧指间关节向足跟方向刮压。

(3)主治:膝关节损伤,膝关节炎,膝关节痛,半月板损伤,肘关节病变等。

36. 生殖腺(卵巢或睾丸)

(1)定位:①位于双足足底跟骨的中央,呈扁圆形区域;②位于双足足外踝骨的后下方,呈三角形区域。

(2)操作:具体如下。①足底:示指弯曲,用示指近侧指间关节定点按压;②足外侧:示指弯曲,用示指近侧指间关节向足底刮压。

(3)主治:男子阳痿,遗精,滑精,睾丸炎,附睾炎;女子月经不调,痛经,闭经,卵巢囊肿,更年期综合征。

37. 下腹部

(1)定位:位于双足腓骨外侧后方,自外踝骨后方向上延伸四横指,呈竖带状区域。

(2)操作:用拇指在该反射区从下向上推压。

(3)主治:腹痛,腹泻,便秘,胃肠胀气,痛经,闭经,月经量多或量少,月经先期、后期或不定期等。

38. 髋关节

(1)定位:位于双足内、外踝骨下缘,呈月牙形区域,共四个。

(2)操作:用双手拇指沿该区域向前后做弧形刮压。

(3)主治:髋关节炎,髋关节扭挫伤,弹响髋,坐骨神经炎等。

39. 上身淋巴腺

(1)定位:位于双足外踝前缘,由距骨与外踝构成的凹陷处。

(2)操作:示指弯曲,用示指近侧指间关节定点向深处按压。

(3)主治:各种炎症,发热,腮腺炎,蜂窝织炎,子宫肌瘤等。

此外,本反射区还能增强机体的抗病能力。

40. 下身淋巴腺

(1)定位:位于双足内踝前缘,由距骨与内踝构成的凹陷处。

(2)操作:示指弯曲,用示指近侧指间关节定点向深处按压。

(3)主治:各种炎症,发热,踝部肿胀,囊肿,足跟痛,子宫肌瘤等。

此外,本反射区能增强机体的抗病能力。

41. 胸部淋巴腺

(1)定位:位于双足足背第一、二跖骨之间。

(2)操作:用拇指向足跟方向推压。

(3)主治:各种炎症,发热,胸痛,乳房肿块,食管疾患等。

此外,本反射区能增强机体免疫力。

42. 内耳迷路

(1)定位:位于双足第四、五跖骨骨缝的前段,止于第四、五足趾近侧关节。

(2)操作:用拇指指端向足跟方向推揉。

(3)主治:各种耳疾(中耳炎、耳鸣、耳聋等),以及鼻咽癌、眩晕、晕车、晕船等。

43. 胸部

(1)定位：位于双足足背第二、三、四跖骨背侧，呈圆形的区域。
(2)操作：用双拇指向足两侧弧形推压；或将双拇指并合，从足趾根部向足背上方横膈膜反射区推压。
(3)主治：胸闷，胸痛，乳腺炎，乳腺囊肿，女子经期乳房胀痛，食管疾患等。

44. (横)膈膜

(1)定位：位于双足足背跖骨后端，楔骨、骰骨上方，横跨足背，呈横带状区域。
(2)操作：用双手示指由中间向两侧压刮或用双手拇指指腹压推。
(3)主治：膈疝引起的腹部膨胀，腹痛，恶心，呕吐，呃逆等。

45. 扁桃腺

(1)定位：位于双足足背拇趾近侧趾骨上方，肌腱两侧处。
(2)操作：用双拇指掐法或向后推压。
(3)主治：扁桃体炎，发热，感冒，慢性咽喉炎等。

46. 下颌

(1)定位：位于双足拇趾背侧，趾间关节横纹后方，呈一条带状区域。
(2)操作：以拇指指端着力，自内向外推压。
(3)主治：牙痛，下颌感染，下颌关节炎，下颌关节紊乱综合征等。

47. 上颌

(1)定位：位于双足拇趾背侧，趾间关节横纹前方，呈一条带状区域。
(2)操作：以拇指指端着力，自内向外推压。
(3)主治：牙痛，上颌感染，口腔溃疡，牙周病等。

48. 喉和气管

(1)定位：位于双足足背第一跖趾关节外侧。
(2)操作：用拇指指端定点按压，并由前向后刮压。
(3)主治：气管炎，咽喉炎，咳嗽，气喘，感冒等。

49. 腹股沟

(1)定位：位于双足内踝上方偏前面，胫骨前肌腱内侧凹陷处。
(2)操作：以拇指指腹按压后向上推按。
(3)主治：生殖系统方面的各种慢性病症，性功能障碍，疝等。

50. 子宫或前列腺

(1)定位：位于双足内侧，内踝后下方，呈梨状的三角形区域。
(2)操作：示指弯曲，用示指近侧指间关节向足底刮压。
(3)主治：女性子宫肌瘤，子宫发育不良，子宫脱垂，宫颈炎，月经不调，痛经；男性前列腺增生，前列腺炎，尿频，排尿困难，血尿等。

51. 外生殖器和尿道

(1)定位：位于双足内侧，由膀胱反射区向上延伸至距骨、跟骨间骨缝处。
(2)操作：以拇指指腹着力，由膀胱反射区开始，沿该反射区向足跟方向推压。

(3)主治:尿道炎,阴道炎,排尿困难,尿频,尿失禁,遗尿等。

52. 肛门和直肠

(1)定位:位于双腿胫骨内侧后方,趾长屈肌腱间,在踝骨后向上延伸的带状区域。

(2)操作:以拇指指腹压住内踝下缘,然后直接向上推压。

(3)主治:直肠癌,肛周炎,痔疮,肛裂,便血,便秘,肛门脱垂。

53. 颈椎

(1)定位:位于双足拇趾跖趾关节内侧缘处。

(2)操作:用拇指指腹向足跟方向推压。

(3)主治:颈项疼痛,颈椎骨质增生,颈椎间盘突出症,颈椎错缝等。

54. 胸椎

(1)定位:位于双足足弓内侧,沿跖骨内侧缘下方到楔骨前端处。

(2)操作:用拇指指端从该区向足跟方向推压。

(3)主治:胸椎压缩性骨折,胸椎间盘突出症,胸椎后关节紊乱症,菱形肌损伤等。

55. 腰椎

(1)定位:位于双足足弓内侧,在楔骨与舟骨内侧缘的下方,上接胸椎反射区,下连骶骨反射区。

(2)操作:用拇指指腹沿该区向足跟方向推压。

(3)主治:急、慢性腰肌损伤,腰三横突综合征,腰椎间盘突出症,腰椎增生,腰椎后关节紊乱症等。

56. 骶椎

(1)定位:位于双足足弓内侧,跟骨和距骨内侧缘下方。

(2)操作:用拇指指端沿该区向足跟方向推压。

(3)主治:腰骶部酸痛,骶髂关节炎,骶髂骨错缝,骶骨受伤,坐骨神经痛,梨状肌综合征等。

57. 内尾骨

(1)定位:位于双足足跟内侧面,沿足跟后下方内侧转向上,呈"L"形带状区域。

(2)操作:用拇指指腹或示指关节内侧由上向下向足底内侧方向压刮。

(3)主治:尾骨脱位,尾骨骨折后遗症,坐骨神经痛,臀肌筋膜炎等。

58. 外尾骨

(1)定位:位于双足足跟外侧面,沿足跟外侧后下方转向上,呈"L"形带状区域。

(2)操作:用双手拇指指腹由下向上推压。

(3)主治:尾骨脱位,尾骨骨折后遗症,臀肌筋膜炎等。

59. 肩胛骨

(1)定位:位于双足足背第四、五跖骨之间,延伸至骰骨,呈"Y"形区域。

(2)操作:用双手拇指指端分别沿该区由前向后推压至肘反射区相应处,分别向上、下推压。

(3)主治:肩关节周围炎,冈上肌腱炎,菱形肌劳损,肩背部肌筋膜炎等。

60. 肘关节

(1)定位:位于双足外侧第五跖骨粗隆凸起处。

(2)操作:用拇指指端向足跟方向推压。

(3)主治:肘关节外伤疼痛、功能活动障碍,网球肘,肱骨内上髁炎,肩关节疼痛,尺骨鹰嘴滑囊炎等。

61.(内、外)肋

(1)定位:双足足背第一楔骨与舟骨背侧区域为内侧肋骨反射区;第三楔骨与骰骨间的凹陷处为外侧肋骨反射区。

(2)操作:用双手拇指指端向两侧推压。

(3)主治:肋软骨炎,胸闷,肋间神经痛,岔气,胸膜炎,肋骨骨折后遗症等。

62. 坐骨神经(内、外侧)

(1)定位:①位于双足内踝的后下方,沿胫骨后缘向上约20cm处;②位于双足外踝的前上方,由踝关节起,沿腓骨向上延伸约20cm处。

(2)操作:用拇指指腹分别由下向上缓慢推压。

(3)主治:坐骨神经炎,梨状肌综合征,腰椎间盘突出症,腓总神经损伤等。

三、足部反射区的选区与配区

对于机体某一脏腑组织或器官功能失调引起的不适症状,足部推拿时一般也应采取"全身推拿,突出重点"的操作方式,即把足部所有反射区都常规推拿一遍,从而促进全身血液循环,增强各脏腑组织和器官的功能,并在此基础上,根据具体不适症状,选用重点反射区,包括相关反射区、主要反射区和基本反射区,适当增加推拿的次数与力度,以增加刺激量,从而收到较好的效果。对于突出的不适症状,如选取重点反射区进行重点施术,或对其采用较重手法刺激,可获速效。

重点反射区一般包括基本反射区、主要反射区和相关反射区三部分。

1. 基本反射区

基本反射区系肾脏、输尿管、膀胱3个足部反射区,其主要作用是增强泌尿系统的排泄功能,目的是将体内有害物质及代谢产物排出体外。无论是足部保健推拿,还是消除身体不适症状的足部推拿,在开始和结束时都应该反复推拿这3个基本反射区各3次。

2. 主要反射区

主要反射区是指产生不适症状的组织器官或系统在足部相对应的反射区。也就是说,只认反射区不认症状,如腰部的椎体、关节、韧带、肌肉等组织的结构或功能异常所出现的腰痛等不适症状可有很多种,无论是哪种腰部不适症状,其主要反射区都是腰椎反射区。

3. 相关反射区

除了根据不适症状的部位选用主要反射区外,还可根据其性质选用与之有密切关系的相关反射区,如对于各种炎症或发热等,可选用与免疫系统及内分泌系统有关的反射区;对胃病者,除选胃反射区外,还可结合推拿肝脏、胆囊、胰、脾脏等反射区。

任务三　足部推拿的操作程序

足部推拿保健操作一般按照足底部、足内侧部、足外侧部、足背部以及先左足、后右足的顺序依次进行。

一、左足部推拿的操作程序

(1) 用拇指指腹或单示指扣拳,以轻、中、重3种不同力度,在心脏反射区处定点向足趾方向推按,定点按压3～5次,用于检查心脏功能。

(2) 用拇指指端或单示指扣拳,在肾上腺反射区定点向足趾方向按压5～7次。

(3) 用单示指扣拳,在肾脏反射区处定点按压,并由前向后推按5～7次。

(4) 用单示指扣拳,在输尿管反射区处开始端深压,并从肾脏反射区推按至膀胱反射区5～7次。

(5) 用单示指扣拳,在膀胱反射区处定点按压,并由前向后推按5～7次。

说明:在实际操作中,肾上腺、肾脏、输尿管和膀胱4个反射区可作为一组反射区,一次完成操作。

(6) 用拇指指腹或拇指指间关节背侧屈曲,在三叉神经反射区处由趾端向趾根部方向推按5～7次。

(7) 用单示指扣拳,在拇趾额窦反射区由内向外推压5～7次,在其余四趾额窦反射区由前向后推压5～7次。

(8) 用拇指或单示指扣拳,在鼻反射区推压5～7次。

(9) 用拇指指腹或单示指扣拳,在大脑反射区由前向后推压5～7次。

(10) 用拇指指端或单示指扣拳,在小脑反射区定点按压,再由前向后推压5～7次。

(11) 用双指钳法,在颈椎反射区由后向前推压5～7次。

(12) 用拇指指端在颈项反射区由外向内推压5～7次。

(13) 用单示指扣拳,在眼、耳反射区定点按压5～7次,或由趾端向趾根方向推压5～7次。

(14) 用单示指扣拳,在斜方肌反射区由内向外压刮5～7次。

(15) 用单示指扣拳,在肺反射区由外向内压刮5～7次。

(16) 用拇指桡侧在甲状腺反射区由后向前推按5～7次。

(17) 用单示指扣拳,分别在胃、胰、十二指肠反射区定点按压或由前向后推按5～7次。

说明:在实际操作中,胃、胰、十二指肠反射区可为一组反射区,一次完成操作。

(18) 用单示指扣拳或拇指指腹分别在横结肠、降结肠、乙状结肠及直肠反射区压刮5～7次。

(19) 用单示指扣拳,在肛门反射区定点按压5～7次。

说明:在实际操作中,横结肠、降结肠、乙状结肠及直肠、肛门反射区可作为一组反射区,一次完成操作。

(20) 用单示指扣拳,在小肠反射区定点按压,并由前向后刮压5～7次。

(21) 用单示指扣拳,在生殖腺反射区定点按压5～7次。

(22)用单示指桡侧在前列腺或子宫反射区由后上向前下方刮推,或用单拇指指腹推压5～7次。

(23)用拇指指腹或拇指指端在胸椎、腰椎、骶椎反射区由前向后推压5～7次。

说明:在实际操作中,胸椎、腰椎、骶椎反射区可作为一组反射区,一次完成操作。

(24)用双示指桡侧在横膈膜反射区,由反射区中点向两侧同时刮推5～7次。

(25)用单示指扣拳,在上身淋巴腺反射区定点按压5～7次。

(26)用双示指桡侧在生殖腺(输卵管)反射区,由反射区中点向两侧同时刮推5～7次。

(27)用单示指扣拳,在下身淋巴腺反射区定点按压5～7次。

说明:在实际操作中,上身淋巴腺反射区与下身淋巴腺反射区可作为一组反射区,双手同时完成操作。

(28)用示指桡侧在尾骨(内、外侧)反射区,由上而下,再向前刮、点、推压5～7次。

(29)用单示指扣拳,在膝关节反射区定点按压,并环绕反射区周边半月形压刮5～7次。

(30)用单示指扣拳或双示指扣拳,在肘关节反射区第五跖骨基底部从前、后各向中部按压5～7次。

(31)用单示指扣拳,在肩关节反射区,分侧、背、底3个部位由前向后各压刮5～7次,或用双指钳法钳夹肩关节反射区的足背部和足底部各5～7次。

(32)用拇指指端在上身、下身淋巴腺反射区背面点状反射区定点按压和用单示指扣拳在底面点状反射区定点按压各5～7次。

(33)用双拇指指端或双示指指端在扁桃腺反射区同时定点向中点挤按5～7次。

(34)用拇指指端或示指指端在喉和气管反射区定点按压或按揉5～7次。

(35)用双拇指指腹在胸部反射区由前向后推按,双拇指平推1次,单拇指补推1次,各做5～7次。

(36)用单示指桡侧在内耳迷路反射区由后向前刮压5～7次。

(37)用拇指指腹在坐骨神经反射区(内、外侧)由下向上推按5～7次。

(38)重复肾脏、输尿管和膀胱3个反射区手法操作3～5次。

二、右足部推拿的操作程序

右足与左足有相同的反射区,也有不同的反射区,相同反射区的推拿方法与左足相同,不同反射区的推拿方法如下。

(1)用单示指扣拳,在肝脏反射区由后向前压刮5～7次。

(2)用单示指扣拳,在胆囊反射区定点深压5～7次。

(3)用单示指扣拳,在盲肠及阑尾、回盲瓣反射区定点按压5～7次。

(4)用单示指扣拳或拇指指腹在升结肠反射区由后向前推按5～7次。

三、足部推拿的注意事项

(1)对推拿室应注意通风,保持空气新鲜,同时也要温度适宜,避免受术者受风着凉;夏季推拿时不可用风扇直接吹受术者双足。

(2)推拿前,施术者应清洗双手,并保持手温,修剪指甲,防止抓伤受术者皮肤;受术者应清洗双足,修剪趾甲,防止推拿时划伤皮肤,引起交叉感染;然后备好推拿巾、推拿膏等所需用品。

(3)推拿开始时,应先探查心脏反射区,以轻、中、重3种不同力度在心脏反射区定向推按,从而了解心脏是否正常,决定推拿力度及施术方案,以免发生意外。

(4)饭前半小时及饭后1小时内不宜做足部推拿,因饥饿易引起低血糖、虚脱;进食后立即进行足部推拿,因其进一步刺激胃肠蠕动而加重胃肠负荷,易引起胃肠功能紊乱。

(5)推拿中应全神贯注,注意观察受术者反应,并询问其耐受情况,从而把握好操作力度。

(6)推拿时要尽量避开骨骼突起处,以防损伤骨膜。对敏感点应避免刺激过度,对儿童及多数女性,手法刺激应适当减轻。若因手法不当引起局部红肿、瘀血等现象,可涂一些红花油等。

(7)推拿时间一般以45分钟左右为宜,每周推拿1或2次。

(8)推拿后半小时内,受术者可饮用温开水300~500mL,以促进代谢产物及时排出体外。对于儿童、老年人、体弱多病者,以及严重心、肾功能不全者,应适当减少饮水量。

(9)少数受术者推拿后可出现短暂反应,如尿量增加、颜色变深、气味变浓,或低热、疲倦、全身不适等,属正常现象,仍可坚持推拿,数日后可自行消失。

(10)长期接受足部推拿者痛觉等敏感性可逐渐降低。推拿前,先用40~45℃的热水或加适量食盐浸泡双足20~30分钟,可增强足部推拿效果。

(11)足部有外伤或感染时,应避开患处推拿,并可推拿对侧足部的相应部位或同侧手部的对应部位。对女性月经期及妊娠期,一般应慎用或禁用足部推拿。对急性传染病,局部皮肤感染、溃烂,出血性疾病,肺结核活动期,急性心肌梗死,脑血管病不稳定期以及严重的心、肾、肝疾病危重期患者,应禁用足部推拿。

(12)每次推拿施术后,施术者宜用温水洗手或浸泡数分钟。冬季外出时应戴手套,以保护好手部关节。每月可用活血通络、祛风除湿的中药煎汤熏洗和浸泡双手1或2次,每次30分钟。常用浸泡处方:苏木30g、木瓜15g、骨碎补15g、当归15g、红花10g、泽兰15g、伸筋草15g、透骨草15g、鸡血藤15g、细辛10g、防风10g、羌活10g、桂枝10g、桑枝15g。

目标检测

1. 简述足部各反射区的位置。
2. 简述足部反射区推拿的常用手法要点。
3. 简述足部各反射区的主治。
4. 简述足部反射区的选区与配区。
5. 简述左足部推拿的操作程序。
6. 简述右足部推拿的操作程序。
7. 简述足部推拿的注意事项。

项目三 踩背保健技术

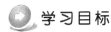学习目标

本项目详细介绍了踩背保健技术的操作步骤、要领与注意事项,包括准备动作,踩背部,踩腰、臀部,踩臀腰、背、肩部,滑推背、腰、下肢部,踩下肢部,结束动作。

【知识要求】

掌握踩背保健技术的操作步骤、要领与注意事项。

【能力要求】

能够熟练地进行踩背保健技术的程序化操作,以及不同部位的程序化踩背保健技术操作。

踩背保健技术系指施术者以双足的足掌、足趾或足跟着力,运用踩压、按揉、滑推、抖颤、踢打等足法技巧,并通过双手的悬吊或支撑动作,使重心不断地移动,控制足法的力度变化,作用于受术者的背腰及下肢后侧等部位,从而达到消除疲劳、强身健体、整复错位目的的一种整脊保健方法。

【操作步骤】

1. 准备动作

受术者取俯卧位。施术者先展开一块按摩巾,盖放于受术者背部;而后施术者面向前方,立于受术者下肢股部两侧床面上,双手握住吊杠或踩床两侧横杆,然后双足缓慢而平稳地相继踩踏于受术者股后侧承扶与殷门之间,操作时间为1~2分钟。

2. 踩背部

踩背部主要是施术者以单足推擦踩压受术者背腰部,双足在脊柱及其两侧交替施术,操作面积大,操作时间为4~6分钟。

(1)推擦背部脊柱两侧:施术者以一足踏在受术者腰骶结合部,另一足掌着力,由腰部沿脊柱一侧膀胱经推擦至肩部,同时身体重心逐渐从后足转移至前足(图4-69),反复施术3~5次;然后交换双足,用同样方法施术于另一侧。要领:双手握杠,动作灵活协调,推擦时脚掌平行移动,力度均匀。

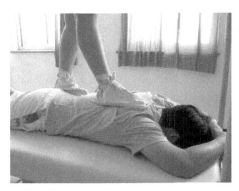

图4-69 推擦背部脊柱两侧

(2)推压脊柱:施术者一足踏于受术者骶部,以另一足掌着力,沿脊柱正中督脉循行走向从腰部推压至大椎处,反复施术3~5次;然后从大椎处边下滑边踩压至腰部(图4-70)。要领同"推擦背部脊柱两侧"。

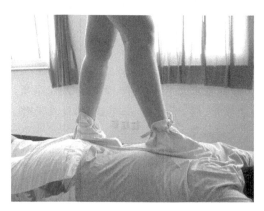

图4-70 推压脊柱

3. 踩腰、臀部

踩腰、臀部是以足掌踩压、足趾或足跟点压、双足滑推为主要动作的足法,对防治脊柱及相关病症有很好的作用。操作时间为4~6分钟。

(1)踩腰、臀部:施术者双足踩踏于受术者腰、臀部,上下往返踩压数次,并可配合晃拨(图4-71)。要领:双手灵活运用吊杠控制踩压力度,动作和缓稳健。

(2)点腰眼:施术者两手握杠,以双臂支撑身体,双足跟提起,两足尖同时用力,向内下方点压受术者两侧腰眼处,压力由轻渐重,时间持续约半分钟(图4-72)。要领:以双臂调整控制压力,使压力逐渐加重,切忌粗暴用力,以得气为度。

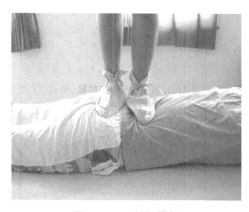
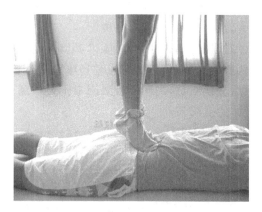

图4-71 踩腰、臀部　　　　　　图4-72 点腰眼

(3)分推滑压腰部:施术者两足跟并拢,踩压于受术者腰部两侧,向两侧做倒"八"字形分推滑压腰部(图4-73),反复施术3~5次。要领:当足跟滑落时,双臂用力,控制足跟压力,使双足缓慢落于两侧床面上。

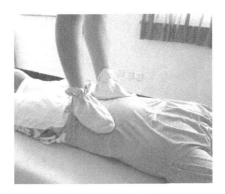

图 4-73 分推滑压腰部

(4)点压臀部:施术者以双足跟同时点压受术者臀部两侧环跳半分钟,然后两足跟分别向两侧分推滑落。要领同"分推滑压腰部"。

4. 踩臀腰、背、肩部

踩臀腰、背、肩部是以两足分推腰背部,推压肩臂为主的踩背方法。操作时间为6~8分钟。

(1)分推腰部:施术者先以两足掌着力,在受术者腰部由下而上向两侧做倒"八"字分推;然后两足掌向上移动呈"八"字形,以足趾着力,分别点压脊柱两侧。要领:正确运用吊杠控制力度,把握轻重缓急。

(2)踩压双肩:施术者先以两足掌着力,在受术者腰部做倒"八"字形向两侧分推滑行;然后自下而上至受术者肩部,双足呈"八"字形踩压其双肩;最后以两足掌着力,自受术者两肩向两上臂部推压,压臂后结束动作,双上臂用力,两足掌轻轻滑至受术者两肩上方床边(图4-74)。反复操作2~3遍。要领:动作应连贯流畅,足法娴熟。

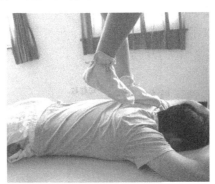

图 4-74 踩压双肩

5. 滑推背、腰、下肢部

滑推背、腰、下肢部是推压、颤抖、滑摩等足法的综合运用,以足掌、足跟着力为主,并配合双手大幅度换位动作,有促进腰背及下肢部血液循环的作用。操作时间为2~4分钟。

(1)滑推背腰部:施术者面向床尾,以双足掌着力,呈"八"字形踏于受术者肩背部,沿脊柱两侧向下同时滑推至腰骶部(图4-75),反复施术3~5次。要领:双手把握横杠不要变换位置,正确控制足下力度。

(2)颤抖腰、臀部:接上动作,施术者以双足跟着力,紧抵受术者腰骶部,向前下方用力,以双足跟颤抖来带动受术者腰臀部的抖动(图4-76)。要领:动作应协调顺畅,颤抖时要双膝伸直。

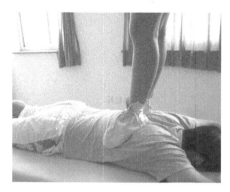

图4-75 滑推背腰部

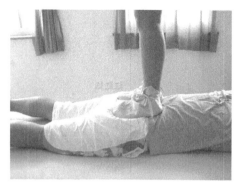

图4-76 颤抖腰、臀部

(3)滑推下肢:接上动作,施术者双手沿吊杠大幅度前移,以双足掌着力,分别由受术者腰骶部沿两下肢后侧向下滑推至足跟上方,然后踩压其双足掌,同时将双手再次迅速前移,保持身体直立,站稳双足,可重复施术3~5次。要领:以上3个动作应连贯自如,滑而不浮,重而不滞;熟练掌握重心的移动,双手换位应快而准确。

6. 踩下肢部

踩下肢部对解除下肢疲劳、改善下肢血液循环有明显效果,操作时间为6~8分钟。

(1)踩股后侧:施术者双手扶握一侧吊杠,以双足掌着力,往返踩压受术者一侧股后部承扶至委中3~5遍。要领:踩压动作要和缓,用力平稳。

(2)推压小腿:接上动作,施术者以一足踏于受术者一侧臀横纹处,另一足以足掌着力,自小腿上部缓慢向下推压,至跟腱部(图4-77),反复施术3~5遍。要领:身体重心在臀横纹处的足上,另一足适度用力推压即可。

(3)屈膝踩殷门:施术者双手扶握单侧吊杠,以一足踩压殷门处,另一足将受术者足部勾起,使其膝关节屈曲,然后用足掌着力,反压住其足背0.5~1分钟(图4-78)。要领:施压时着力要平稳,不可用力过猛。

以上3个动作可连贯进行,两下肢分别施术。

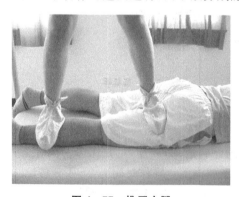

图4-77 推压小腿

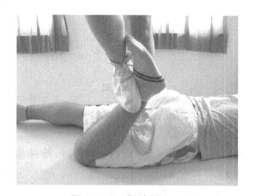

图4-78 屈膝踩殷门

7. 结束动作

踩背结束动作以踩压、踢打、晃抖为主要足法,动作要柔和,使受术者感到愉快舒适,操作时间为 2~4 分钟。

(1)晃抖拍打下肢:施术者一足踩踏于床面上,以另一足掌着力,由上而下分别晃抖、拍打受术者下肢后侧各 3~5 遍。要领:双手扶杠,足法轻快,力度适宜。

(2)踢打足掌:接上动作,施术者以双足足尖背部着力,分别交替施术,踢打受术者双侧脚掌及足跟部 2~4 分钟(图 4-79)。要领:用力适度,节奏感强。

(3)踩压足掌:施术者以双足足掌着力,分别横踩、直踩受术者脚掌及足跟 3~5 次,结束操作(图 4-80)。要领:双足交替踩压,重心随左、右足施术转移,双手拉杠,以调节压力大小。

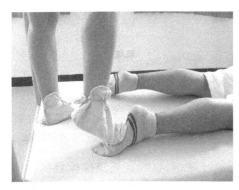
图 4-79 踢打足掌

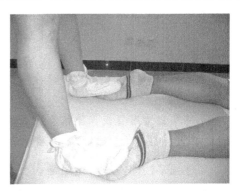
图 4-80 踩压足掌

【注意事项】

(1)踩背保健法力度较大,技巧性较强,要求施术者态度和蔼认真,足法熟练,运用自如;均匀柔和,力量深透;做到重而不滞,轻而不浮。

(2)踩背保健法尤适用于身体强壮、肌肉丰厚、耐受力强的人群,或在手法力度不够的情况下使用。

(3)本法禁用于年老体弱者,少年儿童,或患有心脑血管疾病、高血压、骨质疏松症及严重脊柱病变的人群。

(4)在施术过程中,还应随时询问受术者的反应,若有明显不适,应立即停止操作。

(5)踩背施术时间以 30~40 分钟为宜。

目标检测

1. 简述踩背保健技术的操作步骤。
2. 简述踩背保健技术的注意事项。

项目四　自我保健推拿法

学习目标

本项目对自我保健推拿法进行了总体论述,并详细介绍了各种自我保健推拿方法的操作程序。

【知识要求】

掌握常用自我保健推拿方法的操作程序;了解传统自我保健推拿的操作方法。

【能力要求】

能够熟练掌握常用自我保健推拿方法的操作方法,为将来从事临床指导患者自我锻炼打下基础;能够坚持长期练习,以提高自身身体素质,为将来从事成人推拿工作打下良好基础。

自我保健推拿法即操作者运用推拿手法给自己进行操作,以达到强身健体目的的一种推拿方法。通过自我保健推拿,可以达到调整阴阳、调和气血、疏通经络、调节脏腑功能、增强体质、强筋壮骨等目的,对身体大有益处。由于自我保健推拿具有操作方便、适应证广、疗效明显、经济安全、容易推广、不需别人帮助、不受时间和地点限制等优点,因此在中医养生保健学中占有重要的地位,越来越受到中医从业人员的重视。自我保健推拿还可结合推拿功法、导引等锻炼方法,以加强效果。

保健养生学家们在继承中医养生康复精华的基础上,结合现代养生之法,形成了多种多样的自我保健推拿操作方法,现选择性介绍以下几种方法,以供参考。

任务一　固肾益精法

【概述】

中医学将肾称为"先天之本"。肾在人体中具有极为重要的作用,是人体生命的动力源泉。固肾益精法能加强和巩固肾脏功能,是强身健体的自我保健方法之一,并在一定程度上对中医肾系病变有较好的防治作用。

【操作步骤】

1. 摩肾俞

先把两手掌对搓至热,置于两侧肾俞上,然后双手同时做环形转动抚摩,共32次。若有肾虚腰痛诸症者,可适当增加次数。

2. 揉命门

以单手掌根或示、中二指点按在命门上,做环形揉动,用力大小以局部有明显酸胀感为度,可顺、逆时针方向各做32次。

3. 擦腰骶

身体微前倾,屈肘,将两手掌分别置于两侧腰部,以全掌或小鱼际部着力,做快速地往返擦动至骶尾部,以透热为度;亦可拿条干毛巾,手握两端,做横擦腰骶部动作,以透热为度。

4. 揉神阙

双手叠掌,将掌根置于神阙处,做顺、逆时针方向的揉动各32次。

5. 摩关元

用单掌掌根置于关元处,以关元为中心,做顺、逆时针方向的摩动各32次,配合呼吸,呼气时向内向下按压关元1分钟。

6. 擦少腹

将双手掌分别置于两胁下,同时用力斜向少腹部推擦至耻骨联合部,往返操作,以透热为度。

7. 搓双耳

用双手示、中指分别夹住两耳并做上、下搓擦32次,然后将中指插入两耳孔,做快速振颤数次后拔出,重复操作9次。

8. 擦涌泉

盘膝而坐,先将两手掌对搓至热,然后从三阴交过踝关节至足大趾根一线,往返推擦至透热,再用左、右手分别搓擦涌泉,至发热为度。

任务二　健脾益胃法

【概述】

脾胃在中医学中,有"脾胃为后天之本"之说,其有腐熟水谷、化生气血的作用,是人体营卫气血的发源地,五脏六腑、四肢百骸的营养均依赖脾胃化生的气血。健脾益胃法对素体脾胃虚弱者和脾胃系病变有较好的防治作用。

【操作步骤】

1. 搅沧海

口唇轻闭,用舌在齿唇之间用力卷抹,左转、右转各10次,产生的津液分3次缓缓咽下。

2. 分腹阴阳

取仰卧位,将两手掌先置于剑突下,稍用力沿肋弓自内而外向两边分推,逐渐向下移动至脐部,往返5~8遍。

3. 摩脘腹

分别将单手或双手叠掌置于脐部,各顺、逆时针方向摩运脘腹部3~5分钟。

4. 按揉中脘

将示、中指或示、中、环三指并拢,置于中脘上,采用腹式呼吸,吸气时稍用力下按,呼气时做轻柔的环形揉动,如此操作2~3分钟。

5. 按揉天枢

用双手示、中指同时按揉两侧天枢,顺、逆时针按揉或上下划桨样按揉 1~2 分钟。

6. 按揉内关

将一手拇指置于对侧内关上,稍用力按揉,以出现酸胀感为度,左、右两侧交替。

7. 按揉足三里

取坐位,将双手拇指或示、中指置于足三里上,稍用力按揉,以出现酸胀感为度。

8. 按揉气海

取坐位或仰卧位,将示、中指或示、中、环三指并拢,置于气海上,稍用力按揉,以出现酸胀感为度。

任务三　疏肝利胆法

【概述】

肝脏具有疏泄的功能,表现为能调畅全身气机,促进脾胃运化,调节情志,使经络和利,并促进各脏腑器官的生理活动,更能推动全身气血和津液的运行。胆汁来源于肝,胆有储藏胆汁、排泄胆汁的功用,胆汁具有帮助消化的作用。疏肝利胆法对肝胆疾病有很好的防治作用。

【操作步骤】

1. 疏肋间

取坐位或仰卧位,将两手掌横置于两腋下,手指张开,指间距与肋骨的间隙等宽,先用右手掌向左分推至胸骨,再用左手掌向右分推至胸骨,由上而下,交替分推,从上至下往返 3~5 遍;亦可先将左手掌横置于胸骨正中,手指分开,指距与肋间隙等宽,从胸骨正中向右侧腋下分推疏理肋间,然后用右手掌向左疏理肋间,两手交替分推至胁肋,从上至下往返 3~5 遍。注意手掌应紧贴肋间,用力平稳,动作应轻快柔和,以胸肋有温热感为宜。疏肋间有理气疏肝的作用。

2. 擦摩膻中

将左手或右手的四指并拢置于膻中处,顺、逆时针方向摩运膻中各 1 分钟,然后将两掌重叠,置于两乳间的膻中,上下擦动 36 次。擦摩膻中可疏理气机。

3. 宽胸法

取坐位,将右手虚掌置于右乳上方,适当用力拍击并逐渐横向移动至另一侧,来回 10~20 次;再以两手掌交叉紧贴于乳上方,横向用力擦动 20~30 次;然后将两手掌虎口置于两腋下,由腋下沿季肋向下至髂嵴来回推擦,以透热为度。宽胸法有宽胸理气、调畅气机的作用。

4. 按揉章门、期门、日月

用两手掌掌根或中指指端分别置于两侧的章门、期门、日月上,稍用力按揉各 1 分钟左右。

5. 擦胁肋

将两手五指并拢,置于胸前乳下,沿胁肋方向搓擦并逐渐下移至浮肋,往返 3~5 遍,或以胁肋部有温热感为宜。

6. 理三焦

取坐位或仰卧位,将双手四指相交叉,横置按于膻中上,两掌根按在两乳内侧,配合呼吸,呼气时自上而下,稍用力推至腹尽处,吸气时双手上移至膻中,反复操作20遍。

7. 拨击阳陵泉

先将两手拇指或中指指间关节突起处分别置于两侧的阳陵泉(八会穴之筋会)上,点按1分钟左右,再用两拇指指端用力横向弹拨该处肌腱5~7次,以出现酸胀感且能耐受为度;然后双手自然握拳,叩击阳陵泉30~50次。

8. 点按太冲

将两手拇指的指尖分别置于两侧的太冲上,稍用力点按1分钟左右,以出现明显酸胀感且能耐受为度。

任务四 宣肺通气法

【概述】

中医学认为,肺的主要生理功能是"主气、司呼吸",调节着气的升降出入运动,从而保证了人体新陈代谢的正常运行。肺还有"宣发、肃降、通调水道"的作用。肺的宣发肃降功能失常,可致咳嗽、哮喘、水肿等病症。宣肺通气法对肺系病症有良好的防治作用。

【操作步骤】

1. 擦摩膻中

取坐位或仰卧位,将左手或右手的四指并拢,置于膻中(八会穴之气会),先顺、逆时针方向摩运膻中各1分钟左右;然后两掌重叠,置于两乳间的膻中,上下往返推擦2分钟,以局部有温热感为度。本法可疏理气机。

2. 清肺经

将右手掌先置于左锁骨外侧下方,用示、中、环三指指腹按摩中府、云门至透热后,以掌根沿着肩前、上臂内侧前上方,经前臂桡侧至腕、拇、示指背侧(肺经循行路线),上下往返推擦36次;然后换左手,用同样方法操作右侧。

3. 拿合谷

取坐位,将右手拇、示指相对,按拿、点揉左侧合谷1分钟左右;然后换左手,用同样方法操作对侧。

4. 勾天突

将中指或示指指端置于天突处,向下、向内勾揉1分钟左右。

5. 点揉中府

取坐位,将两手臂交叉抱于胸前,用两手中指指端置于两侧中府上,稍用力,做顺、逆时针方向点揉各36次。

6. 理三焦

取坐位或仰卧位,将两手四指相交叉,横按置于膻中(八会穴之气会)上,两掌根置于两乳内侧,配合呼吸,呼气时自上而下,稍用力推至腹尽处,吸气时双手上移至膻中,反复操作20遍。

7. 擦迎香

鼻是呼吸出入的门户,为肺之窍。经常按摩鼻部,能宣肺通窍、调节气道。将双手中指指腹分别置于鼻旁迎香上,上、下快速推擦各 36 次,以局部有温热感为度。

任务五　宁心安神法

【概述】

心为十二官之主,其生理功能是主血脉,藏神明,为人体生命活动的关键所在。心的功能失常主要表现在血脉运行的障碍和情志思维活动的异常方面。宁心安神法对心系各种病症有较好的防治作用。

【操作步骤】

1. 振心脉

取站立位,两足分开,与肩同宽,身体自然放松,两手掌自然伸开,腰部主动左右转动,带动手臂前后摆动,摆动到体前时,用手掌面拍击对侧胸前区;摆动到体后时,以掌背拍击对侧背心区,各拍击 36 次。初做时,拍击力量宜轻,若无不适反应,力量可适当加重,次数也可适当增加。

2. 摩胸膛

将右掌按置于两乳之间,以示、中、环三指指腹或掌根部着力,先从左乳下环形推摩心前区,复原;再沿右乳下环形推摩,如此连续呈"∞"形操作 36 次。

3. 点拨极泉

先以右手四指置于左侧胸大肌外侧、拇指置按于胸大肌内侧,此时示、中指自然点按在腋下极泉处,边捏拿胸大肌,边示、中指点揉极泉,操作 8～10 次,再拨极泉;然后换手,以同法操作右侧 8～10 次。

4. 拿心经

将右手拇指置于左侧腋下,其余四指置于上肢内侧,虎口张开如钳状,边拿捏边按揉,沿上臂内侧渐次向下操作至腕部神门处,如此往返操作 5～8 遍;再换手,用同样方法操作右侧。

5. 点按内关

用右手拇指端点按在左手内关上,其余四指在腕背辅助,用力点按内关约 1 分钟,然后按揉内关 10 秒左右,重复 3～5 遍;再换手,用同样方法操作右侧。

6. 揉神门

以右手握住左手腕背侧,中指置于左腕尺侧神门处,以中指指端用力向内向上点按神门约 1 分钟,然后按揉神门 10 秒左右,重复 3～5 遍;再换手,用同样方法操作右侧。

任务六　消除疲劳法

【概述】

疲劳的产生有多种原因,概括来说,是因为过量的体力和脑力劳动消耗超过了机体本身的承受能力,导致身体各组织器官的功能下降、血液供应不足、淋巴液回流不畅等,由此造成机体热能和营养等物质的缺乏,体内产生的有害物质(如乳酸类)代谢不完全,进而使身体出现酸痛不适、头晕乏力、懒言少动、局部肿胀等一系列功能低下的症状。柔和有效的保健按摩方法,可改善血液循环,加强心脏的舒缩功能和淋巴液的回流,促进各组织器官的良性调节,有利于排除体内积蓄的有害代谢产物,消除水肿,使肌肉纤维、肌腱、韧带等软组织的张力和弹性得到恢复,从而消除疲劳,改善机体功能,使之处于良好状态。

【操作步骤】

1. 拿五经

取坐位,将单手五指微屈,置于头前发际处,用五指指腹或指端分别置于督脉、足太阳膀胱经及足少阳胆经上,稍用力向上一紧一松挤捏头皮,逐渐向后移动,经过头顶向下至后枕部,往返操作5~8遍或多多益善。

2. 揉百会

取坐位,闭目静息,用单手中指指腹或指端按揉头顶百会(两耳尖连线的中点处)1分钟左右,以出现明显酸胀感为宜。

3. 揉风池

取坐位,将双手拇指分别置于脑后风池上,其余四指置于头侧部,两肘尖外翘,然后两肘部内收,拇指用力向内上方按揉1分钟左右,放松,重复再按3~5遍,以局部有明显酸胀感为度。

4. 捏、摇颈项

取坐位,用手掌大鱼际或者拇指与其余四指对合用力,由上向下反复提捏颈项部3~5分钟;然后身体正直,头颈向左后上方尽力摇转,眼看左后上方,再回到中立位,头颈向右后上方尽力摇转,眼看右后上方,各10次。切记动作要缓慢。

5. 五指击头

取坐位,双手十指分开、微屈,用指端由前发际向后叩击至后发际,叩击时需连续不断,腕关节放松,用力不要太大,约叩2分钟。

6. 揉肩臂

取坐位,先以右手掌指面按在左肩上,拇指及其余四指相对,沿着肩臂的内、外侧用力向下抓揉到腕指部,如此重复5~8次,再换手操作。

7. 叩腰背

取坐位或站立位,双手握空拳,反手至背后,用拳眼或拳背捶击腰脊两侧,往返36次。

8. 搓腿股

取坐位,双掌先夹持一侧大腿内、外侧,尽量从上向下搓动至小腿,重复5~8次;然后换另一侧进行同样操作(用叩击法也可)。

9. 揉跟腱

取坐位,先将右下肢屈曲,置于左大腿上,用左手拇指与示指相对用力揉捏小腿跟腱,并按揉踝关节两侧的昆仑和太溪各半分钟左右,然后顺、逆时针摇动踝关节各16次;再换脚操作左下肢跟腱,方法相同。

任务七 振奋精神法

【概述】

振奋精神法的操作可使全身感到轻松舒适,精神愉悦、振奋。

【操作步骤】

1. 开天门

取坐位,两手微握拳,用两手拇指指腹从印堂交替直推至前发际正中,10～20遍。

2. 推坎宫

取坐位,两手示指屈曲,将拇指按于太阳穴上,用屈曲示指的桡侧缘置于前额正中,由内向外沿眉弓上方分推至眉梢处,反复操作36次。

3. 推太阳穴

取坐位,用两手中指指端置于太阳穴上,稍用力做顺、逆时针方向的按揉各1分钟左右,然后用力向上、向耳后推挤太阳穴至风池,以局部有酸胀感为宜。

4. 击百会

取坐位,两目平视,牙齿咬紧,用单掌掌根在头顶百会处做有节律的、轻重适宜的拍击18次。

5. 挤风池

取坐位,将双手拇指分别置于脑后风池上,其余四指置于头侧部,两肘尖外翘,然后两肘部内收,拇指用力向内上方按揉1分钟左右,同时四指指腹与拇指相对用力,拿头的后侧部,放松,重复按3～5遍,以局部有明显酸胀感为度。

6. 揉腰眼

取站位,两手握拳,屈肘,将拳眼置于腰眼处,做顺、逆时针方向按揉各36次,以局部有酸胀感为宜。

7. 晃腰脊

取站位,两脚分开,与肩同宽,两手虎口自然叉腰,做腰部顺、逆时针方向摇晃各36次;亦可同时配合腰部的仰俯活动。

8. 拍打法

取站位,按顺序以虚掌左右交替拍击肩、上肢至手,重点拍击肌肉丰厚部位;单掌拍击膻中;双掌拍击腰臀部;双掌拍击下肢,同样重点拍击肌肉丰厚部位,各20次。

目标检测

1. 简述自我保健推拿法的特点。
2. 简述自我保健推拿法在养生保健中的地位和作用。
3. 简述固肾益精法的操作。
4. 简述健脾益胃法的操作。
5. 简述消除疲劳法的操作。

模块五　推拿技术的实验研究

推拿技术能够广泛应用于疾病治疗和健康保健,其基础在于推拿手法既可以直接改善病变局部的生理、病理状态,又可以将作用力转换成各种不同的能量和信息,通过神经、体液等系统,对人体各大功能系统及镇痛机制产生影响,从而治疗和预防不同系统的疾病。

一、推拿对神经系统的作用机制

推拿手法的作用部位和治疗穴位大多分布在周围神经的神经根、神经干、神经节、神经节段或神经通道上。因此,推拿对神经系统具有调节作用。由于手法及其用力轻重、施术时间长短、施治经穴部位等的不同,因此推拿可对神经系统产生各种不同的影响,达到镇静安神、缓急止痛、调和气血、濡养脏腑的治疗目的。

(一)对中枢神经的作用机制

不同的推拿手法对神经系统的作用也不同,如提、弹、叩击手法起兴奋作用,表面抚摸则起抑制作用。同一手法,若运用的方式不同,如手法频率的快慢、用力轻重、时间长短等,其作用也不同。如轻的、短时间的手法可改善大脑皮质的功能,并通过自主神经反射,调整疲劳肌肉的适应性和营养供求状况;强的、长时间的手法则起相反的效果。

实验研究发现,较强的手法刺激健康人的合谷和足三里后,发现脑电图中的 α 波增强,说明较强刺激手法的经穴推拿能引起大脑皮质的抑制;在颈项部施以节律性的轻柔手法也可使脑电图出现 α 波增强的变化,表明大脑皮质的电活动趋向同步化,有较好的镇静作用,可以解除大脑的紧张和疲劳状态;有人用肌电图测定颈椎病患者颈部两侧肌肉的放电情况,发现手法治疗后,患者紧张性肌电活动消失或明显减少,故患者常在推拿治疗后感到神清目爽、精神饱满、疲劳消除。

(二)对周围神经的作用机制

推拿手法通过改善周围神经装置及传导路径,调节神经营养状态、神经传导及反射功能,实现理筋整复、滑利关节、濡养脏腑的治疗目的。

例如,振颤法可使脊髓前角炎患者对感应电流不产生反应的肌肉重新产生收缩反应,已消失的膝腱反射和跟腱反射重新出现。同时,手法还通过改善局部血液循环来改善局部神经的营养状况,促使神经细胞和神经纤维功能的恢复。此外,手法还具有改善同一节段神经支配的内脏和组织的功能活动。如用手法刺激第五胸椎,可使贲门括约肌扩张;而刺激第七胸椎,则作用相反。这正是推拿整脊治疗脊柱相关内脏疾病的机制所在。

在沿神经走行方向按压时,可使神经暂时失去传导功能,起到局部镇痛和麻醉作用;在缺盆处的交感神经星状节处按压,能使瞳孔扩大、血管舒张、同侧肢体皮肤温度升高;按压下腹部和捏拿大腿内侧,可引起膀胱收缩而排尿。

(三)对神经递质的作用机制

现代研究证明,推拿手法的镇静、止痛作用一方面通过对神经兴奋性的调节,以及直接消除、改善伤病组织致痛因素而实现;另一方面,还与推拿对神经内分泌的调节作用有关,体现了中医学标本兼治的优势与特点。其相关研究如下。

1. 对内啡肽的作用

利用放射受体竞争结合法测定颈肩腰腿痛患者推拿前后血清中内啡肽含量的变化,发现患者推拿前内啡肽水平较正常人低,推拿后升高,竞争率从 $40.0\%+4.3\%$ 增加到 $47.9\%+3.5\%$,平均增加 7% ($P<0.01$)。而对照组休息状态下 30 分钟前后血清中内啡肽含量变化不大,推拿组与对照组差异显著($P<0.05$)。在对健康人的观察中,同样发现推拿组 β-内啡肽含量比安慰组和对照组显著增高。β-内啡肽是内源性阿片系统中镇痛作用较强的一种内啡肽,提示推拿的镇痛作用可能与内啡肽的升高有关。

2. 对5-羟色胺(5-HT)的作用

腰椎间盘突出症患者推拿前血浆 5-HT、5-羟吲哚乙酸(5-HIAA)、色氨酸(Trp)分别是正常人的 2.09、1.43 和 2.84 倍。推拿牵引 3 天后,血浆 5-HT、5-HIAA、Trp 含量分别降至正常人的 1.41、1.26 和 1.50 倍,酪氨酸(Tyr)也降至正常水平。由此可以推测,推拿镇痛机制可能在于影响、调节 5-HT 的生成、传输、代谢、分解等多个环节,最终使血中 5-HT 浓度下降。

3. 对乙酰胆碱的作用

对损伤时和损伤前后家兔全血乙酰胆碱酶活性变化的观察发现,损伤可引起家兔全血乙酰胆碱酶几个时期的变化。损伤最严重的时刻,全血乙酰胆碱酶活力明显低于正常水平,推拿后可加速乙酰胆碱酶的回升及升高过程,从而提示推拿可能通过乙酰胆碱酶增强外周乙酰胆碱的分解和失活。

4. 对儿茶酚胺的作用

有研究表明,推拿可使血浆中儿茶酚胺水平降低,而尿液中儿茶酚胺水平则有所升高。推拿镇痛效果与血浆中儿茶酚胺水平的降低和尿液中儿茶酚胺水平的升高呈明显的正比关系。

(四)对神经组织损伤的修复机制

有学者对家兔损伤的坐骨神经施行分支术,7 天拆线后进行手法治疗,与对照组比较,从髓鞘脂肪细胞变性、神经纤维再生、轴索脱髓鞘改变、轴索内微丝和微管结构、华勒氏变性神经纤维的多少、运动终板形成等方面进行观察,显示推拿不仅可以改善失神经支配肌肉的结构和代谢,而且还具有促进神经再生和修复的作用,并且经手法治疗后,神经纤维的发育程度比较均衡,再次发生退变的纤维数量少。可见,推拿在神经损伤再生和修复中具有独特作用和优势。

二、推拿对循环系统的作用机制

气血是构成人体的基本物质,是正常生命活动的基础,人的生命活动是气、血运动变化的结果。调整气血功能状态对疾病的预防、治疗具有重要意义。行气活血是推拿手法的基本作用,同时也是推拿治疗有效的关键因素之一。推拿手法对循环系统功能的有效调节是其主要的作用机制。现代研究证明,推拿通过扩张血管、增强血液循环、改善心肌供氧、加强心脏功能等作用方式,对人体的体温、脉搏、血压等生命体征和生理功能、病理变化进行有效调节,实现防治疾病的目的。

(一)对血管的作用机制

推拿通过手法对血管进行直接挤压、手法操作时机械能转化为热能、激发细胞蛋白质分解,以及组织生化反应等作用方式,对周围血管产生良性的调节作用,实现活血化瘀的治疗目的。

1. 扩张毛细血管

实验证明,推拿可引起一部分细胞内的蛋白质分解,产生组胺和类组胺物质,使毛细血管扩张开放。其不仅使毛细血管的开放数量增加,而且使血管直径和容积也扩大,渗透性能有所增强,增加了血流量,改善了肢体循环,因而大大改善了局部组织的供血和营养。施行大面积的手法治疗可使全身血液得以重新分配,降低血流阻力,减轻内脏淤血,有助于静脉回流,降低中央动脉的压力,减轻心脏负担。

2. 促进血管网重建

将家兔跟腱切断后再缝合,术后进行推拿治疗,发现治疗组跟腱断端间有大量的小血管生成,而对照组家兔跟腱周围组织中仅有一些管壁增厚并塌陷的小血管,血管中还有血栓形成,可见推拿能促进病变组织血管网的重建。

3. 恢复血管壁的弹性功能

推拿手法对人体体表组织的压力和所产生的摩擦力可大量消耗和清除血管壁上的脂类物质,减缓血管的硬化,对恢复血管壁的弹性、改善血管的通透性能、降低血液流动的外周摩擦力均有一定作用。

(二)对血液循环的作用机制

维持血液循环状态正常,对保证循环系统功能至关重要,同时这也是防治心脑血管疾病的重要环节。推拿有促进血液循环的作用,现代研究提示其作用机制有以下几种。

1. 加速血液流动

持续、规律的推拿手法操作所产生的压力能传递到血管壁,使血管壁有节律地被压瘪、复原。当复原后,受阻的血流骤然流动,使血液旺盛、流速加快,具有直接加速血液流动的效应。这一效应主要体现在对静脉系统的作用,静脉内因有静脉瓣的存在,不能逆流,保证了推拿能促进血液循环的作用效应,而这一效应使微循环受益较大,并可使血液从小动脉端流向小静脉端的速度得到提升。微循环是血液与组织间进行物质及气体交换的场所,而动脉、静脉只是流通的管道,可见促进微循环内的血液流动对生命具有重要意义。例如,推拿治疗颈椎病时,椎动脉血流图均有不同程度的波幅升高,说明推拿可缓解椎动脉受压,使其中血流速度加快,从而改善了脑血管的充盈度;在单侧委中上推拿,可引起双侧小腿血流量增加。通过血流动力流变学参数来测定推拿后的作用,发现推拿能使脉率减慢、每搏输出量增加,从而有节省心肌能量消耗、提高心血管功能、改善血液循环等作用。

2. 降低血液黏稠度

在病理方面,血液黏稠度增高与血液流速存在互为因果的关系,血液流速降低可以导致血液黏稠度增高,血液黏稠度增高可直接影响血流速度,形成恶性循环,最终使血液聚集、凝固。

推拿降低血液黏稠度的作用机制同样也是基于血流速度与血液黏稠度的因果关系,通过推拿有节律的机械刺激,迫使血液重新流动并提高血液流速,从而降低了血液黏稠度,使流速与黏稠度之间进入良性循环状态。

由此可见,推拿通过放松肌肉,改变血液高凝、高黏和浓聚状态,加快血液循环,改善微循环和脑循环,可以广泛地用于治疗高血压、冠心病、动脉硬化等疾病。

(三)对血液成分的作用机制

推拿手法作用在一些穴位后,可使白细胞总数增加,白细胞分类中淋巴细胞比例升高,中性粒细胞的比例相对减小,血清补体效价增加,红细胞总数相应增加。对贫血患者进行穴位手法1小时后,红细胞数量增加显著。国外一些学者也发现进行腹部手法操作后红细胞和血红蛋白含量增加。另一研究结果显示,较长时间的手法刺激可提高血液中 H^+ 浓度;急性腰扭伤患者经手法治疗后,其血中嗜酸性粒细胞数量下降。

(四)对心脏功能的作用机制

现代研究证实,推拿可使冠心病患者的心率减慢。由于心率减慢,心脏做功减少,氧耗减少,同时还可使左心室收缩力增加、舒张期延长,使冠状动脉的灌注量随之增加,从而改善了冠心病患者的心肌缺血、缺氧状态,缓解了心绞痛症状。降低血管外周阻力在治疗过程中具有重要意义。

按揉灵台、神道治疗心绞痛,心电图恢复正常者可达33.3%。按揉心俞、肺俞、内关、足三里等穴可以治疗心肌炎后遗症,缓解胸闷、心慌等症状。指压腕背阳池能治疗不完全房室传导阻滞引起的心动过缓。有学者以活血化瘀手法治疗30例冠状动脉供血不足患者,观察活血化瘀手法对心功能的影响,发现治疗4个疗程后患者心电图ST段压低由治疗前1.18mm升为0.37mm,T波高度由0.7mm升为2.07mm,治疗前、后比较差异有显著性意义($P<0.01$),心功能检测表明推拿后 Q-S2 明显延长,左心室射血时间延长($P<0.01$)。

(五)对脑血流的作用机制

对脑动脉硬化患者的脑血流图观察发现,推拿后其波幅增加,流入时间缩短,脑动脉搏动性供血改善。脑部血流来自椎动脉和颈动脉,改善脑部血流的手法又多在颈部操作。对颈部行轻柔手法后,脑血流量显著增加;间歇性多次拔伸颈部,可使左、右椎动脉、基底动脉、小脑后下动脉的收缩峰血流速度和平均血流速度明显提高;在颈、项、肩、背行揉、按、拿、捏、摩、弹拨、理筋等手法,两侧椎动脉的收缩、舒张和平均流速都显著提高。

(六)对血压的作用机制

现代研究提示,推拿通过对神经、血管、血流改变的调节作用影响血压。推拿降血压的作用与改善血管弹性、扩张周围血管、降低血液黏稠度、降低周围血管总阻力、改善血管顺应性及通过节段神经的传导反射而起的调节作用等因素有关。

有人对 46 例原发性高血压患者进行推拿后,发现患者的收缩压、舒张压、平均动脉压都有明显下降,与治疗前相比,$P<0.001$,且外周总阻力下降率达 80.43%,血管顺应性改善率达 78.2%,心搏出量增加,射血分数增高,心肌耗氧量减少率达 80.4%,从而达到了降低血压和改善临床症状的目的。对高血压患者进行推拿,除了即时降压作用外,经过多次推拿后,可使血压恒定在一定水平。

另外,推拿合谷有明显的升压作用,推拿次数多,其血压上升幅度大且平稳;停止推拿操作后,即使血压下降,其速度也较缓慢。

三、推拿对呼吸系统的作用机制

通过对一组急性支气管炎患者和一组健康男性的试验观察发现,推拿能使肺活量明显提高。在对肺气肿患者的推拿观察中,发现术后横膈运动加强,有效肺泡通气量增加,残气量和呼吸无效腔减少,肺功能得到提高,肺活动能力改善;对感冒、急性鼻炎患者推拿,能明显减轻鼻塞、流涕等症状。由上可见,推拿对呼吸系统功能具有良好的调整和显著的增强作用。

四、推拿对消化系统的作用机制

推拿具有调节脏腑功能、增强抗病能力的作用,运用这一作用治疗内脏疾病的中医理论基础是经络、腧穴及其相关理论,现代医学基础与内脏-躯体反射关系密切。推拿手法影响内脏活动的途径一般有三条:①刺激体表后,由体表末梢感受器经躯体传入神经传至脊髓后角,在后角转换神经元后到达第Ⅶ板层,再经脊髓前角出椎间孔到交感神经节,然后支配相应的内脏。②由体表末梢感受器感受的体表刺激,经躯体神经传入脊髓后角(Ⅳ~Ⅴ板层)经脊髓丘脑束传至丘脑腹后外侧核,然后经内囊枕部投射到中央后回,中央后回发出下行纤维,经下丘脑(间脑)至网状结构,然后从网状结构分三路至内脏,第一条(主要)由网状结构到迷走神经背核,经迷走神经(副交感)到内脏;第二条从网状结构经孤束核到达迷走神经背核,再由迷走神经到内脏;第三条是从网状结构到孤束核,再达交感中枢,然后由网状脊髓束到内脏。③在柔软体腔(腹腔)刺激体表可以直接影响内脏活动。

推拿对消化系统有直接和间接两个方面的作用:①直接作用,是指手法的直接作用力可促使胃肠管腔发生形态和运动功能变化,促使其内容物的运动和变化,即促使胃肠蠕动速度的加快和力量的加大,从而加快或延缓胃肠内容物的运动排泄过程。②间接作用,是指手法的良性刺激,通过神经的传导反射作用,可增强胃肠的蠕动和消化液的分泌,促进对食物的消化吸收过程,加强消化系统的功能。

(一)对胃肠蠕动的作用机制

推拿对胃肠蠕动的作用体现在影响平滑肌的张力、弹力和收缩能力,具有双向调节的效应。

推拿手法直接刺激穴位,可增强胃壁的收缩能力,如推拿中脘、脾俞、胃俞等穴位治疗胃下垂,经钡餐检查,大部分轻、中度患者胃下垂程度均有明显改善,有的甚至恢复正常;如持续按压中脘,可引起胃壁蠕动加快,甚至因痉挛而出现恶心、呕吐;直接刺激腹部,可增强肠蠕动;如持续用力按压气海,可引起肠蠕动加快,甚至肠痉挛,并使肠中气体和粪便迅速排出体外。

此外,在不同的功能状态下,随着施术部位的不同改变,推拿对胃蠕动有双向调节作用,即原来表现为胃蠕动次数多的可以减少,使排空延长;原来表现为胃蠕动次数少的能增加,使排空加速。又如,推脾经有明显的促进胃运动作用,而逆运内八卦对胃运动的调节作用往往是双向的,即胃肠蠕动处于亢进状态时(如胃肠痉挛),推拿可使其转入抑制状态(即缓解其痉挛);而当胃肠蠕动缓慢(处于抑制状态)时,推拿可使其蠕动增强。

(二)对胃肠分泌、吸收功能的作用机制

推拿对消化功能的影响体现在:①通过自主神经的反射作用,促使支配内脏器官的神经兴奋,调节胃肠消化液的分泌,促进消化;②通过改善胃肠血液、淋巴的循环,加强胃肠的吸收功能。

例如,推补脾经后,胃液酸度明显增加,而胃液分泌量的变化则不明显;推拿治疗疳积,患儿尿淀粉酶由治疗前的(47±32)U 提高到治疗后的(57±41)U;捏脊疗法可以提高对蛋白质、淀粉的消化能力,增加小肠吸收功能,促进食欲,增强脾胃功能,对小儿疳积有很好的治疗作用;运用捏脊与按揉足三里相结合的方法,可以对脾虚泄泻患儿小肠功能产生影响,患儿较低的木糖排泄率经推拿后可较前增加。

此外,超声波检查证实推拿可促进胆汁排泄、降低胆囊张力、抑制胆道平滑肌痉挛,从而取得缓解胆绞痛的效果。

五、推拿对泌尿系统的作用机制

推拿可调节膀胱张力和括约肌功能,如按揉肾俞、气海、龟尾、三阴交等穴既可治疗小儿遗尿症,又可治疗尿潴留。动物实验证实,按揉半清醒状态下家兔的"膀胱俞",可使其平静状态的膀胱收缩、内压升高。

六、推拿对免疫系统的作用机制

推拿"调整脏腑功能,增强抗病能力"作用的内涵之一就是对免疫功能的调节作用。相关研究证明,推拿通过对免疫细胞的数量、吞噬能力,以及机体免疫机制的良性调节作用,提高人体的免疫功能。

有学者对实验性接种肿瘤小鼠的中脘、关元、足三里等穴施术,能抑制实验性小鼠移植性肿瘤细胞的增殖,且治疗组推拿后其一般状况明显好于对照组;同时又对小鼠的免疫功能进行了测定,发现治疗组的自然杀伤细胞值明显高于对照组,说明推拿能提高机体的免疫功能,从而发挥抑制肿瘤细胞的作用。

又如,对健康者背部足太阳膀胱经处施用平推法 10 分钟,可以使白细胞的吞噬能力有不同程度的提高,淋转率、补体效价也增高。对苯污染造成的白细胞减少症患者,选用足三里、四花(中脘、气海、双侧天枢)等穴推拿后,白细胞总数增加,吞噬指数升高,临床症状和体征亦得到改善。推拿还可降低类风湿性关节炎患者的血沉和抗"O"水平,显著提高银屑病患者血清 IgG、IgA、IgM,降低补体Ⅲ的水平。此外,推鼻旁、摩面、按揉风池、擦四肢有很好的防治感冒效果,也说明其提高了人体的免疫能力。

七、推拿对内分泌系统的作用机制

实验研究表明,推拿手法的适度刺激经内侧感觉传导系统,可将上行冲动传至下丘脑和边缘系统,使人体处于一种良性应激状态中,促进机体 β-内啡肽及促肾上腺皮质激素(ACTH)

的合成与释放,通过下丘脑-垂体-肾上腺皮质轴,或者通过下丘脑-垂体-性腺轴和下丘脑-交感-肾上腺髓质及其他内分泌调节轴,对全身各种靶细胞的功能进行广泛的调整。由于内分泌激素的参与,使整体调整能力得到多级放大,并使神经调整反应较为快捷而时间延续较短的整体调整作用得到内分泌调整的补充、放大和延续。

有学者以更年期综合征患者为研究对象,通过推拿手法与激素替代疗法对血清雌二醇(E2)、促卵泡刺激素(FSH)、促黄体生成激素(LH)水平以及观察治疗前、后 Kupperman 指数变化情况的对比研究发现:观察治疗前、后 Kupperman 指数变化情况,具有统计学意义($P<0.05$);治疗前、后雌二醇水平差异具有统计学意义($P<0.05$);治疗前、后促卵泡刺激素、促黄体生成素水平差异无统计学意义($P>0.05$),说明中医经络按摩治疗可以有效改善更年期综合征的常见症状,并能明显提高雌二醇水平。

有学者采在"经络推拿术对50例单纯性肥胖患者血清胰岛素、甘油三酯的水平影响"的研究中发现:经络推拿术能降低单纯性肥胖患者血清胰岛素和甘油三酯,并减轻患者的体重。

按揉脾俞、膈俞、足三里,擦背部足太阳膀胱经并配合少林内功锻炼后,部分糖尿病患者的胰岛功能增强,血糖有不同程度降低,尿糖转阴,"三多一少"症状有明显改善。在甲状腺功能亢进患者颈3~颈5棘突旁敏感点施用一指禅推法,可使其心率明显减慢,其他症状和体征都有相应改善。推拿能增高血清钙,可治疗因血钙过低引起的痉挛。对佝偻病患者施用掐揉四缝穴、捏脊等手法后,其血清钙、磷均有上升,有利于患儿骨骼的发育和生长。

八、推拿对运动系统的作用机制

推拿对运动系统的作用主要通过促进解除肌肉痉挛、改善血液循环、分离松解软组织、直接纠正软组织与关节错位等作用方式而实现的,相关研究如下。

(一)改善肌肉的营养代谢

肌组织可因运动过度而发生变性、坏死、结构紊乱等病理改变。推拿通过对肌肉组织的刺激和运动,可直接或间接促进肌纤维的收缩和伸展活动,进而促进血液、淋巴等体液循环,保证肌肉能充分获得代谢所必需的氧及营养物质,改善肌肉的张力、弹力和耐受力,并将组织液中的乳酸等有害代谢产物吸收或排出体外,从而消除肌肉的疲劳,提高肌肉的活力和耐受力。

实验研究证明,适当的被动活动可增加肌肉的伸展性,促使被牵拉的肌肉放松,而肌肉的放松可大大改善肌肉的血液循环。经测定,肌肉放松时的血液流量比肌肉紧张时要提高十多倍;推拿可使局部组织温度升高,肌肉的黏滞性减小。

动物实验表明,将腓肠肌萎缩型猴子分组观察,发现未经手法治疗的猴子腓肠肌在4~6周后有明显的结缔组织增生,形成纤维条索状组织,手法组则不出现或出现少量病变软组织,恢复较好。

另有研究证明,在足太阳膀胱经的委中、承山、志室及臀部的阿是穴等处施以按、揉等手法,通过神经-体液因素,改变体内生化过程和酶系统的活动,可改善神经根及神经纤维的微循环,从而使局部组织的营养代谢得以改善,获得明显缓解腰腿痛的效果。

(二)促进组织修复

临床研究证明,对肌肉、肌腱、韧带部分断裂者采用适当的推拿手法理筋,将断裂的组织抚顺理直,有利于减轻疼痛和断面生长吻合。相关实验研究也证明推拿具有促进组织修复的作用。动物实验证明,将家兔被切断的跟腱缝合后约2周给予推拿治疗,发现能明显促进跟腱的修复,且其胶原纤维排列方向亦接近正常肌腱,结构强度也高。对犬做肌腱修补术后,给予持续性制动或保护性被动活动,通过光镜、透射电镜和扫描电镜观察对肌腱组织修复的影响,发现保护性被动活动产生的机械分离作用打断了肌腱修复区域与周围组织之间的粘连,阻止了鞘管组织的内生,刺激了腱细胞本身的再生,并且还能抑制和消除修复肌腱区域内炎症组织的产生,从而使肌腱修复的结构比制动组更接近于正常,鞘管的恢复也更好,肌腱的机械性能和功能恢复也比制动组好。

有人对肌腱损伤后完全制动与早期被动活动的组织学和生物力学进行比较研究,发现制动组肌腱损伤区域愈合时间延长,肌腱都发生了一定程度的粘连;早期保护性被动活动组的肌腱表面形态接近于正常,扫描电镜下仅可见少量粘连形成,没有发现瘢痕存在,胶原纤维虽还不成熟,但排列与肌腱纵轴平行,并且比制动组的胶原纤维粗大,损伤区域内的细胞数目和血管都明显少于制动组;同时在对两组分别进行肌腱滑动功能、断裂力量、强度以及能量吸收观察时发现,被动活动组的以上各项指标均优于制动组。

又如,用手术方法造成家兔半月板桶柄式纵裂、体部横裂、斜裂损伤,术后7天拆线后开始手法配合针刺治疗,结果显示手法治疗一方面可以促进炎性渗出物的吸收,另一方面还能刺激成纤维细胞向软骨细胞转化,有利于软骨组织的再生和修复,说明推拿可以促进损伤组织结构的恢复和生物力学性能的改善。

(三)分离、松解粘连

软组织损伤后,瘢痕组织增生,互相粘连,对神经血管束产生卡压,是导致疼痛与运动障碍的重要原因。运动关节类手法可间接松解粘连,而按、揉、弹、拨手法则可直接分离筋膜、滑囊的粘连,促使肌腱、韧带放松,起到松动关节的作用。如对关节活动障碍的肩关节周围炎患者,在肩髃、臑俞等穴位施以擦、按、揉、拨等手法并配合适当的被动运动,经过一定阶段的治疗后,患者的肩关节活动度均有不同程度的改善,有些患者则完全恢复正常。有人用肩关节造影观察手法对肩关节粘连的作用时发现,推拿后肩关节囊粘连松解。

(四)纠正错位(解剖位置异常)

骨错缝、筋出槽是由于急、慢性软组织损伤,或创伤所造成的关节、肌腱解剖位置异常,是许多软组织损伤常见的病理变化。推拿对其治疗具有独特而显著的疗效。运用各种整复手法的作用力,使关节、肌腱各归其位,解除了因关节或肌腱解剖位置异常对周围组织所形成的牵拉、扭转、压迫和刺激,使肿胀、疼痛消失,功能障碍解除。例如,脊柱后关节急性错位,其棘突偏歪引起关节囊和邻近韧带损伤、功能障碍,推拿可迅速纠正错位;推拿对脊柱后关节滑膜嵌顿有立竿见影的效果。有人用X线摄片证实,对寰枢关节错位的患者施用颈椎旋转复位法或旋转拔伸复位法,可以恢复寰枢关节的正常解剖结构。临床资料表明,推拿可治疗肱二头肌长头肌腱滑脱、颞颌关节脱位、肩关节脱位、肘关节脱位、小儿桡骨小头半脱位、颈椎后关节紊乱、胸椎后关节紊乱、骶髂关节错缝、耻骨联合分离症等病症。一些腰椎滑脱的患者经过推拿治疗后,其上、下椎体的位置异常情况得到恢复。

(五)改变突出物的位置

推拿对改变突出物的位置具有一定的作用。大量的临床资料证明,大部分腰椎间盘突出症患者在接受推拿治疗后,可改变突出物与神经根之间的空间关系,从而使疼痛得到消除或减轻。尸解也证明推拿可以改变突出物与神经根的相对位置,从而为临床治疗腰椎间盘突出症提供实验证据。对关节内软骨损伤以致关节交锁、不能活动者,通过给予适当的推拿手法治疗,可使嵌顿的软骨板回纳,关节交锁解除。

(六)解除肌肉痉挛

解除肌肉痉挛是推拿手法作用特点之一,也是推拿治疗所要解决的临床问题之一。临床治疗时所见的肌肉痉挛是继发于急性损伤或慢性劳损的肌张力增强,这是因为肌肉损伤后,肌肉附着点和筋膜、韧带、关节囊等受损害的软组织可发出疼痛信号,通过神经的反射作用,使有关组织处于警觉状态,肌肉的收缩、紧张直至痉挛便是这一警觉状态的反映,其目的是减少肢体活动,避免对损伤部位的牵拉刺激,从而减轻疼痛,这是人体自然的保护性反应。此时,如不及时治疗,或是治疗不彻底,损伤组织可形成不同程度的粘连、纤维化或瘢痕化,以致不断地发出有害的冲动,加重疼痛、压痛和肌肉收缩紧张,继而又可在周围组织引起继发性疼痛病灶,形成恶性疼痛环。它既是一个病理结果,又是加重病情的病理因素,即持久的肌肉痉挛可挤压穿行于其间的神经、血管,形成新的疼痛源,引起肿胀、感觉异常和功能障碍。推拿对肌肉痉挛具有直接放松肌肉和消除导致肌紧张的病因治疗意义。

1. 直接放松肌肉的机制

(1)加强局部循环,使局部组织温度升高、致痛物质含量下降。

(2)在适当的手法刺激作用下,局部组织的痛阈提高。

(3)将紧张或痉挛的肌肉通过手法使其牵拉伸长,从而直接解除其紧张或痉挛,也可通过减轻或消除疼痛源而间接解除肌痉挛。由于消除了肌痉挛这一中间病理环节,可使疼痛得以减轻,并使软组织损伤得以痊愈。

例如,急性腰扭伤患者,推拿前在舒适姿势下均有不同程序的紧张性肌电活动,但推拿后绝大部分患者紧张性肌电活动和疼痛随之消失或减轻。有人报道,对痉挛的肌肉用拉伸手法持续操作2分钟以上,可刺激肌腱中的高尔基体诱发反射,从而使疼痛减轻或消失。因此,临床上遇见腓肠肌痉挛时,医生常充分屈曲患者踝关节,并在小腿后侧推拿,可迅速解除痉挛。

有人用肌电图测定颈椎病患者颈部两侧肌肉的放电情况,发现手法治疗后患者紧张性肌电活动消失或明显减少,故患者常在推拿治疗后感到神清目爽、精神饱满、疲劳消除,用肌电图观察手法治疗急性腰扭伤的患者腰部肌肉神经的电生理变化情况,也得出了上述结论。

2. 消除导致肌紧张病因的作用机制

一是通过加强损伤组织的循环,既可以促进损伤组织的修复,又可以促进因损伤而引起的血肿、水肿的吸收。二是对软组织有粘连者,则可帮助松解粘连。

(七)促进炎症介质分解、稀释

软组织损伤后,血浆及血小板分解产物可形成许多炎症介质,这些炎症介质有强烈的致炎、致痛作用。推拿能促进静脉、淋巴回流,加快物质转运,也促进了炎症介质的分解、稀释,使局部损伤性炎症消退。

有研究报道:推拿后肌肉横断面的毛细血管数比推拿前增加 40 余倍,微循环中血液流速、流态改善,体内活性物质的转运和降解加速,炎性产物得以排泄。相关推拿对急性腰扭伤患者治疗观察表明,推拿对肾上腺皮质功能有刺激作用,可使白细胞升高,嗜酸性粒细胞减少,并释放较多的 17-羟皮质类固醇,这些物质对消除局部无菌性炎症有重要意义。

有学者通过对腰椎间盘突出症患者推拿前、后血浆中 5-羟色胺(5-HT)及其前体色氨酸(Trp)、代谢产物 5-羟吲哚乙酸(5-HIAA)含量的测定发现,首次推拿后,患者血浆中的 5-HT、5-HIAA 和 Trp 的含量呈现非常显著的下降,证明推拿可促进致痛物质的分解、稀释。另外,动物实验也证明,单肢软组织损伤的家兔,其血浆中组胺含量明显高于损伤前,经推拿委中 1 小时,其含量明显低于治疗前,而对照组的组胺含量此时仍在继续上升($P<0.05$)。

(八)促进水肿、血肿吸收

推拿手法通过加快静脉、淋巴回流,使局部肿胀减轻,降低了组织间的压力,消除了神经末梢的刺激而使疼痛消失,并且有利于水肿、血肿的吸收。

国内试验研究报道:建立具有局部轴向运动狭窄的黏弹性血管中动脉血流模型,模拟研究中医㨰法推拿的血流动力学机制,结果表明,在㨰法作用下,血管在一个心动周期内平均血流量将增大,从而促进血液局部循环,起到活血的作用;血管壁切应力的平均值和峰值都将随推拿的作用而显著增加,而血管壁切应力的变化对血管的内皮细胞和平滑肌细胞等也产生影响,促使一系列相应的生理变化,调动生理功能的调节反应,达到化瘀的效果。

实验研究提示,在狗的粗大淋巴管内插入套管,看到推拿后比推拿前淋巴液流动增快 7 倍;在家兔的两侧膝关节内注射墨汁,并在一侧膝关节进行推拿,发现经推拿的一侧膝关节内的墨汁消失,未经推拿的一侧膝关节内的墨汁依然大部分存在。由于病变部位血液循环和淋巴循环的改善,加速了水肿和病变产物的吸收,促进了肿胀及挛缩的消除。

九、推拿对皮肤及皮下组织的作用机制

(一)改善皮肤组织的新陈代谢

研究证实,手法可以消除衰老的上皮细胞,改善皮肤呼吸,利于汗腺和皮脂腺分泌,增加皮肤弹性和组织吸氧量,促进皮下脂肪的消耗和肌肉运动,从而改善皮肤组织的新陈代谢,达到润泽皮肤的作用。

(二)提高皮肤和皮下组织温度

对正常人体和患者进行手法操作前、后的皮肤温度和深层温度测定后发现,手法作用局部温度相应提高,血流量同步增多。据报道,对动物和健康人测定手法前、后组织深层温度变化,发现手法操作部位温度平均升高 1.14℃,并提出手法操作力量、时间、部位与血流量与皮温、组织深层温度变化三者之间的关系。对手法热能转化的研究显示,手法热能转化与手法技能水平、种类、作用部位和时间等有关。其中,在手法种类中,热能转化率高低依次为擦、缠、一指禅推、㨰、揉、摩等手法。该项研究还提示手法的热能转化可能仅局限在手法作用局部的 2cm

范围以内,手法作用时间超过 5 分钟后,即使再延长操作时间,温度也不再升高。

十、推拿镇痛的作用机制

推拿适应证中的相当一部分是痛证。推拿具有良好的镇痛作用,已被广泛认同。推拿镇痛的机制包括镇静止痛、解痉止痛、消肿止痛和活血止痛等。已知推拿镇痛的机制至少包括调节外周水平、脊髓水平、脊髓上中枢水平及疼痛心理性机制四个方面。

(一)调节外周水平方面

推拿镇痛机制的研究大多集中在与疼痛有关的神经递质和镇痛物质上。推拿可以提高下丘脑内啡肽的含量,降低缓激肽、5-羟色胺、去甲肾上腺素、白介素、一氧化氮、内皮素等炎性介质的含量,从而改善微循环,促使神经根内、外水肿的吸收,发挥消炎镇痛的作用;同时也加速了致痛物质酸性代谢产物的清除,恢复酸碱平衡,改善疼痛部位的微环境。动物实验发现,轻手法的镇痛效应是通过激活内源性阿片肽系统实现的,而重手法的镇痛效应则与此无关。

推拿还能提高痛阈,推拿手法能使在痛觉感受器上所形成的阴阳离子键结构趋于不稳定,使其激发的神经冲动次数减少、强度减弱,促使痛刺激的强度-时间曲线向上移位,从而提高痛阈,减轻或消除疼痛。

(二)调节脊髓水平方面

经研究分析,脊髓后角是痛觉传入系统最重要的整合中枢,也是推拿手法镇痛机制中一个最关键的部位。推拿手法所产生的一系列机械性刺激可激发皮肤下的各种感受器产生信号沿着粗纤维传入脊髓后角,使 T 细胞活动减弱。强大持续的推拿信号的输入,能使脊髓痛觉冲动传递的"闸门"关闭。

(三)调节脊髓上中枢水平方面

疼痛信号与推拿手法所产生的刺激信号沿同一条痛觉传导通路传递至中枢的同一端脑皮质感觉区,这可能发生两种信号的相互作用,疼痛冲动被推拿手法的信息所抑制,通过激活痛觉的调制系统而达到镇痛效果。当推拿手法作用于人体某一特定部位时,它所产生的刺激信号沿脊髓通过脑干上升入脑区,将激发多种中枢递质的释放,选择性地激活脑内镇痛机制,进而通过其下行控制通路影响"闸门"的控制效应。

(四)调节疼痛心理性机制方面

心理因素始终伴随着疼痛的全过程。目前较为普遍的认识是,推拿手法可在疼痛信号的任何传递环节上通过心理因素予以调控,其中以中枢调控效应最为显著。当人体处于忧郁、悲哀等情绪中时,可促使脑内分泌的致痛物质去甲肾上腺素、5-HT 的含量上升,从而使患者痛阈急剧下降。轻柔适度的手法,通过放松肌肉而进一步放松患者的情绪;强刺激手法能产生酸、麻、重、胀感,则可振奋精神。酌情选用轻重不同的手法刺激,通过不同的神经通路,均可调整患者的心理状态,通过作用于脑的边缘系统来影响网状结构,加强了下行抑制系统,使脑内致痛物质含量下降,从而提高痛阈、缓解疼痛。

参考文献

[1] 王玉玲.养生保健科学[M].北京:中国中医药出版社,2020.
[2] 严隽陶.推拿学[M].北京:中国中医药出版社,2003.
[3] 吕选民.推拿学[M].北京:中国中医药出版社,2006.
[4] 宋少军.推拿技术[M].西安:西安交通大学出版社,2013.
[5] 周力.推拿学[M].北京:中国中医药出版社,2002.
[6] 那继文.推拿手法学[M].北京:人民卫生出版社,2006.
[7] 周信文.推拿治疗学[M].2版.上海:上海中医药大学出版社,2009.